改訂版 マイオドンティクスの臨床／スプリントの実際

国際マイオドンティクス学会アジア会編

本書を、
マイオドンティクスの設立者、
Harry N. Cooperman 先生の功績に捧げる。

Dedicated
to Dr. Harry N. Cooperman
who is a respected pioneer
of
MYODONTICS

（監修）
三浦　　登
渡辺　　剛
植野　公雄

（執筆・執筆協力）
財部　　洋
広岡　理昭
畑佐　　学
財部　克彦
吉田　正司
太田　彩子
渡辺　　治
田中　俊三
植野　芳和
檜山　隆一

クインテッセンス出版の書籍・雑誌は，歯学書専用通販サイト『歯学書.COM』にてご購入いただけます．

PC からのアクセスは…

歯学書 | 検索

携帯電話からのアクセスは…
QR コードからモバイルサイトへ

改訂版
マイオドンティクスの臨床
スプリントの実際

国際マイオドンティクス学会アジア会編

クインテッセンス出版株式会社　2011

Tokyo, Berlin, Chicago,London, Paris, Barcelona, Istanbul, Milano, São, Paulo, Moscow, Prague, Warsaw, New Delhi, Beijing, and Bukarest

はじめに

「マイオドンティクスの臨床―スプリントの実際―」の初版が発刊されて四半世紀になろうとしている。マイオドンティクス創始者のハリー. N. クーパーマン生誕100年であり、日本での国際マイオドンティクス学会アジア会設立40周年にあたり、クインテッセンス出版株式会社佐々木一高社長より改訂再出版のお話をいただいた。思いもよらぬ海外の多くの臨床家、研究者からの要望にお応えする意味でも、その意義は大なるものと思い、その方向でマイオドンティクスを基本に忠実にして、マイオドンティクスを学習された先生方からの歯科医学臨床経験をもとに、科学者としての立場を踏まえ、患者の声を反映すべく進化するマイオドンティクスとして表現をした。どうしても、このマイオドンティクス理論の基本だけは一歩たりともゆずれないこととして、自然咬耗を背景として、正常とは何か、生物としてのヒトの生態の本質とは何かを問い考えることで進化発展してきた新しい歯科医学である。

その基本となるものは、人体の水平面としてのHIP-Planeであり、常にそこから生物としての人間をみていくもので、正常とは病態がない状態とし、いかに異常をつくらないか、また異常な状態になったらいかに正常に戻すか考えるものである。

マイオドンティク・スプリントは、出生から死に至るまでの人類生物学的考察の中で、正常を逸脱してしまったものに対して適用される治療法の一つであり、個々の口腔構造を再構築し、それにより気道を確保し、姿勢を正し、呼吸を整え、循環器系を活性化し、反射機能を賦活し、筋機能を正常化するものである。

本来スプリントは第一に intra oral functional appliance として口腔内で機能する装置であらねばならない。次いで respiratory wedge として口狭部を開放し、口腔咽頭部の容量を本来あるべき姿に増加させるための生理的な楔としての役割も持った装置でなければならないと提唱し続け、臨床の現場で実施され奏功されている。

マイオドンティクスは1955年以来スプリント療法のなかで HIP-Plane の基準平面を設定することを提案し、これを臨床に用いてその症例の多くを示してきた。

1977年ハリー. N. クーパーマン、三浦登等は口腔咽頭のパスウェイとしての役割を UTMS の論文の中で提唱し、舌・口蓋垂の不正姿勢が口腔及び顎口腔系に及ぼす医学的メカニズムをマイオドンティク・スプリントの適用によって解明した。

マイオドンティクスは TMJ 症候群を含めた歯科学的疾患を医学の問題として扱っている。そしてマイオドンティクスの背景や有意性はそのまま診査、診断、治療法として一貫して整合性を持つものである。

UTMS(Uvula-Tongue-Malposture-Syndrome) を1977年に発表して以来、スプリントは口腔における単なる機能装置というだけでなく、口腔咽頭の容積確保としての生理的楔の役割から、口腔咽頭気道のパスウェイとしての役割を持った Appliance を医学の最終値を目指す装置としての意義を主張するものである。またフリー・ウェイ・ゾーンの測定やアナトミック・キャストが治療の流れの中でスプリントを作る際の要としてプログラムされた。

はじめに

　付章として歯牙及び口腔構造の平衡化を行った際の、筋肉の平衡化と筋肉抵抗訓練法もリハビリテーションとして説明を加えた。

　また、イメージ・モデルはマイオドンティクス診断診査項目と併せて、診断における重要な因子となっている。

　この「マイオドンティクスの臨床—スプリントの実際—」の親本である「マイオドンティクスの理論と臨床」が出版されて28年が経った。本書は進化した次世代本として歯科医学の臨床に医学的啓発とスプリントに関する基準を示し、その意義の重要性をより深めるものとなるべく執筆者が協力してまとめたものである。

　マイオドンティクスの臨床は科学的根拠を基本におくものであるから、われわれはこの基本から多くのことを学んできた。中でも自然咬耗咬合の人類生物学的評価は HIP-Plane のランドマークの評価をスターティングポイントとすることで鮮明になり、各症例をわかりやすく理解することができた。

　はじめてマイオドンティクスを学ぶ諸兄や、すでに学ばれている学究の友にとっても、自然の叡智としての理想的咬合は、自然の口腔、顎、顔面の生理にどのように関係しあっているかを考えさせ、発奮の好機になるかもしれない。それを訴えると共に、再版に向けての執筆者一同のたゆまぬ努力に感謝するものである。

　初版では杉浦伸吉氏、そして唐沢次郎氏によるスライド構成と準備、そして植野公雄氏においては臨床例の指示を、財部洋氏の文章構成のプログラムの立案、執筆に臨床とマイオドンティクス研究に生命を懸けての挑戦には脱帽するばかりである。

　この再版では、数項目にわたり自身の臨床例をもとに太田彩子氏が、また畑佐学氏が現代文明と食生活について、その起源もヒトにおける母乳哺育であるとその意義を追求し、各々筆を入れた。また財部克彦氏には編集長をお願いし、各原稿の割振りやスケジュール調整、各項目ごとに医学的な方向から検証を重ねるなど奮闘いただいた。

　更に、広岡理昭氏からはより科学性に立脚した適切なアドバイスをいただき、吉田正司氏のヒトの平衡の重要性について、渡辺治氏の小児発育期のマイオドンティクスの臨床について、田中俊三氏の困ったときには顎顔面を含む全体像が解析出来るマイオドンティクスがあると力説されたことなどを少しでも活かしながら加筆した。

　IAM 三浦登会長を総監督として、全編にわたり幾度となく鋭く目を通していただき、質の高い「マイオドンティクスの臨床—スプリントの実際—」の再版がまとめあげられた。

　ハリー. N. クーパーマン先生の思想がこのような形で次の時代へと継承されていくことは近代歯科医学の歴史と進化に大きく寄与することを信じて止まない。

2011年　仲秋
国際マイオドンティクス学会アジア会
会長　　渡辺　剛

改訂版発刊に寄せて

　本書は、われわれが日頃遭遇している様々な歯科医学上の問題のうち、診断と治療計画に資する教書として、1987年に刊行されたものだが、近年必要迫られる要望書としての声に応える書として、改訂版をクインテッセンス出版(社)にお願いし刊行の運びとなった。

　また、H.N. COOPERMAN, D.D.S. の生誕100年祭を祈念して刊行される意義は深く幸運に恵まれた。

　いわゆるスプリントと呼ばれるものを診療に採用する歯科、医科の医師にとって、その良識ある読者の関心がマイオドンティクスの科学的根拠を知ろうとするものであるのなら、マイオドンティク・スプリントというものが近代歯科学の広範囲なアプライアンスの中で、どれほど診療計画の成果に繋がるものであるかを理解できるはずである。

　ここで、私の良きパートナーであるマイオドンティクス学会の著者達が意図した本書発刊の要点を紹介しておく。

　その第1は、自然咬耗の考察から得た咬合平面の基準は HIP-Plane であることをベースにして、そのスプリントを正確に作製しようとした点である。

　口腔内に医学上の病変を惹起する異常な咬合が存在することを的確に分析し、それに関連する広範囲な口腔病態生理学的な素因や問題を取り除き得るかを診断するのに、マイオドンティク・スプリントが如何に有用かは今更説くまでもない。また、マイオドンティク・スプリントが分析、診断ばかりでなく、治療のための歯科、医科を超えた全身的な治療装置であることも理解されているはずである。とくに読者諸氏は、ここで改めて咬合平面の不正が頭痛、頸部痛のような神経内科的症状に関係があることを再認識するであろうし、それは歯牙の解剖学的構造形態と関係があり、これを改善することが重要な医学的テーマであることを知るだろう。

　その第2は、マイオドンティク・スプリントには理論上の使い方だけでなく、実に広汎な利用方法があり、それを系統的に探求できることを示そうとした点である。そのために本書ではクープ・マシン及び一連のマイオドンティクスの用具を用いて集積した具体的な症例を、600点を超える写真と図解を駆使して示している。

　その第3は、マイオドンティク・スプリントの効果が患者の苦痛を消失させるに留まらず、予後の健康維持に対して患者の信頼を得て対話を深め、長期間の付き合いを容易にし、結果的に長期的な健康維持に貢献するものであることを証明した点である。各症例の背景には頭痛、頸部痛、会話不全等の医学的改善が示されている。そして、患者はマイオドンティクスの評価を自らの体調で察知し、そのスプリントが単に人工の工作物ではなく、歯科学的にも医学的にも自分の体の一部と見なせる健康維持装置であることを知ったに違いない。

　また、本書に網羅された図解や写真に従えば、そのまま実際の臨床が行え、マイオドンティク・スプリントが精密にできあがることになる。

　歯科医師にとっては、歯科医学の中でわれわれマイオドンティストが目指す理論と実際を自然に体得することができるはずである。更に歯科技工

改訂版発刊に寄せて

士にとっても、歯科医師の指示を細部まで全うできる優れた技工物を容易に作製できるようになる。

いずれにしても、本書を通してマイオドンティクス診断法を手作りの手法でプログラムし、適応症の治療計画を自らの臨床にごく平常の手技として取り入れることができると確信する。マイオドンティク・スプリントは、単なる補綴物としての機能だけでなく、例えば顎関節症や、それに関わる症候群の治療方法として半世紀に渡る問題を一挙に解決する装置なのである。

本書の著者達が、多くの歯科臨床医のみならず、医学界の広い分野にも交友を持ちご協力得られるよう、更に力強いマイオドンティクス学の発展を願っている。

ここに1983年世界各地のマイオドンティクスを学ばれている学友達に向けメッセージを発信しました。

To My Best Friend from HN, COOPERMAN, D.D.S.,

You saw airway, and pathophysiology that was affected.
This besides seeing teeth.

So enjoy it, let it please you day after day.
Week after week.

Let the warm inner glow not cool off in one weekend.
　　　　　　　　　　　　　　　　Sept. 17, 1983

翻訳者　斉藤辰男　国際マイオドンティクス学会海外担当

諸君はエアー・ウエイに気付き、それが病態生理学に関与し、歯科の分野に解決の一端があることを知りました。

きっと諸君は、日が経つにつれて、此の喜びを一層深く味わうことでしょう。内に秘めた知識の灯火を消さない様に研鑽を怠らずに進みましょう。
　　　　　　　　H.N. COOPERMAN より Sept. 17, 1983

年々春色を誰が為にきたると申しますが、マイオドンティクスの創設者であるDr. H.N. COOPERMANに感謝と敬意を表し、歯科医学の発展に寄与することを誓います。

　　　　　　　　　　　　　　　　　　2011年11月
　　　　　　　　　　　　国際マイオドンティクス学会
　　　　　　　　　　　　会長　　　三浦　登

目 次

はじめに	5
改訂版発刊に寄せて	7
Ⅰ．総　論	11
1．マイオドンティク・スプリントとは	11
2．正常を考える	15
3．HIP-Plane	16
4．自然咬耗咬合の有意義性	20
5．オーラル・ダイナミックス	24
6．正常の概念と正常の崩壊 ――出生から死に至る生物学的現象を通して――	27
7．U.T.M.S. ――舌、口蓋垂不正姿勢症候群――	32
8．フリー・ウェイ・ゾーン ――咬合崩壊の三次元的解析のために――	33
9．アナトミック・キャスト	35
10．診療計画とスプリント	36
11．文明と食生活のジレンマの中で	39
Ⅱ．関連器具・器材	43
1．クープ・マシン	43
2．コレクト・マシン	48
3．その他の関連器具・器材	51
Ⅲ．各　論	55
緒　言	55
1．アナトミック・キャストの製作	57
2．副模型の製作	76

目　次

　3．フリー・ウェイ・ゾーンの計測　79
　4．イミディエート・ケアー・スプリント　97
　5．ソフト2スプリント　104
　6．レジン2スプリント（可撤式）　113
　7．レジン2スプリント（固定式）　124
　8．メタル2スプリント　133
　9．レジン1スプリント、メタル1スプリント　137
10．旧義歯を利用したスプリント　142
11．マイオドンティク・デンチャー　147
12．マイオドンティク・シェルフ　163

IV．付　章　165
　1．筋抵抗訓練　165
　2．イメージ・モデル　170

付　録　175
　1．参考文献一覧　175
　2．マイオドンティク口腔診断診査項目　178
　3．マイオドンティク・スプリント製作のための技工指示書　180

I. 総　論

　この章ではマイオドンティク・スプリントの背景、そして自然咬耗咬合の正常性についての考察、そこから発見されたHIP-Planeの評価、さらに水平面としての自然咬耗咬合の有意義性を総論的に考えながら、正常についての概念を考察したい。次いで、この正常から三次元的な崩壊に至った顎口腔系をどのように再構成するかを、HIP-Planeとフリー・ウェイ・ゾーン（Free Way Zone）により明らかにする。またそのために必要なアナトミック・キャスト（Anatomic Casts）の意義、そして治療方針を説明する。

　なかでも、自然咬耗咬合の有意義性は、そのまま病態を解明する手掛かりとなり、スプリントの治療効果でもあるので重要である。

1 マイオドンティク・スプリントとは

　マイオドンティク・スプリント（Myodontic Splints）は、本来口腔内における機能的な装置（intra-oral functional appliance）であり、さらに口峡部を開放し、口腔咽頭の容量を増加させるための生理的な楔（respiratory wedge）としての役割を持った装置である。これは現代文明人の抱える病態生理学的諸問題を解決する"治療装置"であり、また一生涯を通じて有効に使用される"機能装置"でもある。

　たとえば、図I-1は現代人に多くみられる崩壊咬合（collapsed bite）であり、図I-2はそれに対する治療装置としてのレジン2スプリント・タイプのマイオドンティク・スプリントを適用した状態である。

　また図I-3は一見正常と思われる歯列を有し、図I-1に見られるような歯冠、歯列の崩壊が見られない症例であるにもかかわらず、文明病といわれるメニエール症候群、自律神経の失調等、顎口腔系由来と思われる多くの症状を訴える患者である。図I-4はそれに対するソフト2スプリント・タイプの治療装置としてのマイオドンティク・スプリントを適用したところである。

　現代人は、歯列の崩壊の程度にかかわらず、進化と文明のはざまで様々な病態を呈している。それは顎口腔系といわれる境界領域としての枠を超えている場合が多々ある。これらに対しスプリントによって口腔構造を改善させた結果全身的な様々な症状が消退していくということは、すなわち口腔由来の病態を持

I. 総 論

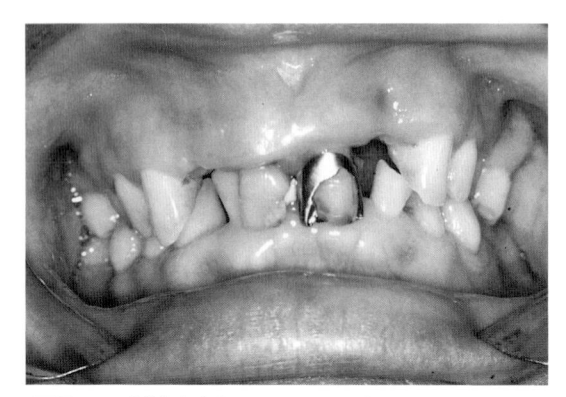

図 I-1　崩壊咬合（Collapsed Bite）

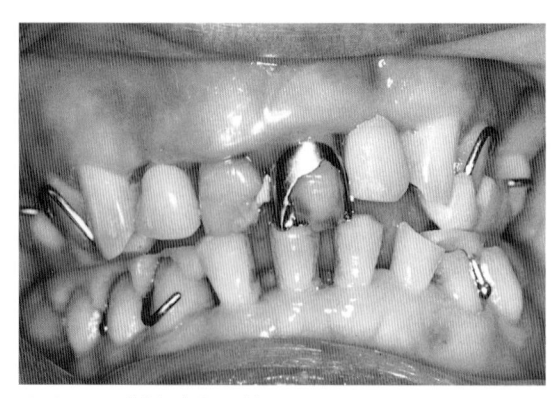

図 I-2　崩壊咬合に対してレジン2スプリントを適用しているところ。上顎には基準平面としてのスプリントが装着され、下顎には機能平面としてのスプリントが装着されている。

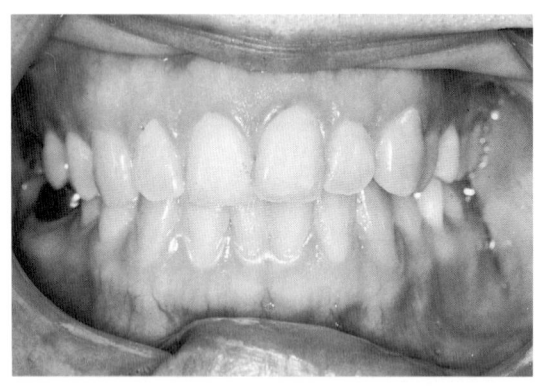

図 I-3　一見正常と思える咬合。上下正中の違いなどが見られるがよく咬合しておりベッグのいう教科書正常咬合に近い。

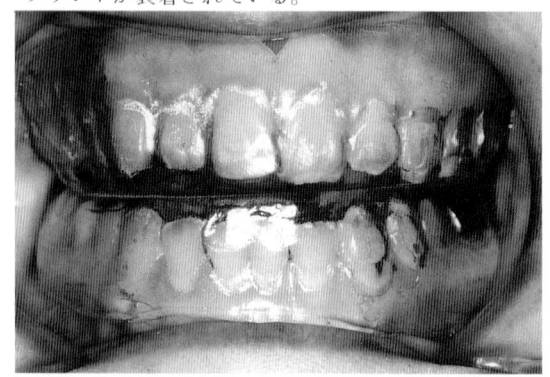

図 I-4　実は様々な文明病といわれる病態を有しており、その顎に対してソフト2スプリントを適用している。

たない正常な口腔を考えることもできるということであり、このようなことからもスプリントの持つ意義を再確認し、文明病といわれる様々な病態を有する現代人の口腔を人類生物学的に考えてみる必要があるだろう。単に術者が主観的に捉えたいくつかの症状に対してのみ安易にスプリンティングを行なうことは、スプリントが及ぼす全身的な影響を考えてもすべきではないと思われる。

本来スプリントとは、副子、副木といったように骨折などに用いる添え木という意味合いで使われることが多いが、これはあくまで転位、変位したものを正常に戻して固定をし、平衡を保ち、機能を回復するということである。たとえばスプリントを施して症状の軽快が見られたとしても、それを外したら旧来の位置へ戻り、病態が再発してしまったのではスプリンティングとしての意味がなくなる。

つまり、病態に至らしめた原因（環境）を取り除いて、正常な状態に戻すのもスプリントなら、正常な状態を維持していくのもスプリントである。

1. マイオドンティク・スプリントとは

　副子、副木は、たとえば骨折の場合のように一度固定されれば、それを外しても骨折状態に戻ることはなく、正常な形態を維持して、本来の目的のために機能していくことができるわけであるが、上顎歯列と下顎歯列の間に装着される咬合床副子としてのスプリントは、それを除去してしまうと、もとの咬合の終末位である嵌合位に戻っていってしまう。当然のことながら、それを防ぐには、正常な生理機構を維持していくためのスプリントが必要となるわけで、これが治療用の装置と大きく違う点は長年の使用に耐えうる材質的な問題だけである。すなわち、スプリントとは歪んだ口腔構造を正常な状態に戻し、その構造を恒久的に維持していく装置でなくてはならない。

　口腔の構造は顔面頭蓋の中にあって非常に複雑である。咀嚼器としての口には隣接して呼吸器としての鼻腔もあり、感覚器として視覚のための目、平衡聴覚器としての耳、さらに味覚器、嗅覚器、そして皮膚があり、多種多様の筋と神経系、脈管系、各種の腺が複雑に分布している。さらに口腔には舌があり、口腔と咽頭の境には口峡部があり口蓋垂がある。咽頭は消化器と呼吸器の共用部となり、喉頭、食道へとつづきながら頸椎とともに頸部を構成している。そして重要なことは生命を維持する上で欠くことのできない咀嚼を直接行なう歯牙は、組織学的に硬くともそれ自体が生物学的に非常に移動しやすい反面、非生理的な移動によって生じた様々なストレスは上記した各組織について不調和を生み出してくることである。

　スプリントのもたらす作用は、単に顎関節や、咀嚼筋だけに止まらず、生体の整合性の回復に関連して全身的に現われる。口腔内に装着されたスプリントは口腔周辺に関する症状を捉えて、それについての異常な求心性のインパルスの遮断を図り、正しいフィードバックを求めるばかりでなく、スプリントによって他の部へ及ぼす影響とさらにそれによって逆に異常な求心性のインパルスを生ずる可能性も考える必要がある。すなわち、症状が出たことに対する時間的経緯の中に隠された他の部の徴候をも含めて、スプリントを行なって生じる一見口腔とは無関係と思われる症状についても考えるべきである。

　つまり、単に主要な症状のためにだけスプリントをするのではなく、それ自体が、全身に及ぼす影響を十分に考える必要があり、スプリントはそのためにも、生物学的な基本理念にかなうものでなくてはならず、生物学的な基準を設けて三次元的な量を診断していけるものが必要である。ここでいう生物学的な基準とは、動物として本来の姿勢を維持していくのに必要な構造的、機能的な基準である。

　マイオドンティク・スプリントは、症状に対する対症療法としてではなく、本来あるべき正常な姿勢を探り出していく装置であり、その因果関係において病態を治癒に至らしめるという原因療法としてのスプリントである。

　近代歯科学はややもすると崩壊してしまった口腔、あるいは病態の徴候を持った口腔を与えられた臓器として捉えようとする。しかし、図Ⅰ-1、2で示すように例えば倒壊してしまった家の中(図Ⅰ-1)でどのように暮らすかを考えるはずはなく、家を建て直そう(図Ⅰ-2)と考えるはずであり、家を建て直すのには、トランシット・プレーン(transit plane)としての水平面に対して、左右平衡のとれた状態で骨組みをしていくわけで、その構造的

I. 総 論

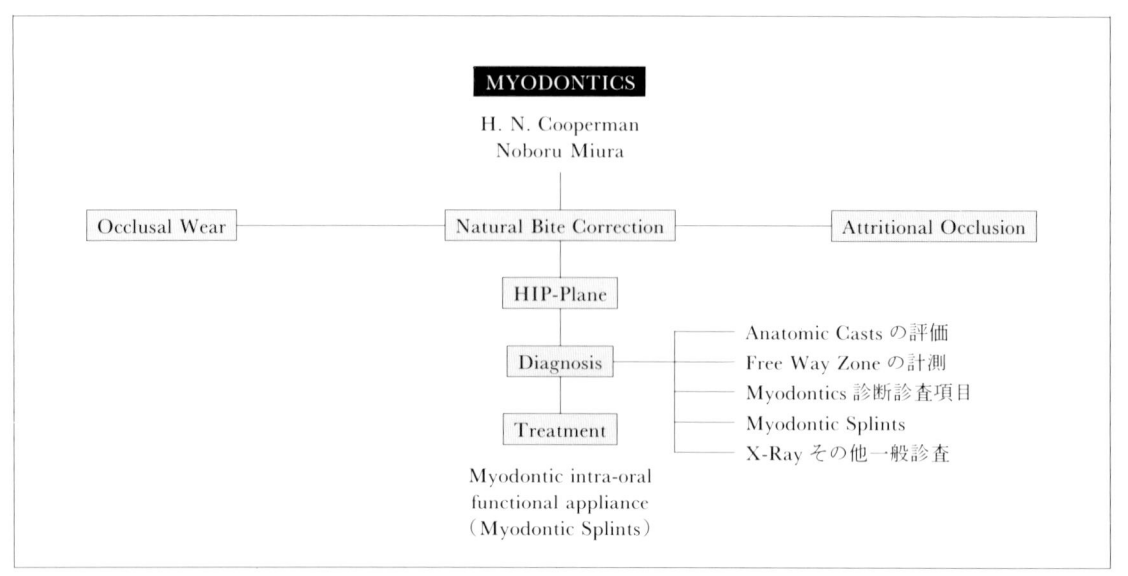

```
                        MYODONTICS
                      H. N. Cooperman
                       Noboru Miura

Occlusal Wear ──── Natural Bite Correction ──── Attritional Occlusion
                              │
                          HIP-Plane
                              │              ┌── Anatomic Casts の評価
                          Diagnosis ─────────┤── Free Way Zone の計測
                              │              ├── Myodontics 診断診査項目
                          Treatment          ├── Myodontic Splints
                                             └── X-Ray その他一般診査
                    Myodontic intra-oral
                    functional appliance
                     (Myodontic Splints)
```

図 I-5 マイオドンティクス理論は自然咬耗咬合の考察から始まり、HIP-Plane をその背景としている。その基準平面である HIP-Plane を診断の基準とするため、診断・治療は系統だって行なわれることになる。

なことに関しては、顔面頭蓋の中での口腔とて何ら変わるところはないのである。むしろ口腔は変異、変化しやすい場所であるからこそ、構造的、あるいは形態的な基準が必要になってくるわけである。その基準を持って診断をしないと、図 I-3 で示したような、一見正常と思われる顎が有している病態について顎口腔系由来という考えを最初から否定してしまうことになる。

マイオドンティク・スプリントを理解するには、図 I-5 で示すマイオドンティクス理論の背景と診断治療の流れを理解する必要がある。図に示すように、マイオドンティクス理論の背景は自然咬耗咬合である。この自然咬耗咬合は後述するようにヒトが生物として身体諸器官の整合性 (integrity) を持ってその恒常性 (homeostasis) を維持していくのに欠くことのできない自然の調節機構としての生理現象である。この生理現象には整合性を持つという部分と恒常性を維持するという二つの重要な有意義性がある。ここでいう整合性とは多分に構造的であり、恒常性は生理的である。そして、この両者が相まって、動物として正常に機能していくことになる。

この口腔顎系における有意義性とは、一つは左右筋群の平衡を保ち、姿勢を正しく維持するということであり、もう一つは整合性を持った結果、下顎が生理的に前方移動をし、それによって口峡咽頭部を拡げ、気道を十分に確保するということである。そしてマイオドンティク・スプリントの目的は、自然咬耗咬合の有意義性を現代人に適用しながら、その個体の本来あるべき正常な姿を探り出していくことであり、その結果として病態を治癒に至らしめる原因療法としての装置として機能することである。

それでは正常とはどのように捉えたらよいのだろうか。本来あるべき正常な姿とは何かについて考えてみたい。

2 正常を考える

　人類といわれるものが誕生して約200万年とも400万年ともいわれる中で、これほど文明病といわれる病態が出現してきたのは、ごくごく最近になってからである。もちろん石器人達も病態を有することが全くなかったとは思えないし、むしろ彼等にとっても文明病に近い病態があり、それは他の疾病と同様に死に値するものだったかもしれない。しかしながら現代に至るわずか数世紀の間にもたらしたほどの病の洪水はなかったはずである。

　もし、顎口腔系に出現する齲蝕や歯周病、歯列不正といった歯科学的な文明病に似た病態が、現代人のようにほとんどすべての人に見られるような状況が当時の人達にあったとすれば、現代社会のように医学的な文明を持たなかった彼等は、生命を維持する上で呼吸とともに重要な摂食機能を果たせず、絶滅の一途をたどり、現在の我々はなかったかもしれない。ところが実際彼等は生活をし、立派な顎骨と歯牙を化石として残した。このことは後に述べるように、H.N. クーパーマンであるとか、T.H. フォード、P.R. ベッグあるいは、多くの人類学者の研究対象に、彼等の多くの顎骨、歯牙が用いられたことからも想像できるし、また不調和を持って生活をするということは、決して生物的ではないはずである。

　近代歯科学は、19世紀当時の歯科的な疾患に対する社会的要請として発展してきた。それは広く慢延した齲蝕に対する処置であり、崩壊した歯冠、欠損した歯牙に対する補綴的要請である。そのために、齲蝕に対する病因論、補綴に対する咬合論といったように細目的なところから発展した。

　これは医学としては当然である。疾病を治して患者を社会復帰させることが医療だからである。しかし疾病はあくまで正常からの距離で診断し治療していくもので、たとえば風邪をひいたとすると、そこに現われた症状を健康な人と比較して診断し治療していくことである。もしその人が度々風邪をひくようだと、その人の生活環境に問題はないか、あるいは身体にそのような条件を作り出す不調和、病態がないかを探る筈である。それは風邪という一般的な病気でさえ健康な生体は容易に受け入れないようにできているからである。

　歯科学では、その出発点において口腔が外界と直接的に結びつき、しかも食物をとり入れる摂食器であり、その環境が不潔になりやすく、したがって齲蝕や歯周疾患が起きるのは当然のように考えてしまいがちであるが、そのような病態ができるにはそれだけの環境因子の他に容易に病態を受け入れてしまう口腔構造の欠陥が存在すると考えるべきである。しかもこれらの病態が文明人のほとんどすべてに見られるということは、その欠陥をほとんどすべての人が持っているということになる。正常の概念を単に統計で求めていく場合はこのような危険がつきまとう。これは、現代人はメガネをかけている人が多いから、メガネをかけている人達が正常であるという考えに似ている。"口腔内に齲蝕や歯周疾患がなく、正常咬合を有している顎を対象に"という言葉が使われ、そこから各種統計や計測がなされることがあるが、現代人は口腔環境を機械的に清掃しなければいけないことを文化として知っている。

　しかし生物であるヒトが機械的な環境整備を一生涯し続けなければ、病態が生じてしまう口腔は果たして正常といえるのだろうか。

またロ腔構造に問題があるとしても、それが歯科学的な病態として出現しなければ正常なのであろうか。しかも文明病といわれる様々な病態の多くは、このロ腔構造の歪みから生じている可能性が非常に強いのである。

身体における正常とは、構造的に安定し、そのもとで生理活動を営み、病態に関する症状（symptom）も徴候（sign）も、まして症候（syndrome）も見られず、生体が身体諸器官の整合性を保ち、機能を営みながら恒常性を維持していくものである。もし、それらの調和を乱す要因を持っているとするならば、その状態は正常ではなく、異常ということになる。口腔における正常を考えるならば、当然それらの素因を持っていない顎を対象にすべきである。石器時代以前の人達や、文明に触れることのない人達の口腔は、疾病を持たない正常像を呈している顎が多いのである。

マイオドンティクスは自然咬耗咬合を正常の概念として捉え、そこから現代人口腔を考察する。それは自然咬耗咬合が構造的に人体における水平面としての形質を持っていることと、生理的な調節機構としての下顎の前方移動があるからである。

本来、生物における運動器の正常な状態は、左右相称であるのが本質であり、運動器としての口はその本質を自然咬耗咬合という形質を通して何万年もの間保ってきた。もちろん形質は変異するものであるが、本質は石器人達も現代人も全く変わらない筈である。左右相称が本質であるのなら、咬合平面は水平面になるということであり自然咬耗咬合はこの本質を形質として現わしている状態である。

HIP-Planeはこの自然咬耗咬合の研究の結果として発見された平面で、頭蓋における水平面である。

3 HIP-Plane

HIP-Planeの発見は、ハリー・N・クーパーマン（Harry N. Cooperman）がニューヨークのロッケンハイムの研究室で人類学者のH. シャペイロと出会ったことに始まる。クーパーマンは、さらにS.B. ウイラードとともに現代人の咬合平面がどの程度乱れているのかを研究するためにズール人、エスキモー、メキシコ・インディアン、オーストラリア原住民、ヨーロッパ人達の頭蓋骨10,000個以上について観察を行なった。

そして観察を行なううちに、それらの中の自然咬耗咬合を持つ顎は現代人のものと大きく違う点があることを発見した。最も顕著な違いは、スピーのカーブの消失、前歯犬歯の斧状切端の消失、過蓋咬合がなく切端咬合を呈し、下顎は前方へでて後退しているものがなく、さらに骨は緻密で歯周疾患に罹患していると思われるものもなく、齲蝕も不正歯列も見あたらないということであった。

クーパーマンは、このような自然咬耗が作り出した病態を持たない咬合平面に一致する解剖学的な目印がどこかにないかを探り出すため、クック・アナライザー、ストール・アナライザー等の分析器を使用し（図Ⅰ-6、7）、解剖学的な統計を行ない、その調査分析の結果、最終的に三つの解剖学的な目印（ランドマーク）が存在することを発見した。すなわち、上顎の左右鉤切痕（hamular notch）と切歯乳頭（incisive papilla）である（図Ⅰ-8）。

このランドマークは口腔内で簡単に見つけることができるし、また手順をふんだ印象法によりたやすく模型上に再現することができる。この平面ははじめクーパーマン・プレーン（Cooperman Plane）と呼ばれたが、ペンシ

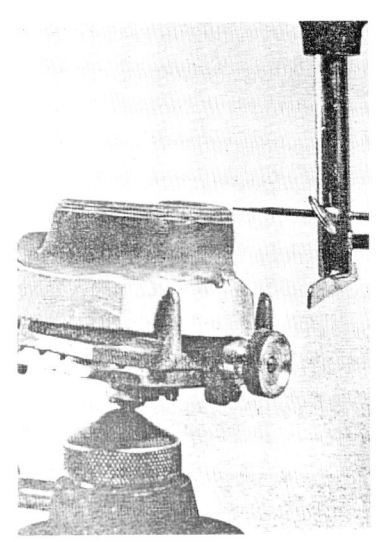

3．HIP-Plane

図 I-6　クック・アナライザー

図 I-7　ストール・アナライザー

クック・アナライザーや、ストール・アナライザーによりHIP-Planeが発見され、そこから発展してクーブ・マシンが開発された。

図 I-8　HIP-Plane(Hamular notch-Incisive-Papila-Plane＝左右鉤切痕と切歯乳頭を結んだ平面)

ルバニア大学整形外科医長の、James Ackermanの助言により、この平面を一般的普遍的なものとするためにランドマークの頭文字をとってHIP-Planeと呼称するようになった。

HIP-Planeは現在までに報告されているどの平面とも違い"**解剖学的に頭蓋と咬合平面を関連づける平面であり、口蓋骨の水平板にほぼ平行な面である**"と定義された。さらにこの平面は、頭蓋における水平面としての形質を受けついでいる解剖学的なランドマークである。定義にあるようにHIP-Planeはそれ自体が咬合平面ではなく、あくまで咬合平面と頭蓋を関連づける平面である。従ってこの平面のランドマーク(切歯乳頭と鉤切痕)は解剖学的に安定していることが必要となる。

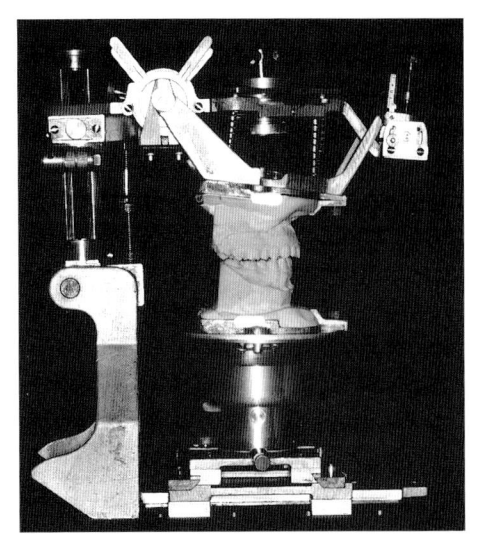

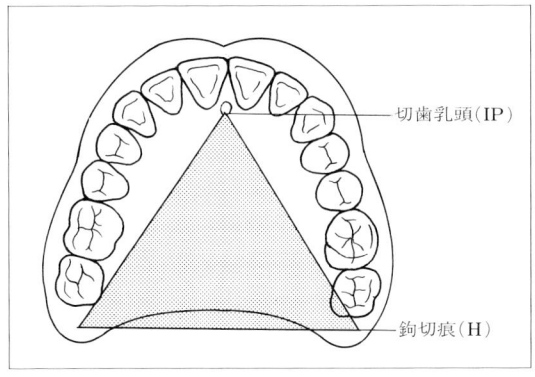

切歯乳頭の下には乳頭に一致して切歯窩があり、鼻口蓋神経が切歯窩をとおりここに分布する。神経の開口部であると同時に、切歯乳頭の中点に一致して正中口蓋縫合が鼻棘先端まで縦走し、口蓋突起と上顎骨の水平板、すなわち顔面頭蓋の上部を二分し、上顔面の左右を構成している場所で、変位しにくく、しかもこの部は歯槽突起ではなく口蓋突起に位置し、無歯顎になった場合の骨の吸収を考えても安定していることがわかる(図 I-9)。

I. 総論

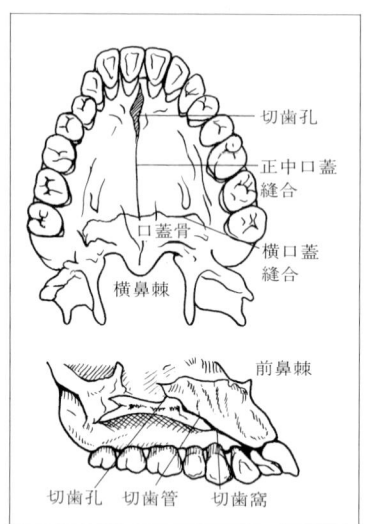

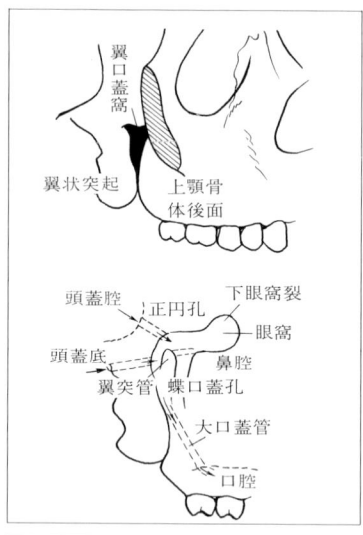

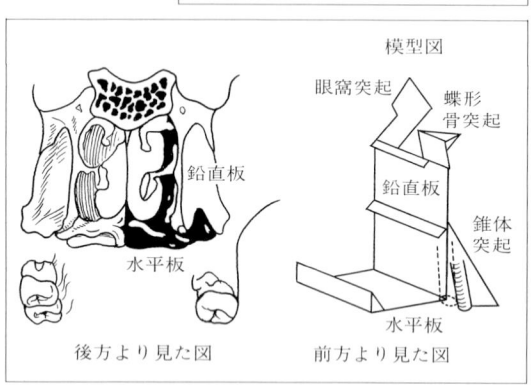

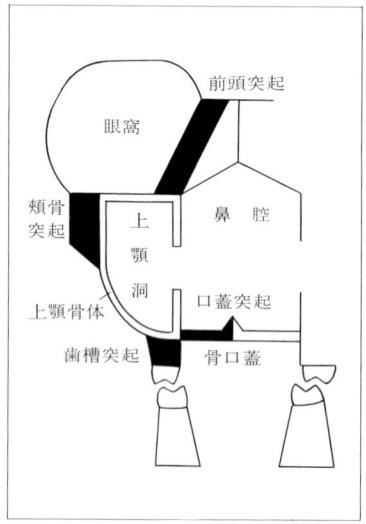

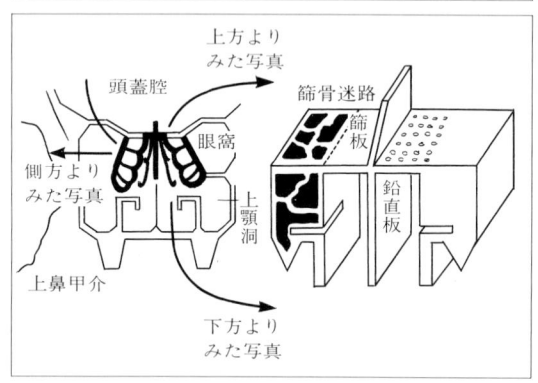

図 I-9〜13　上條雍彦著、口腔解剖学より

　鉤切痕は、上顎骨の後壁下半分と蝶形骨翼状突起の前縁下半分が付着してできたところで、脳頭蓋と顔面頭蓋の境であり、頭と顔の境界部となる。鉤切痕のすぐ上方には翼口蓋窩があり、蝶口蓋孔により鼻腔と、下眼窩裂により眼窩と、翼突管により頭蓋底と、正円孔により頭蓋腔と、そして大口蓋管によって口腔と交通する神経、脈管系の通路となっている。いわば要の部分であり変位しにくい場所となっている(図 I-10)。

18

3．HIP-Plane

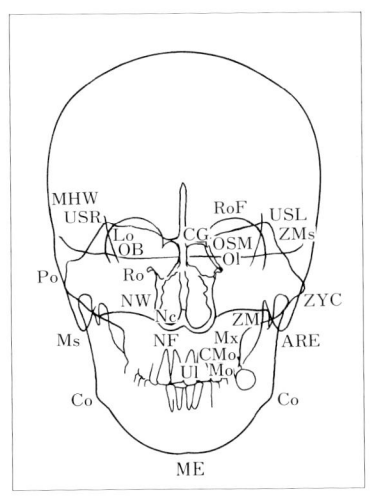

図Ⅰ-14　Lo と Lo′を結んだ線が水平面となり、その線から CG（鶏冠）に垂直に下した線が正中線となる（日本人成人男女についての頭部 X 線規格正貌写真法による検討より）。

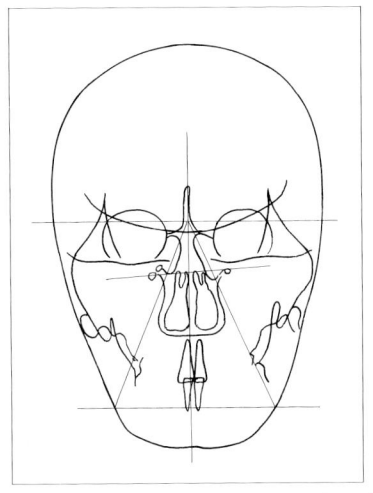

図Ⅰ-15　顔面頸部における正中を決定するためにトレースされた PA セファロ。

さらに重要なことは、HIP-Plane が口蓋骨の水平板に平行であるということである。後で述べるように、咬合平面も運動器の機能面として水平位が必要であるが、現代人のように激しい変異の中に晒されている現状では、ともするとランドマークの形態的変異があるかもしれないが、仮にそうであったとしても、運動器の機能面としての水平面は、生体における恒常性の維持を保つ上で欠くことのできないものである。

口蓋骨はL字形の骨で垂直に立って上顎骨内側面に付着し、鼻腔外側壁の構成にあずかる鉛直板と水平に位置し、上顎骨口蓋突起と接し、骨口蓋の後1/3を構成する水平板に分かれた左右対称一対の骨である（図Ⅰ-11）。L字型の口蓋骨は正中口蓋縫合で合わさり、鼻腔底の正中に鼻稜をつくり、鋤骨を介して篩骨の正中にある鉛直板と接する。篩骨は頭蓋底、眼窩、鼻腔の構成に関与し、頭蓋底の構成に加わる上面が篩板で、その正中から直角に下降する鉛直板と、正中から上方に向かい、頭蓋底より突出した鶏冠を構成する（図Ⅰ-12）。

すなわち、左右の口蓋骨の水平板の合わさった正中口蓋縫合と、篩骨篩板上の鶏冠とは同一垂直面上にあり、また鶏冠と切歯乳頭の中点も矢状面において同一平面である。しかも鶏冠は頭蓋底の中の最も高位にあり、水平板とは距離があり、たとえ下顔面、中顔面で変化変位があったとしても影響が及びにくい位置にあるということになる（図Ⅰ-13）。

鶏冠は、P.A. セファロ（頭部X線規格写真正面像）において正中を決定するのに使用するランドマークである。図Ⅰ-14に示すように Lo-Lo′（Lo：眼窩外側像の影像と oblique line の交点）を結んだ線に CG（鶏冠）から直角の線を引いて正中を決める（図Ⅰ-15）。これは中顔面、下顔面は個体の変異、変位が激しく、基準としてのランドマークを設定することが難しいからである。鶏冠から垂らした矢状面に

I. 総 論

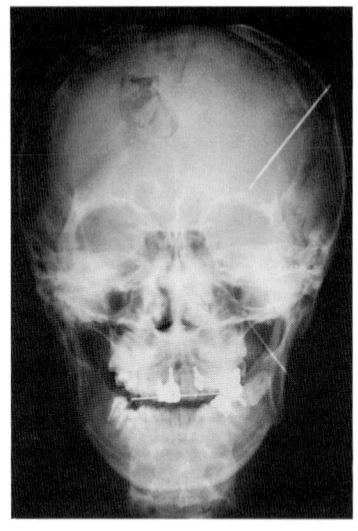

図I-16 成人におけるHIP-Planeと平行な面を写し込んだPAセファロ。HIP-Planeは頭蓋の中で水平面である。

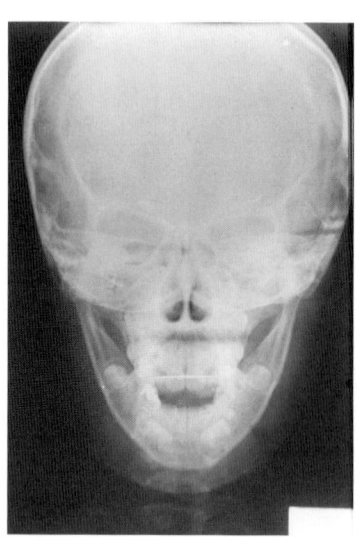

図I-17 乳歯顎におけるPAセファロ。HIP-Planeと平行な面を写し込んである。

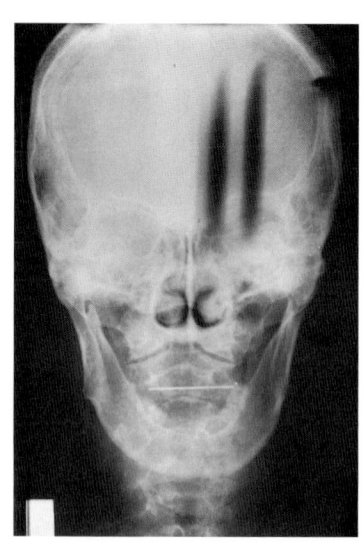

図I-18 無歯顎におけるPAセファロ。HIP-Planeと平行な面が写し込んである。

おける垂直線は、後天的な変化、変形や、先天的な異常がない限り、顔面左右を二分する正中口蓋縫合線上に合致し、また口蓋骨の水平板と直角に交わる。

HIP-Planeが口蓋骨の水平板に平行ということはHIP-Planeが頭蓋における水平面であるということである。図I-16はHIP-Planeと平行な平面に矯正線を設定し撮影した成人のP.A.セファロである。設定された線は正中口蓋縫合線に直角で、正中口蓋縫合線より左右を等距離にしてある。図I-17は、6歳のものであり、図I-18は無歯顎のものである。

子供から無歯顎になった老人に至るまでの時間的経緯の中における変位にかかわらず、あるいは乳歯顎、混合歯列顎、成長期の永久歯列顎、永久歯列顎、そして無歯顎といった成長や、環境因子に関係なくHIP-Planeは水平面として評価できる。

この水平面は建築工学におけるトランシット・プレーンと同様の意味を持ち、口腔構造における基本的な要素である。

自然咬耗咬合は、本質としての水平面を形質として残していたが、現代文明人の咬合にその形質は見い出せない。しかしながら、鉤切痕と切歯乳頭を結んだHIP-Planeは、本質としての形質を解剖学的に安定させ現代人へと受けついでいることになる(図I-19)。

4 自然咬耗咬合の有意義性

自然咬耗咬合の有意義性についてさらに考えてみる必要がある。なぜなら、本質としての水平面が、生体の恒常性を維持する上で欠くことのできないものだとすれば、文明病といわれる様々な病態生理の病因の一つには、水平面の乱れからくるものがあるかもしれないからである。

W. B. キャノンは生体における恒常性維持

4．自然咬耗咬合の有意義性

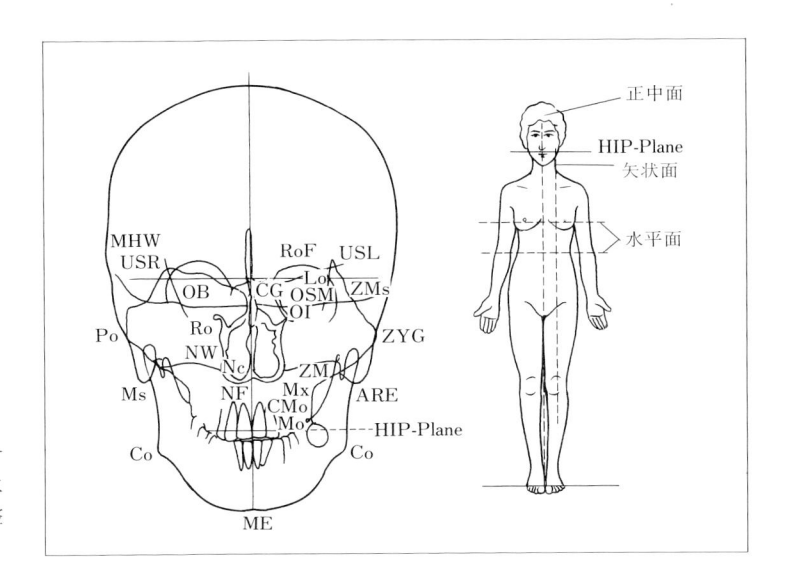

図Ⅰ-19 HIP-Planeは頭蓋における水平面であり、人体に対しても水平面として機能し、他の組織との整合性を保つものである。

1．齲蝕がない
2．歯周疾患がない
3．歯列不正がない
4．咬頭対窩の関係の消失
5．スピーのカーブの消失
6．犬歯斧状切端の消失
7．被蓋、過蓋咬合がなく切端咬合を呈す

図Ⅰ-20 自然咬耗咬合の特長。1、2、3は現代人の抱える三大歯科疾患であり、4、5、6はその結果として機能することで作られる0°平面となり、7は0°平面の結果、下顎が前方へ移動することを示す。

（homeostasis）の概念を大系づけた。すなわち、我々の身体は極めて不安定な要素から成り立っており、極めて僅かの外力の変化にも反応するのに対し、身体は常に安定な状態を保とうとしている、ということである。しかし恒常性を維持していくには、身体各部が整合性をもって機能していく必要があり、このような条件下になってはじめて、身体は外界の変動する環境に合わせて余裕のある安定性を保っていけるわけである。もし、身体における内的環境である運動器としての咬合平面が、水平面に対して乱れていったとしたら、その乱れた咬合平面に対して運動を担う頭頸部そして全身の筋活動のバランスが崩れることになり、それはストレスとなっていく。キャノンは恒常性の維持は力が拮抗して平衡を保っている状態ともいっているが、このように平衡を欠いた状態は慢性的な疲労を生じ、生体の恒常性を保っていくことができなくなる。そしてこの乱れは、左右、前後、高さという三次元の歪みとして出てくる。

生体の整合性と恒常性に欠くことのできない基本的な身体の構成要素のひとつである口腔の本質的な姿が自然咬耗咬合である。図Ⅰ-20は自然咬耗咬合の特長である。①②③については現代歯科学が抱える三大疾患であるが、自然咬耗咬合には見られないものであり、本来、自然界に生活する動物にとっては、そのどれをとっても捕食、咀嚼できないということになり、死を意味するほどの疾患である。

I. 総論

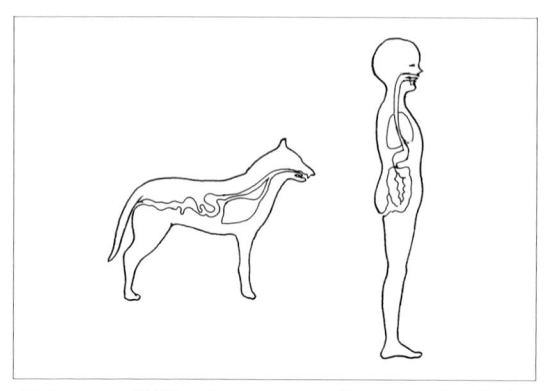

図I-21 四足獣においては、口腔から咽頭、喉頭、消化器となだらかなカーブを描くのに対して人類では口狭部が折れ曲がったようになる。

　これらの疾病は人間特有のものではなく、文明社会の食生活の恩恵を受けた他の哺乳類にも多数見られる。逆に人間でもその恩恵にあずかってないものには見られない。齲蝕にしても、歯周疾患にしても、食性が関与していることに疑いはない。調理され軟らかくなった食生活である。このような食性の恩恵にあずかった動物、たとえば肉食動物は、粘着性を帯び、停滞しやすい食事のために齲蝕、歯周疾患に侵されていく。

　自然界での肉食獣にとって、口は咀嚼器官としてよりも摂食器官として都合よくできており、摂食するとすぐに嚥下してしまう。それに比べると人間の場合、二つの環境がある。

　ひとつは調理された物を食べ、それはプラークとして残留しやすく、さらに調理されたものはそれ自体を食することによる自浄作用が期待できないこと、そしてもうひとつには現代人の口腔がプラークを残留させやすい形態となっていることである。人間が雑食性であるということは、本来口腔内で調理をして（一次消化をする）胃に物を送るわけで、このシステムは、現代人でも石器人でも変らない。しかるに調理された物を食する現代人が、このような疾病にかかるのは、プラークが付着し、残留しやすい口腔構造と歯牙形態を持っているからである。

　自然咬耗咬合をしている歯牙には、咬頭がなく、その結果小窩裂溝もほとんどなく、隣接面も摩耗し、歯牙、歯列の形態は非常に単純であり、食物残渣を溜りにくい状態にしている。さらに咬耗という機能結果により歯質の強化、骨組織の緻密化といった生理的な現象も起こってくるわけである。

　このことは、現代人における齲蝕の好発部位が小窩裂溝、隣接面齲蝕として現われることを考えると興味深い。

　咬耗咬合が齲蝕にならないのは、齲蝕になるよりも早く咬耗してしまうからであるとする説もあるが、人類の歯牙は齲蝕になることが生理的であるかのようである。歯周疾患についても同様のことがいえる。歯周疾患は文明病ではあるが、石器人のような食性に戻ることはないから機械的な清掃によってプラークの除去をはかるということである。しかし重要なことは、これらの疾病が単に組織病理学的な問題を起こすばかりでなく、口腔構造を三次元的に破壊していくことである。

　人類の口腔にとって齲蝕や歯周病、不正歯列は、もちろん生理現象ではない。自然咬耗咬合に見られるように、むしろ咬耗することによってそれらの病態をつくり出さないということが自然の生理的な調節機構であり自然の摂理なのである。そして、この調節機構にはもっと意味深いものがある。それは図I-20に示すように咬耗現象が単に歯牙や歯列の摩耗にとどまらず下顎を前方に移動させていることである。下顎の前方移動は、ヒトが

4. 自然咬耗咬合の有意義性

図Ⅰ-22　1のトルクの原因となる推力 B↔Lは上顎を頬側に、下顎は骨体を拡大させながら舌側へ倒れる力となる。2はそのような因子を取り除くためにCの斜線の部分を調整しHの推力だけにする、フォードのバイトコレクション・テクニックである。3はその結果、拡大凝縮していた上下歯牙が本来の位置に戻ることを示す。B：頬側推力、L：舌側推力、R：回転、C：咬頭を改変する部分、H：保持推力

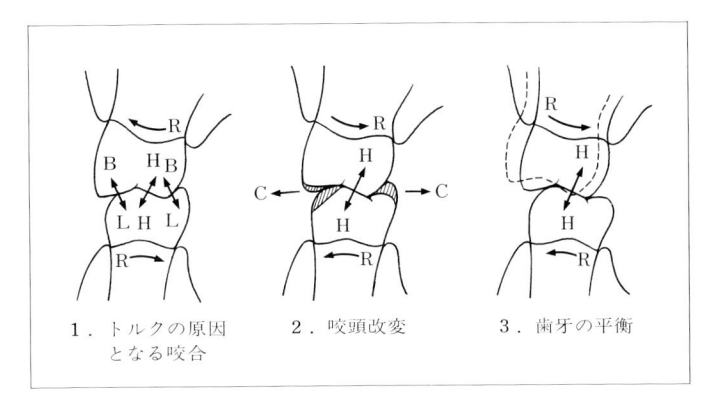

1. トルクの原因となる咬合
2. 咬頭改変
3. 歯牙の平衡

直立二足歩行になったために起こる自然の調節機構である。

　四足獣では頭部が水平面に対しなだらかなカーブを描くようになっているが、人間は直立二足歩行になっていく進化の過程で、頭部の位置が体幹に対して90°回転していき、その結果、咽頭、喉頭部は容積の減少を強いられるようになり、非常に窮屈になっていった（図Ⅰ-21）。ちょうどこのゴム管を折り曲げたような窮屈な部分が、口峡部から咽頭腔にかけての部である。そして咽頭は消化器と呼吸器が共存する部であり、さらに咽頭鼻部には耳管（欧氏管）により、中耳と交通する。口峡部には口蓋垂があり、舌の後部は咽頭を構成している。口峡から咽頭にかけてはその分布する神経も非常に複雑であるが、特に文明病といわれる様々な病態を生み出す舌咽、迷走、舌下神経等が多く分布している。

　口峡咽頭部に対して咬合は無関係に思われる。しかしながら、咬合の崩壊による口腔容量の低下は、舌の後方への沈下として現われ、もともと狭い咽頭喉頭部をさらに狭くするものであり、これは、上下歯列が垂直的に低くなった結果としての顎関節に対する影響ばかりでなく、下顎が前方へ出られない結果としての口峡咽頭部に分布する神経終末に対する異常刺激となって様々な病態をつくり出すことになる。下顎が前方へ移動するのを阻害する因子は咬頭対窩の関係、過蓋咬合といった咬合のロックであることが多い。

　下顎は機能することによって得られた自然咬耗という調節機構の中で生理的に前方へ移動し、口峡咽頭部を拡げる役目を果たしており、さらにその結果、関節窩は現代人とは逆に平坦となり、自由な咬交が可能となる。

　現代人は、自然咬耗現象が見られないために全く反対の様相を呈する。すなわち、咬耗しないために起こる齲蝕、歯周病等のために咬合平面は乱れ、咀嚼器としての左右筋群のバランスを保つことができず、加えて咬頭の残留は下顎の自由性を束縛し、生理的な前方移動を阻み頭頸部から全身にわたる不調和を生み出しているのである。

　水平面に沿った自然咬耗咬合においては、上顎と下顎は平坦な咬合平面であるため、そこに現われてくる力学（ダイナミックス）は、単純で安定したベクトルを生じるが、咬頭と窩を持ち、スピーのカーブを有する歯列の咬合は、単に咬頭と窩にとどまらず、歯牙咬合面の有する多数の小局面のため、複雑で安定しないベクトルを生み出す。

　それでは、なぜ、人間の歯牙は最初から平

I. 総論

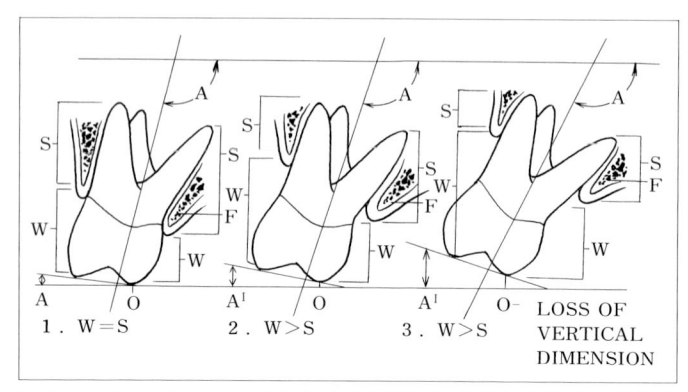

図I-23 図I-22の1に示した力パターンは年月とともに、上顎の場合はその傾斜角を増し、その結果、骨の吸収と咬合高径のロスを生じさせる。A：傾斜角度、W：作用腕、S：支持腕

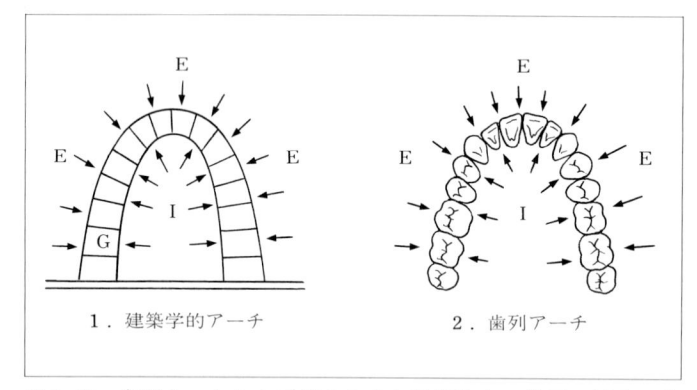

図I-24 1の力パターンは上顎を唇側へ、下顎を舌側へ倒す力となる。2の力パターンは平衡が得られる。

図I-25 歯列も、たとえば橋のような建築物も、外圧に対する力には強く、内側から外側へ向かう圧力には弱い。図I-23の1に示す力パターンは上顎を内側から外側へ拡大する力となり、歯列アーチを崩壊させる力パターンとなる。E：外圧、I：内圧（図I-23～25はT.H.フォードのオーラルダイナミックスより）

図I-26 側方への歯列弓の拡大（L）は歯列弓全体を割るような力となって歯槽骨の拡大と硬口蓋側方の隆起を来たす。また前歯群の前方への拡大（A）は硬口蓋の皺襞部を隆起させる力となって働く（下顎は反対の様相を呈し、総義歯の場合は正中破折となる）。

坦に萌出してこないのだろうか、また、なぜ、下顎を前方に位置した形質を持ってできていないのだろうか。それは下顎の後退位が出産に関係し、咬頭と窩のダイナミックな関係が成長発育に大きな環境因子として働いているからである。

次に、それを理解するために、マイオドンティクスの理論背景のひとつとなっているオーラル・ダイナミックス（口腔力学）について考えてみたい。

5 オーラル・ダイナミックス

オーラル・ダイナミックスは、自然咬耗咬合研究の結果、1964年 T. H. フォードによって体系づけられたもので、咬耗現象の有意義性から、バイト・コレクション（Bite Correction）テクニック（歯列が咬頭と窩のダイナックな関係によって外側に拡大していくのを、

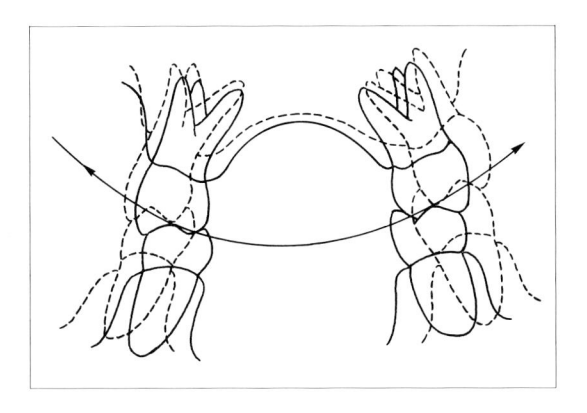

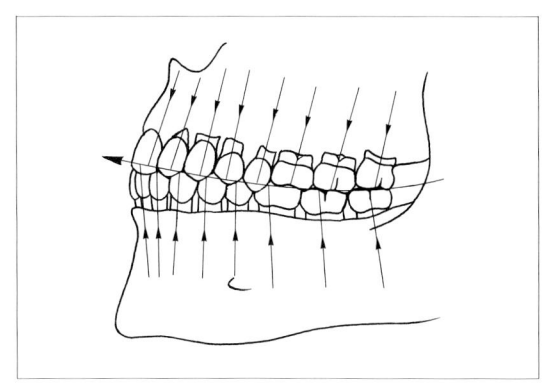

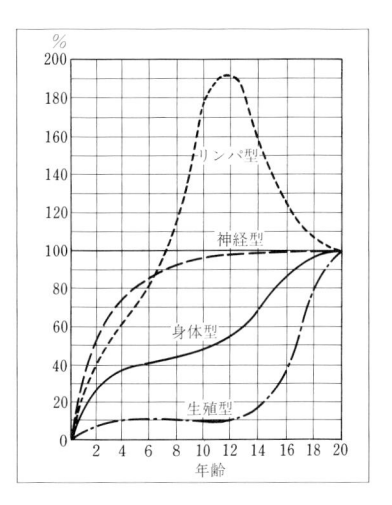

図Ⅰ-27　側方彎曲は全体として側方へ拡大する力となる。

図Ⅰ-28　スピーのカーブは全体として前方へ拡大する力となる。

図Ⅰ-29　スキャモンの成長曲線、身体型には成人するまでに2回の成長期があることが分かる。

上下顎に生ずる咬合時のベクトルを変化させることで内側への力に変換させ、中立化した咬合を保とうとするためのテクニック、図Ⅰ-22)を確立した学問である。

オーラル・ダイナミックスとは、口腔内で咀嚼諸力が正しく方向づけられるならば、歯牙諸構造は必要な咬合荷重のすべてを正常機能の中の他のいかなる生体組織とも変わらない満足すべき生理的反応を持って受容するものとされる。もし、それとは逆に口腔内の咀嚼諸力の方向づけが正しくないならば、歯牙支持構造は変性を蒙るであろうとしている。そして、その説明のために上顎歯牙と下顎歯牙に関わる力学的諸問題から自然咬耗咬合の有意義性を説いている。

すなわち図Ⅰ-23、24に示すように現代人は咬頭と窩、そして前歯部のオーバー・バイトという関係から、その力の作用するベクトルにより歯牙は上顎では頬側に、下顎では骨体を傾斜させながら拡大し、臼歯を舌側に傾斜させ、それが歯牙支持組織に対する血液供給の貧化を招き、疲労させさらに破壊へとつながるとともに、咬合高径の低下を招き、下顎頭を後上方に移動させるとしている。また図Ⅰ-25に示すように、アーチとしての歯列弓は頬側に働く力（内方から外へ向かう力）に対しては弱く、そのような力を咬頭対窩の関係は持ち、歯列弓を破壊させるとした。これが、

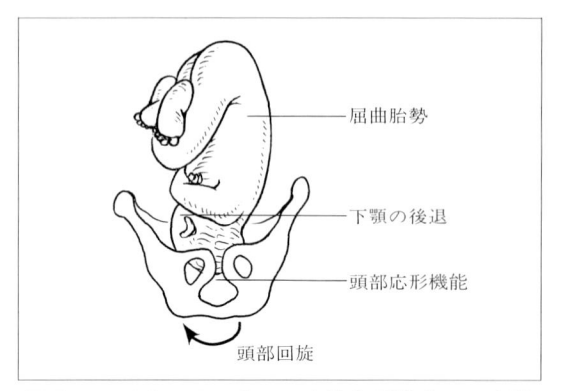

I. 総 論

図 I-30　赤ちゃんにとって産道を通過する2時間は、あらゆる面で試練の時である。狭い産道に対して安産のため母子ともに様々な機能がみられるが、下顎の後退位も重要な機能の一つである。

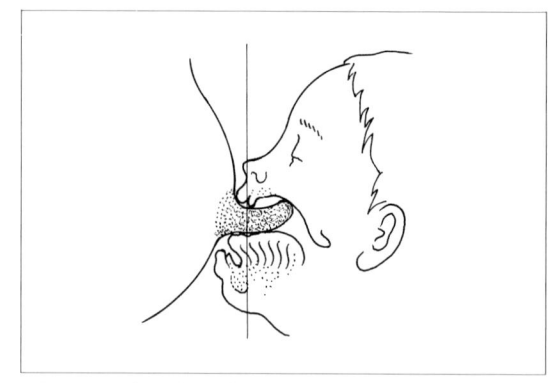

図 I-31　生理的な授乳行為は、産道通過の際後退位だった下顎位を前方位にとらせることによって行なわれる。

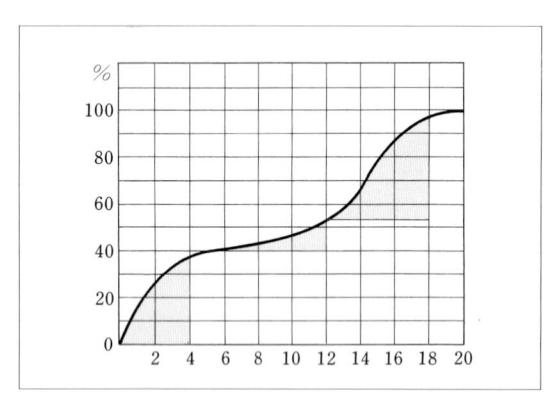

図 I-32　各成長期の発育量を示す。第1、第2成長期は各々40％以上の発育量を示すが、平衡期にあたる4～10歳まではわずか数％の発育量しか示さない。この時期はソフトな部分が発達する時期である。

歯列の整合性を崩すことになる。そしてこの破壊は口腔力学的な原則であり、その有害なベクトルを変換させるための術式としてバイト・コレクション・テクニックを確立したのである。

このことは、咬頭を持った義歯が破折してくる場合を考えてみると分かりやすい。総義歯における破折は正中部が割れてくるものが最も多く、その力パターンは、外側へ向かっているものである。有歯顎における場合は、上顎正中部の離開が生じたり、あるいは、骨の隆起として生じてくる。骨隆起は、上顎では頬側と正中口蓋縫合部に、また、下顎では舌側に現われることが多い。すなわち、力パターンの歪みとして上顎では正中部を支点として左右が頬側に割れるようになり(図 I-26)、下顎では逆に舌側へ倒れこむようになる。この骨隆起の起こる場合とは逆に、力パターンの歪みが骨の吸収として出る部分は上顎では、口蓋側に、下顎では頬側に出る場合が多く、これが歯周病の一因となる。

さらにフォードは、現実に持って生れたこの咬頭と窩の関係は、発育的意義を持っているとして、咬頭の意義づけをしている。

マイオドンティクスではフォードの提唱した咬頭の持つ発育的意義に加え、水平面としてのHIP-Planeの意義、そして自然の調節機構としての下顎の前方移動、さらに自然咬

耗咬合がもたらす情緒的な発達の意義をもふまえて成長を考える。人の一生の正常像が捉えられれば、それを出発点として異常を考えればよく、マイオドンティク・スプリントの有意義性は真に、ここから始まるのである。

6 正常の概念と正常の崩壊
出生から死に至る生物学的現象を通して

　自然咬耗咬合の有意義性については先に述べた。しかし現実には人の歯牙は無咬頭では萌出してはこない。マイオドンティクスでは、フォードのいうように咬頭と窩の関係、そしてスピーのカーブを成長のための環境因子として考える。

　咬頭と窩の関係は側方への環境因子として大きく関与し(図Ⅰ-27)、歯列全体としてのカーブは前方への環境因子として大きくかかわる(図Ⅰ-28)。また自然咬耗をしていく過程は発育とともに情緒的な発達のために重要である。生理現象としての自然咬耗咬合の成り立ちを出生から成人に至る期間で考えてみると、身体の発育発達と口腔内の発育が非常に関連があり、整合性を持って成長していくことがわかる。そのために図Ⅰ-29のスキャモンの成長曲線の特に身体系の発育カーブを参照して述べていく。

　ヒトが直立二足歩行になって他の哺乳類と大きく変わった点の一つに産道の位置の変化と上半身を支えるために骨盤が大きくなり、さらに胎児の頭が他の哺乳類と比べ非常に大きく難産になったことが挙げられる。そのため出産に対しての調節機構がいくつかある。たとえば、胎児が産道を通り抜けるために頭部の容積を小さくしようとする頭部応形機能といったものが備わっているし、また下顎は安産を目的とした後退位をとり、狭い産道を通る際に最大限に頭部を小さくし出産に対する形態的な適合を得るようになっている(図Ⅰ-30)。

　そしてこのような下顎後退位という出生変位から新生児の下顎は本来の位置を取り戻すべく生理的な哺乳行為が始められる。これは、出産と同時に上がった第一声、すなわち第一呼吸である産声としての呼吸中枢の覚醒と同じくらいの重要性を持つものである。新生児は探索反射によって盛んに乳房を求め、さらに乳首に吸いつき吸啜反射を起こす。最初の48時間位は母乳はほとんど出ないが、乳児は哺乳のため乳首の根元を痛いほど締めつけるようになる。この時の下顎は後退位から前方位をとるようになり(図Ⅰ-31)、しかもそれは呼吸作用に対しても有効に働くようになってくるのである。ちなみに乳幼児は、成人と違い、呼吸しながら授乳することが可能である。このように哺乳行為は将来の下顎を位置づけ、筋力を高めそして呼吸、さらに、母親と感情を一体にした情緒発達の最初として非常に重要な行為であり、射乳反射は真に母と子の共同作業となる(図Ⅰ-32)。

　一般に乳汁の分泌には、脳下垂体前葉から出るプロラクチンが乳腺の腺腔に作用することが必要であり、プロラクチンの分泌は母親の精神的な安定が必要である。この乳汁の分泌が本格的になるのに出産後48時間ほどかかるが、実際に乳汁が出るには、さらに乳児が乳首を吸うという吸乳刺激が必要である。この刺激は、下垂体後葉を刺激してオキシトシンの分泌を促し、乳腺腺腔周囲の筋上皮を収縮させる働きを持っており、また、この刺激によってプロラクチンの分泌も盛んになり、母と子が一体となって哺乳行為をしていくことになる。この一体感は、情緒発達の最初と

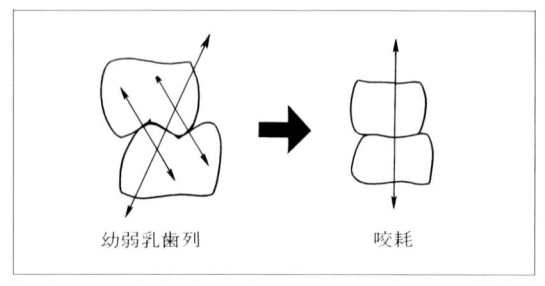

I. 総 論

図I-33 3歳から4歳にかけ、発育のための環境因子としての咬頭対窩の関係、スピーのカーブは失われ、様々な発達のための上下顎は平衡状態となる。

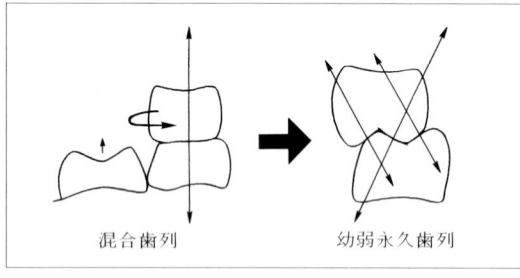

図I-34 上下顎が力の関係として平衡状態を保ちつつ、しかも HIP-Plane と平行に自由に動ける下顎は咬耗された咬合平面を基準として、次々に萌出してくる永久歯の適正な位置づけを行ないながら、幼若永久歯列弓を完成させていく。また永久歯はその萌出順序に従い、咬耗を始め、それがまた一つのガイドとなる。

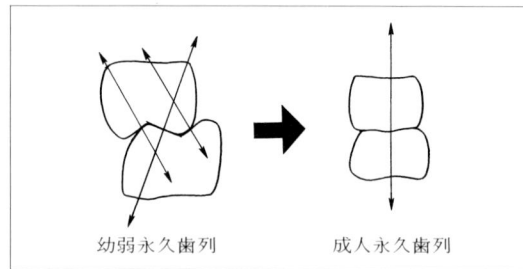

図I-35 第2成長期のための力パターンは成長発育の終了と共に本来はその姿を変え、発育のための環境因子も消失して中立化すべきである。

して重要なばかりでなく、下顎を出生のための後退位から前方位へ修正し、上下顎全体の筋が十分にバランスよく作動し、機能的に発達していく第一歩としても重要である。

また、吸啜運動は口腔内に陰圧機構をつくって吸入すると同時に舌や顎の運動による乳房や乳首の圧出機構とによって行なわれる。このことは、舌、顎、頬の筋肉を十分に発達させることとなり、正常な咬合への第一歩となる。さらに乳汁は一回の哺乳の間にその濃度とpHが変化し、風味が変わることを乳児は体験しながら食欲をコントロールすることを体得させていくと考えられている。

さて、図I-29の身体系のカーブにあるように、成長には二つの大きな時期がある。すなわち0～4歳の時期と12～18歳の時期である。口腔においては最初は乳歯列が完成していく時期であり、2回目は永久歯列が完成していく時期である。成長の緩やかな時期は、混合歯列期である。

哺乳行為で本来の位置づけをされ、筋力も十分に高められた下顎は、1～2歳の間に乳歯を萌出し、3歳で乳歯列を完成する。初期の乳歯顎は咬頭と窩の関係が成立し、発育のための環境因子となる。この時期までの身体系の発育量はスキャモンの図によると40％にも達する（図I-32）。そして、哺乳で十分に筋力を高められ、100日目のお食い初めのこ

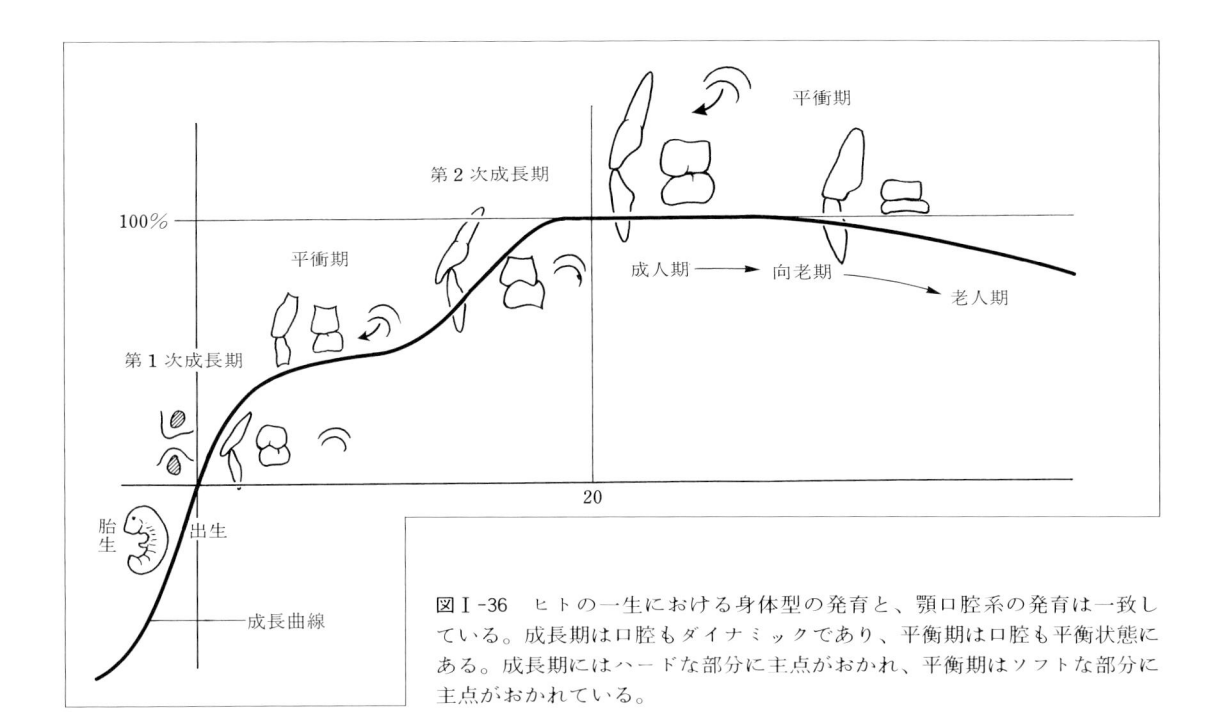

図I-36 ヒトの一生における身体型の発育と、顎口腔系の発育は一致している。成長期は口腔もダイナミックであり、平衡期は口腔も平衡状態にある。成長期にはハードな部分に主点がおかれ、平衡期はソフトな部分に主点がおかれている。

ろから乳前歯萌出期にかけて活発に固いものを噛もうとし、またよく歯固めが行なわれた顎は、乳歯列が完成する前から硬い食物を咀嚼（引きさき、砕き、すりつぶし）し、第一次消化が十分なされ、嚥下するようになる。この臼磨運動は左右の筋が均等に受け持ち、水平面に沿った乳歯列が早い時期に完成をする（図I-33）。

3〜6歳の身体系の発育量はわずか数％に過ぎない。

口腔は左右均等に咬耗した咬合平面を持つ乳歯列により自由に運動をし、さらに筋力を高めていく。この時期はハードウェアの発育が行なわれる時期と違い、生体は生理的に安定し、むしろソフトウェアの部分が発達する時期であり、ストレスのない咬合と相まって知能や情緒が発達する。さらに下顎は前方移動により切端咬合を呈し、口蓋咽頭部は、パスウェイとして十分に生理的な容積を有する。機能し咬耗することにより歯質も丈夫となり、齲蝕のない健全な口腔が存在し、さらに自由な咬交は6歳臼歯をマイナーに適正位置に導いていく。これはその後萌出してくるすべての永久歯について当てはまる（図I-34）。

6〜12歳の身体系のカーブは引き続き緩やかである。この時期は混合歯列の時期であり、口腔内は一見ダイナミックに変化していくように見えるが、咬耗された乳歯列を持つ顎においては、萌出してくる幼弱永久歯を暫時咬耗させながら下顎の位置づけを保ち、その交換はスムーズである。そして幼弱永久歯列が完成する。この幼弱永久歯列は、咬頭と窩で噛み合うが、萌出順位に沿って左右均等にある程度の咬耗があり、成長の第二段階でのガイドとなる。混合歯列の初期から中期にかけても、ハードな部分より、むしろソフトな部

I. 総 論

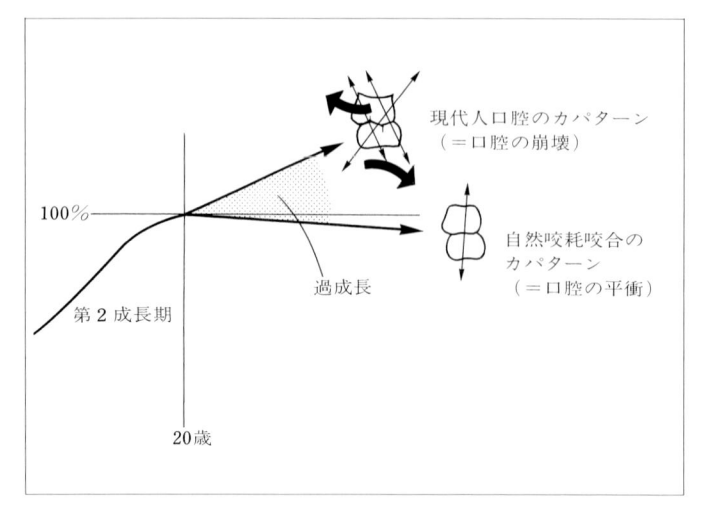

図I-37 現代文明人は多くの場合、発育完了後も引き続き成長のための環境因子は取り残され顎の過成長を引き起こしている。そしてここに到るまでのすべての過程が現代人では不満足である。

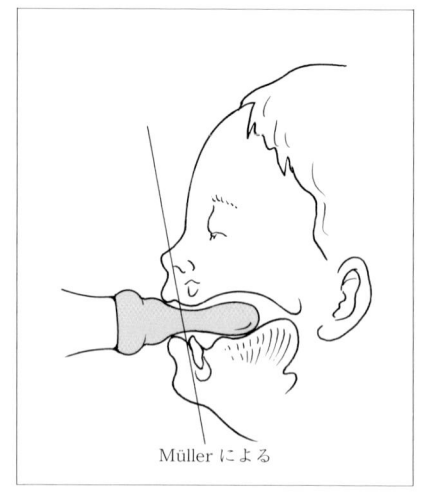

図I-38 吸う力を必要としない人工乳首は、下顎の前方移動を必要とせず、舌は沈下して様々な病態を生じさせる。

舌下垂症候群
　頭部に現れる症候群として、口呼吸、アデノイド肥大、中耳炎、顎異常、下顎後退位、舌後退位、舌下垂（沈降）などがあげられるほか、次のような症候がある。注意集中不能、うなされ（悪夢）、骨格筋の全身的弛緩ないし不安定な緊張、緩慢な動き、話し方、発育障害、クル病、軟骨症、脊柱前彎症、脊柱側彎症、脊柱後彎症、廻前、O脚、X脚、扁平足、多汗症、凍傷、結核、蠕動不全、消化不良、便秘、胃腸カタル、虫垂炎、胃下垂、呑気、腹鳴、潜伏睾丸　　　　　　　　　　　Müllerによる

図I-39

分が発達する時期であるが、幼弱永久歯列の咬頭と窩の関係により、後半になるに従い、徐々にダイナミックに変化していく。

　12～18歳ごろの身体の発育量は全体の40％以上を示し、口腔内も成長のための環境因子としての咬頭と窩、スピーのカーブを有していく（図I-35）。

　この時期の情緒はむしろ不安定である。口腔内は永久歯列で弱若咬耗をきたしており、出生の時点より高められた筋力と、自由な運動が可能な顎は、引き続き咬耗を起こし、咬頭対窩の関係、スピーのカーブは成長とともに消失し、約20歳で成人し、発育が完了した時点で、成長のために必要であった環境因子は消失し、咬合は水平面に沿って左右均等に咬耗した咬合平面とともに中立化する。同時に左右筋群は、バランスを保ち、前方移動した下顎位は顎関節を平坦にし頭部より保護する形態をつくり、口蓋咽頭部を十分に拡げ、口腔容量を適正に保つことになる。

　したがってこのように機能することによってつくられた運動器としての当然の水平面を持つ中立化した咬合は、生涯咀嚼器官としてその機能をまっとうし続ける。これらの過程は、自然の調節機構としての働きであり、これにより身体各部は整合性を持って恒常性を維持

6. 正常の概念と正常の崩壊

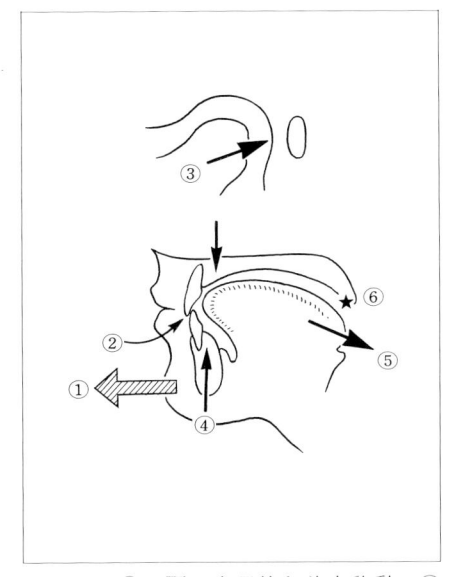

図Ⅰ-40 ①下顎の生理的な前方移動。②①を阻害する因子（オーバー・バイト、咬頭対窩、歯列全体のロック等）。③下顎の前方移動が阻害された結果あるいは④に示す咬合高径の低下による下顎の後上方移動（①の力に歯列支持組織が負けなければそれの破壊につながる）。④咬合高径の低下。⑤咬合高径の低下からくる口腔容量の低下による舌の咽頭部への沈下。⑥口蓋垂―舌の不正姿勢による病態生理学的問題（U.T.M.S.）。

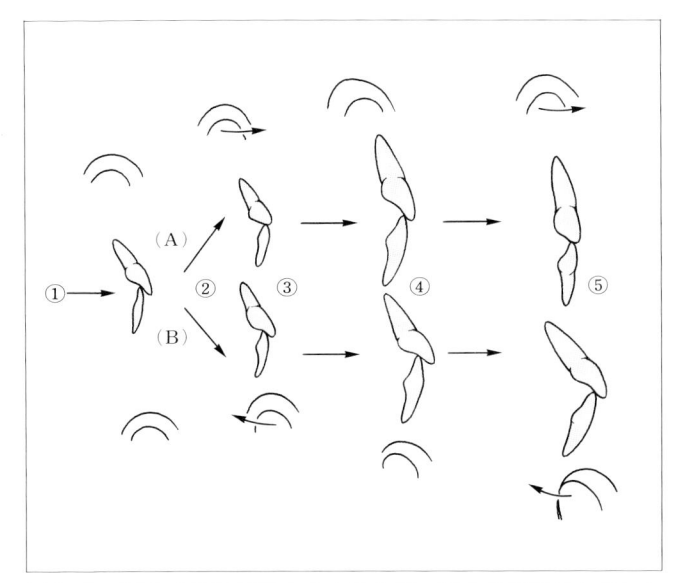

図Ⅰ-41 (A)：自然咬耗咬合を有する顎、(B)：自然咬耗を有しない顎。①哺乳時期…出産直後の発声と共にその後授乳行為の違いは出産時（産道通過時）の自然な下顎後退位を本来あるべき位置に戻すか否かの重要な因子となる。②乳歯列完成期。③乳歯咬耗期。④幼若永久歯列期。⑤成体（③〜⑤の過程において下顎の向かおうとする方向は前方であっても(A)と(B)では各段階の条件の違いのため全く反対の様相を呈する）。

していくことが可能となる。すなわち顎口腔系の発育発達における正常像である。図Ⅰ-36はヒトの口腔の生物学的現象を模式図としたものである。

しかるに現代人口腔では全く反対の様相を呈していく（図Ⅰ-37）。これは多分に最初の出発点としての哺育、離乳時期の子育てに原因することが多い。

たとえば、逆さにしてミルクが出てしまうような人工乳首に母親の乳房、乳首の代りをすべて任せてしまうと、乳児は吸啜運動において、将来のためにも必要な陰圧機構をそれ程必要とせず、また舌や顎による圧出機構も必要としないか、非常に弱いものとなり（図Ⅰ-38）、下顎位を含めて筋力、情緒発達といった乳児が成長していくのにもっとも大切なものが失われる危険性がある。ミューラーは、図Ⅰ-39に示すように、この危険性の実際として舌下垂症候群として様々な病態を掲げている。

さらに、子供達がのびのびと遊べる環境空間がなくなってきたことも起因する。哺乳の時期に十分に乳房の恩恵を与えられず、離乳食期の柔らかな食事ばかりが乳歯列完成後も続くと、咬耗させるだけの筋力もなく、下顎は後退位のままでさらに舌の運動不足による咀嚼・嚥下障害を持つ子供達が出現する。咬耗現象の見られない顎は、小窩裂溝、隣接面

I. 総論

齲蝕を多発させることになり、拡大する歯列弓は咬合高径の低下を招き、その力パターンは骨の添加と吸収の枠をこえ、歯牙は脱落し、口腔は崩壊していく。下顎は前方へ移動することができず、咽頭、頸部を中心としたさまざまな病態をつくり出していく。

齲蝕のコントロールされた顎でもそこに隠された病態までを取り除くことはできず、過蓋咬合、低位咬合といった関係は子供にさえ成人に似た病態を作り出す。子供達にとって身体を十分に動かすことのできない環境は外的な因子として、さらに咬耗しない顎は内的な因子として、発育ばかりか発達にも大きな問題を投げかけてくる。咬合平面は後天的な因子により左右非対称となり、口腔は三次元的に崩壊していくことになる（図I-40～41）。すなわち、下顎頭の後上方への移動であり、口腔容量の不足からくる舌の後方移動である。また顎の変位である。更に顔貌のシンメトリーにも大きな影響を与える。この崩壊は齲蝕の有無にかかわらず起こってくる。特に近年口腔衛生の普及はめざましいが、そのために我々自身がその徴候(sign)を見落してしまうところに問題がある。そしてその徴候は口腔領域よりもむしろ口腔領域外の症状を持つ者が多く、普通は歯科以外の他科へ行くことになり、顎関節、咀嚼筋等に痛みとしての症状を訴えてくる場合は、既に全身的に多くの問題を含んでいる場合が多い。

7　U.T.M.S.
舌、口蓋垂不正姿勢症候群

J.B. コステンは、1934年にコステン症候群を発表して以来、顎関節の機能異常に基づく症状について耳鼻咽喉科の立場から歯科学に対し問題を投げかけてきた。しかし彼の報告した様々な症候の原因のほとんどを顎関節の機能異常として捉え、さらに治療法として咬合の挙上を推奨したが、顎関節の機能異常による症候としては説明のつかない解剖学的、生理学的問題を含んでいたため、今日の歯科学においてはむしろ否定的である。

しかしながらH.N. クーパーマンは、J.B. コステンの優れた研究成果を研究し、1955年にHIP-Planeを発見し、マイオドンティクス理論を発表した。H.N. クーパーマンの理論背景の中でも特に診断に対するところではJ.B. コステンとの出会いが非常に大きなものとなり、さらにH.N. クーパーマンは三浦や他の共同研究者等とともに、コステン症候群を顎関節の機能異常を含んだ口腔の三次元的崩壊による、口蓋垂と舌の不正姿勢による症候群として展開させ、新しく発見された呼吸器系の疾患、神経内科、神経耳科的疾患からくる症候を含めて U.T.M.S.(Uvula-Tongue-Malposture-Syndrome ＝ Cooperman-Miura Syndrome)として1977年に発表した。

この舌と口蓋垂の不正姿勢による症候群の原因は、口腔の三次元的崩壊である。これには単に咬合が低位になるだけではなく、重要なことは、下顎の後方圧迫である。下顎が後方へ移動し圧迫することによって、舌背が口蓋垂と衝突するようになり、過敏症を引き起こすことになり、さらに口咽頭部における呼吸、消化のための空間を狭くし、さらに呼吸、嚥下、副鼻腔耳管に対する生理的、解剖学的な問題として現われてくる。もちろん、それらは神経学的な徴候を生じさせると同時に機能的な問題をも生じさせる。下顎の後方移動はJ.B. コステンがいうように当然、下顎頭の後方圧迫を強いるようになるが、J.B. コステンの示した様々な症候の内の幾つかは、本来、

咽頭喉頭部に問題があって生じたものであって、顎関節からきているものではなかったのかもしれない。そしてそれが今日コステン症候群を否定的にさせる原因となっている。下顎の姿勢が不正になることは全身の姿勢を悪くすることにもなり、現在、U.T.M.S.は単に口腔、口腔周辺組織に止まらず、全身的な病態を生じさせる症候群として注目されている。

この症候群の治療法としては、単に咬合を挙上するだけでなく、下顎が生理的に前方に移動するような装置が必要である。そして下顎を正しく前方に誘導していくためには、左右の相称性が必要であり、機能平面としての0°平面が必要となる。そして、その個体本来の姿勢を探り出していく術式がマイオドンティクス独自のフリー・ウェイ・ゾーンの計測である。

8　フリー・ウェイ・ゾーン
咬合崩壊の三次元的解析のために

フリー・ウェイ・ゾーン（Free Way Zone）とは、現在その個体が有している固有口腔の中に存在する生活空間であり、下顎がHIP-Planeに対して平行に動くことのできる空間である。この空間を知ることにより、口腔の崩壊の程度を知ることができる。フリー・ウェイ・ゾーンは従来から言われているフリーウェイスペースとは異なるものである。

口腔を1臓器と捉え、他の臓器や隣接する器官と整合性を保ちながら形態を維持し、機能を果たす。

この三次元的な量の中で、摂食・咀嚼・呼吸・嚥下機能、そして会話を行なうが、下顎の動きは通常生活で必要とする以上に動くことができるようになっており、下顎がHIP-Planeに対して平行に動けず回転運動を起こした場合は、フリー・ウェイ・ゾーンを超えた状態となる。つまり、歯・口腔の平衡状態を保てずに運動していると解される。

この生活空間は現在その個体が持っている空間である。つまり、筋に何かしら問題があったり、顎関節に器質的な異常がある、更に脳神経系に何か異常を訴える場合においても同じく、当然その生活空間は狭くなりながら周りの臓器へ、感覚器としてもサインを発信していることが臨床面から検証できる。しかしながら、それらの問題を解決することによりその量は増し、本来、その個体が持っていたであろう量を再び確保できるようになる。

フリー・ウェイ・ゾーンの計測とは、現在、その個体が持っている生活空間の量を調べると同時に、口腔がどの程度崩壊してしまっているかを診断するための術式である。

口腔の崩壊とはかなり複雑な三次元的歪みである。この三次元を構成する要素は、縦、横、高さである。つまり、縦と横の二次元に高さが加わったものであるが、口腔における縦と横の関係は水平面であり、この水平面が上顎と下顎に存在する。しかも、この二次元同士のぶつかり合いは、前後、左右的な変位をもたらす。すなわち、口腔の崩壊は上下顎歯列の各々の三次元的崩壊と、その上下がぶつかりあう全体としての崩壊の組み合わさったものということになる。そのため、口腔の三次元を大きく二つに分解して考える必要がある。つまり、上顎歯列、下顎歯列を各々二次元に整理し、それから高さを決めていくということである。前者は水平面としてのHIP-Planeが、そして後者はフリー・ウェイ・ゾーンの計測からその個体の適正なる口腔容量を得て、口腔の崩壊を診断するということになる。

I. 総論

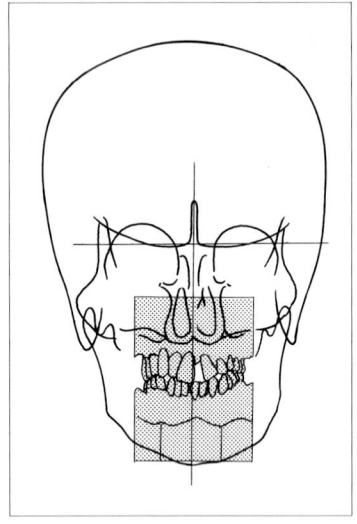

図Ⅰ-42 アナトミック・キャストは、生体の中での水平面としての基準を持った模型として評価できる。この水平面から様々な異常を探り出すことになる。

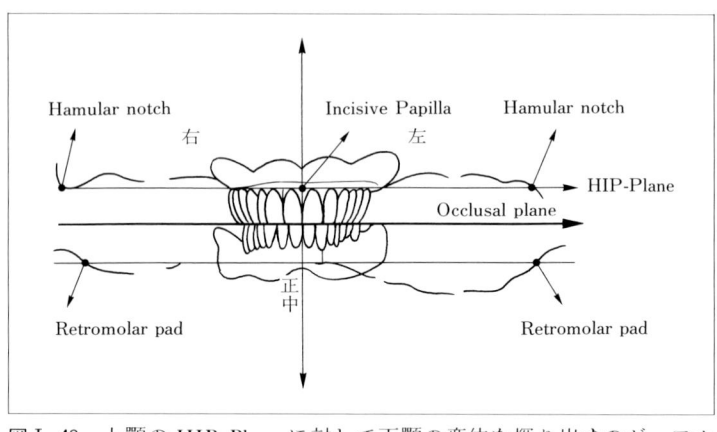

図Ⅰ-43 上顎のHIP-Planeに対して下顎の変位を探り出すのが、アナトミック・キャストであり、その量をフリー・ウェイ・ゾーンで診断することができる。

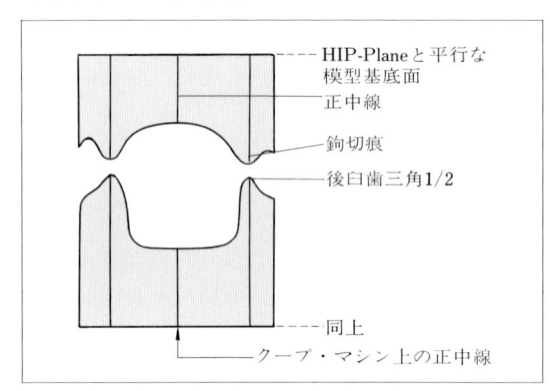

図Ⅰ-44 オルソペディック・バーティカル・ライン。上下アナトミック・キャストの後方面に引かれたHIP-Planeに対して直角の線。下顎の変位を診断するために引かれる。

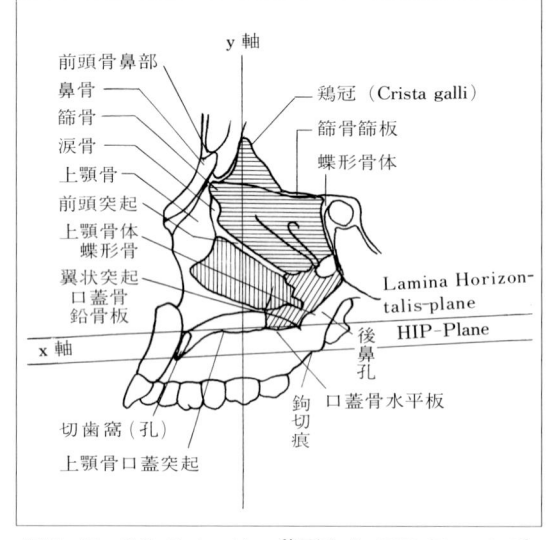

図Ⅰ-45 CGラインは、鶏冠からHIP-Planeに垂直に垂した垂線であり、下顎の前後的変位を知る基準線となる。

フリー・ウェイ・ゾーンの測定とは、"上半身立位の姿勢で口腔内に適正なワックス・ブロックを入れることにより下顎がHIP-Planeに対して三次元的に平衡関係を保ちつつ、動きうる範囲とされている中で、平行に動き得る範囲"を測定することであり、さらに付随して"フリー・ウェイ・ゾーンの計測により、現在の下顎の変位の方向と量を知る"ことである(ワックス・ブロックとは、HIP-Planeに平行な面を持つ上下顎の蠟堤で無歯顎では歯槽頂に、有歯顎では咬合合面上に設定される——第Ⅲ章参照)。

これらをまとめてみると、フリー・ウェイ・ゾーンの計測によって知ることができる

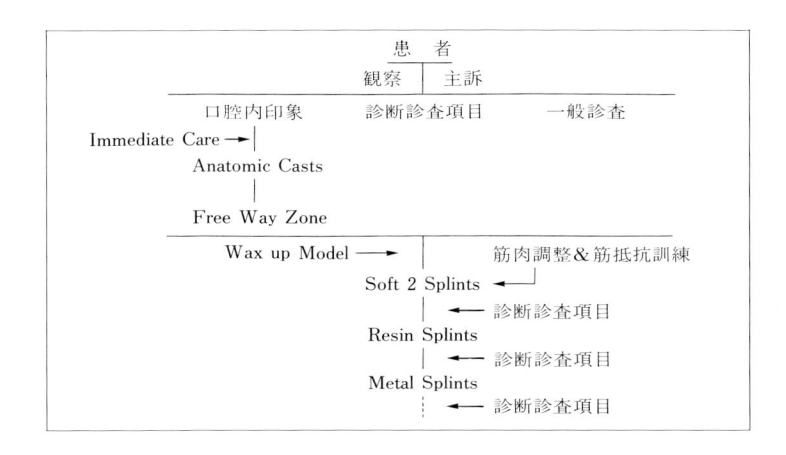

```
                          患　者
                      観察 │ 主訴
           口腔内印象   診断診査項目   一般診査
Immediate Care ──┤
       Anatomic Casts
           │
       Free Way Zone
           │
       Wax up Model ──────→   筋肉調整＆筋抵抗訓練
             Soft 2 Splints ←─┤
                  │  ←── 診断診査項目
             Resin Splints
                  │  ←── 診断診査項目
             Metal Splints
                  ┊  ←── 診断診査項目
```

図Ⅰ-46

のは、現在の口腔が失った全体的な量と、下顎の変位の方向と量ということになるが、一定不変な量でなく病態の変化に応じて変化するもので、適正なフリー・ウェイ・ゾーンは口腔、顎を全ての束縛から解放された時に始めて確率したことになる。すなわち、フリー・ウェイ・ゾーンの測定とは、本来持っていたであろう三次元的な上下顎の位置関係を探り出すための術式であり、これは歯牙の有無には全く関係のないものであり、また平均値として各個体に当てはめることのできないものである。

HIP-Plane により適正な口腔容量を保持することに、いかなる意義があるか考えてみると、

　1）気道─path way の確保
　2）顎姿勢の保持
　3）顎関節の保護
　4）脳神経系の賦活
　5）反射機能の正常化
　6）筋機能の貼活

等々、個々の要素が相互に影響し合って全身の健康に重要な役割を果たしていると考えられる。なお、その術式については各論で詳細にする。

そしてその計測のためには、口腔を慎重に印象して得られた模型を、HIP-Plane を基準に標準化しアナトミック・キャストとすることが第一歩となり、それによって客観的に崩壊した三次元口腔を診断していくことになる。

9 アナトミック・キャスト

アナトミック・キャスト（Anatomic Casts）とは、左右鉤切痕と切歯乳頭をランドマークとして HIP-Plane を石膏模型にインプットし後述するクープ・マシンにより標準化したものである。HIP-Plane とは前述したように解剖学的に頭蓋と咬合平面を関連づける平面であり、頭蓋における水平面である。つまり、水平面が上下顎模型の底面としてインプットされていることになり（図Ⅰ-42）、フリー・ウェイ・ゾーンのところで説明したように、三次元の縦と横の関係を明らかにするものである。

すなわち、現在の上顎の咬合平面が、水平面からどの程度乱れているかが即座に診断できるものであり、上顎に嵌合している下顎の咬合平面の乱れ、変位が客観的に診断できるものである（図Ⅰ-43）。さらにアナトミック・

I. 総 論

キャストは、模型後方に描かれた HIP-Plane に対する垂直線（オルソペディック・パーティカル・ライン、図 I-44）によって、下顎の変位を後方からみることが可能で、フリー・ウェイ・ゾーンの測定により得られる下顎の変位の方向と量とを合わせて全体的な診断がなされていくものである。また、CG ラインは下顎の前後的な変位を診断していくものである（図 I-45）。そして、これらの変位の方向と量とが、全身にわたる症状、徴候とどのような関係にあるかを考察していくことになる。

マイオドンティクスにおいてアナトミック・キャストは、診断、治療のための出発点となるものであり、正確に印象され、さらに他の診断診査資料とともに保存されるものである。

10 診療計画とスプリント

マイオドンテイクスを臨床に取り入れるには、アナトミック・キャストの製作、フリー・ウェイ・ゾーンの計測といった今までの考え方にはない術式を必要とするものであるが、診断において、客観的に患者を観察していくということは、従来からのそれと何ら変るところはない。

図 I-50 に示すように、マイオドンティクスの診療計画は診断としての患者の観察から始まり、そこで得られた情報はアナトミック・キャストの評価、フリー・ウェイ・ゾーンの測定結果と合わさってより確実な診断となっていく。

まず患者が診療室に入って来る時から診断がはじまる。つまり、姿勢であり、会話であり、歩行状態等をみることである。この中に、顎口腔系とつながる徴候があるかもしれず、さらにチェアに座ってからは顔面部の状態を観察することが重要である。顔面左右の対称性、皮膚の色艶、しみ、しわ、吹出物、表情筋の緊張、弛緩、痙攣、眼瞼の弛緩、耳垢、口角周囲の軟組織疾患、下唇についた上顎前歯の歯型等、症状として、あるいは口腔の崩壊による徴候等が、さまざまな形となって現われていることが多い。

主訴を聞いたり、患者とのやりとりの中で、聴力や喋り方を知り、そして患者の口腔内を診る時には、まず下顎の遊走に注意を払うべきである。

開口路、閉口路、さらに大きく開けさせることで、最大開口の量やクリッキングの有無が判断できると同時に舌の偏位、舌への歯牙圧痕、頬側のクレンチングによるヒダ、口蓋垂の偏位、形、口狭部の発赤、嚥下の状態等を十分に観察することによって、病態に関する徴候を見い出すことができる。これらのことは、患者に意識させる必要もなく、通常の医療行為に入る前に簡単にできる診査法である。

我々の診療室を訪れるほとんどの患者は、歯牙疾患、歯周疾患、補綴物に関することを主訴として来院する。主訴の解消は第一義的になされなけれはならないが、その治療に際して、すぐに疲れてしまうとか、エンブレが強い、あるいは噛ませて咬合をみようとしても前方位をとり、歯列同士の嵌合がしっかり決まっているにもかかわらず、中々嵌合位で咬合してくれないとかが簡単に判別できる。また、咬合させた時に舌が歯列からはみ出し、外から見えるような状態にあるとか、骨隆起がある、上下顎前歯がどのようにしても接触しないのに前歯部の各隣接面が離開している

10. 診療計画とスプリント

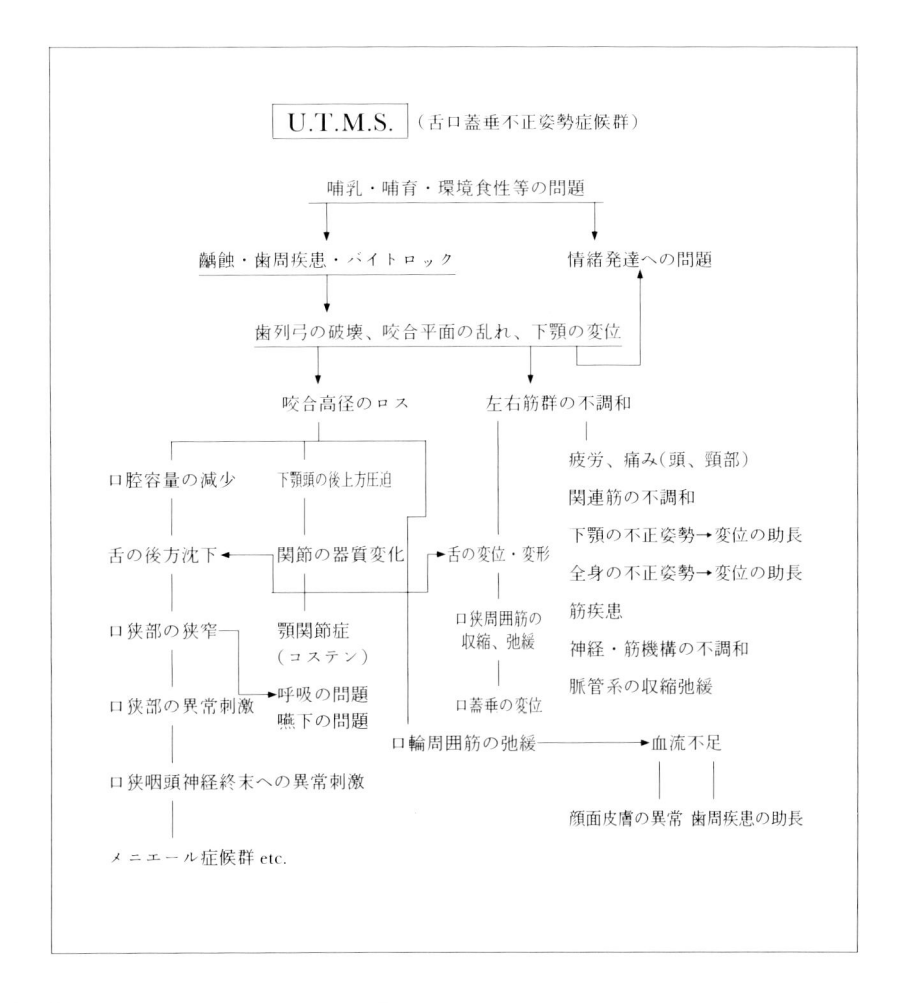

```
┌─────────────────────────────────────────────────────────────────┐
│                    U.T.M.S.  (舌口蓋垂不正姿勢症候群)             │
│                         │                                        │
│                哺乳・哺育・環境食性等の問題                      │
│                         │                                        │
│     ┌───────────────────┼──────────────────┐                    │
│  齲蝕・歯周疾患・バイトロック        情緒発達への問題            │
│         │                                                        │
│   歯列弓の破壊、咬合平面の乱れ、下顎の変位                       │
│         │                                                        │
│     ┌───┴────┐                                                   │
│  咬合高径のロス    左右筋群の不調和                              │
│     │                    │                                       │
│ ┌───┴───┐           疲労、痛み(頭、頸部)                         │
│口腔容量  下顎頭の後上方圧迫    関連筋の不調和                    │
│の減少        │                                                   │
│     │        │           下顎の不正姿勢→変位の助長               │
│ 舌の後方沈下←関節の器質変化→舌の変位・変形                      │
│                              │         全身の不正姿勢→変位の助長│
│ 口狭部の狭窄  顎関節症      口狭周囲筋の  筋疾患                 │
│               (コステン)    収縮、弛緩    神経・筋機構の不調和   │
│              │                            脈管系の収縮弛緩       │
│ 口狭部の異常刺激 →呼吸の問題  口蓋垂の変位                      │
│                  嚥下の問題                                      │
│                             口輪周囲筋の弛緩→血流不足           │
│ 口狭咽頭神経終末への異常刺激                                     │
│                             顔面皮膚の異常 歯周疾患の助長        │
│ メニエール症候群 etc.                                            │
└─────────────────────────────────────────────────────────────────┘
```

図Ⅰ-47

等の状態も簡単に判断できる。

さらに印象しようとするとエンブレが強くてうまくいかなかったり、アナトミック・キャストを作製しようと思っても、鉤切痕部における口蓋帆張筋が緊張して、そこに稜が出現したりといったことにも注意が必要である。

そして前述した徴侯がみられたら、患者に何気なく口蓋咽頭部から生ずる病態について聞いてみることが必要である。たとえば、いびき、タン、鼻の状態、めまい、耳鳴り、偏頭痛、肩こり、手足のしびれ、アレルギー、血圧、聴力、頸部の痛み、自律神経の失調等である。

また咀嚼筋群の触診、特に左右筋群の収縮時の幅、痛みの程度、それに関連する頸部以下の筋の触診も重要であり、さらに呼吸のチェックも必要である（下顎を前方（切端）位にして呼吸させるのと、嵌合位で呼吸させるのとでは、その換気量に違いが出る。気道の確保を行なった前方位では、呼吸もスムーズでその量も増す）。

もし主訴が痛みであれば、それを解消した時点で、普通はスタディ・モデルをつくる。マイオドンテイクスではそれをアナトミック・キャストとし、それらの病態と口腔の状

I. 総論

況を照らし合わせながら、それらの病態が口腔由来であるかもしれないことも説明をし、さらに診断診査項目のチェックという段階に移っていく。

当然、この段階で他科領域のものについて専門医へ対診するようにする。他科領域で、特に異常の認められないもの、原因のよく分からないものについては、顎口腔系由来と考えられる。なお他科領域の疾病についても歯科医が簡単に行なえるテスト等については知っておくべきである。さらに、診断を確実なものとするためにフリー・ウェイ・ゾーンの計測と同時に、チュア・サイドで簡単に作られるイミディエート・ケアー・スプリントを装着させ、それらの症状が軽減するかどうかを確かめる。そして先程述べた病態が重篤な場合は、当然他科への対診が必要であり、特に原因のよく分からない本態的な症状の場合には顎口腔系由来の U.T.M.S. を疑ってみるべきである（図Ⅰ-47）。

スプリントは、ソフト2スプリントへと移行し、その間常に診断診査項目のチェックが必要である。症候が消退するに従い、その患者本来の位置、特に高さを探り出していく。高さとは、顎口腔系由来の病態が消退して発病しない低い位置である。スプリントはレジン2スプリントとなり、長期の観察を経て、メタル・スプリントへと移行する。この治療の流れとしての基本は、有歯顎であろうと、無歯顎であろうと変わることはない。ただし無歯顎においてはレジン2スプリント（旧義歯を利用したスプリント）から入ることが通常である（第Ⅲ章参照）。

アナトミック・キャストのつくり方、フリー・ウェイ・ゾーンの計測、各種スプリントの作り方については第Ⅲ章で述べるので参照されたい。

マイオドンティク・スプリントは、今までのものと大分異なっている点がある。第一に、0°で平らな咬合平面を有するということである。0°の有意義性は自然咬耗咬合の有意義性であって顆路傾斜角、咬合面の展開角度といった考え方ではなく、機能されてでき上がった水平面に対して0°という意味である。もちろん実際につくられるこのスプリントは、平らなものであり、マイオドンティクスで使用するクープ・マシンには、従来からの咬合器と違って様々な角度を調整できる機構はついていない。これは本来的な意味からすれば、左右が大きく違うことは異常を示すものであり、それを機械にインプットして考えるより、水平面から口腔構造上の問題を考えているからである。

平坦な面では、咀嚼能率、効率に問題があると指摘されることがあるが、咬頭干渉の全くない水平面としての0°平面ではそのようなことはないし、むしろ、平坦なために咀嚼回数が増し、この方が身体にとりよい結果を生み出すであろうことは容易に理解できる。

老人に対してよく噛める義歯をつくったら胃腸を悪くしたという笑えない話もある。新しい環境に慣れるまでは、うまく噛めないことが短期間ある場合があるが、それを過ぎると従来通り咀嚼できるようになってくる。そして0°の有意義性は、水平面に沿った0°平面を設定することにより、本来的な顎位を自らの筋が設定していくことであり、その本来の位置が決まるまでの間は、顎位は不安定な動きを示すが、最終的には身体にとって最も安定した場所に位置する。

これにより、変位のあった時と比べ、はるかに生理的に咀嚼できるようになる。そのた

め、このような顎の移動を阻む嵌合状態や、セントリック・ストップのようなものは必要なく、また従来から０°陶歯を排列する際に必要とされたバランシング・ランプも必要としない。どちらも自然咬耗をした顎にはないものだからである。

11 文明と食生活のジレンマの中で

現代社会は、多くの文明病を孕んでいる。そして、文明病の多くが社会環境や生活習慣そして食生活に起因していることを考えると、それらの改善が発病を予防する要件として重要であるといえよう。また、成人が文明病といわれる病態を症状として現わすとき、子供の頃から少しずつ蓄積された時間的な経緯が潜在的に含まれているのである。

子供は大人の短小形ではなく、大人の考え方、生活様式、サイクル等をそのまま子供に当てはめてはならないことは従来から言われている。しかし、現実には多くの子供たちが、大人にとって都合よい環境の中での生活を強いられている。しかも、子供は社会や身体に対する順応性が高いため、それによって自らの身体や情緒が崩壊の一路をたどっていることに気づいていない。

我々にできることは、子供たちにとって本質的によい環境を与え、その中で子供たちを成育させることであり、それが、高度に発達した文明を維持しながら文明病といわれる病態をなくしていくことに繋がるのである。

マイオドンティクス理論は、石器人たちが有していた自然咬耗咬合の人類生物学的意義を、現代人にいかに適用していくかとするものである。それは、その時代の人達と同様の生活に戻していくというものではなく、生物学的に完成された成体を作るのに必要な成長発育期をどのように過ごしたらよいかを考えるものである。

なぜ成長発育期を考えるかは、成人に至るまでの歴史がそこにあるからである。青年期は、子供の頃に培われてきた身体的・情緒的な歴史、学童期はそれ以前のことに影響を受けている。

出発点に遡れば、哺乳行為からはじまり、乳歯列が完成し、それを使用していく第一発育期からすでに歴史が始まっているのである。正しい母乳哺育をし、好き嫌いをせず規則正しい食生活をする、そして、固い物を咀嚼する結果として咀嚼回数を増やし、噛むこと自体に食事の美味しさがあることを脳にインプリントさせるべきである。先人たちは、牛乳でさえよく噛んで食べるよう教えている。

さらに、十分に運動をさせるべきである。運動は全身の筋に関与し、咀嚼運動にも影響を与える。管理された運動ではなく、子供本来の自由で独創性に富んだ遊びをさせるべきで、このような運動は発達にも影響を与え、遊んだ後の食事の美味しさは誰でも経験したことがあるであろう。現代社会、とりわけ都市型社会においては、子供にとって自由で、独創性を持って遊べる環境空間は少なく、管理空間ばかりである。子供達にとっての遊びは毎日連続したものであり、決して週休５日といったものではない。

近年、栄養学の進歩にはめざましいものがある。栄養学ばかりが先行すると、狭い環境空間と相まってますます形態的、構造的に脆い身体ができてしまう。しかし、身体にもこのような環境に応じるべく個体変異をして対応しようとする働きがある。口腔においては、歯数の減少であり、形態の単純化である。こ

I. 総 論

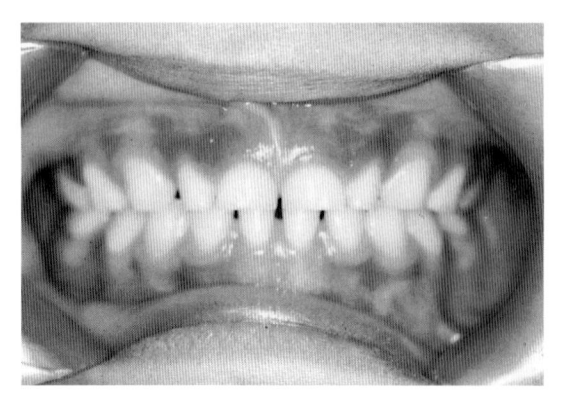

図I-48 最近少なくなった0°に咬耗している乳歯顎。

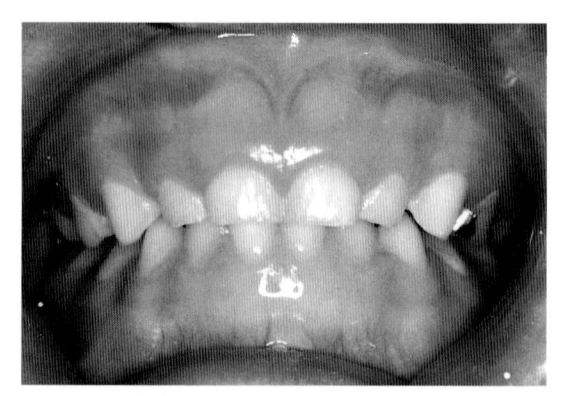

図I-49 最近増えている成人に似た咬合を有す乳歯顎。顎と同様に成人に似た病態を作り出している。

れは、脳の発達と反比例しながら進んできているが、このような歯の退化現象は、文明発達の進歩によるものと考えられ、現代に近づくほど早くなってきている。これは、食性の変化によるものと考えられているが、人類の歯牙がこのような個体変異の中で退化現象を現わして現代人に適合しようとするよりも、さらに加速度的に食文化は向上していき、それは口腔構造の破壊となって病態を生み出した。現代社会における文化としての食生活や文化生活といわれるものは、それを必要としない子供たちにまで入り込み、口腔構造を破壊に導こうとしている。

現代人は、この食文化に対して口腔清掃という手段を講じる。現代人の食事は、軟らかく停滞しやすいため、きれいに清掃するよう指導しなければならない。また、単純化した歯牙形態とよく機能している頬・舌・唇を持っている口腔に対する清掃と、形態が複雑でうまく機能しない頬・舌・唇を持っている口腔に対する清掃では、機能している口腔の方が清掃しやすい。また、重要なことは、口腔清掃では口腔構造を変えることができないということである。近年、齲蝕等の有無にかかわらず小児におけるいわゆる顎関節症に似た病態も増えつつある。

我々は子供たちが成長していく間、母親に対しては母乳哺育を、子供達にはきれいに口腔清掃すると同時によく嚙むことを指導し、遊びの場としての環境空間を整え、口腔構造が水平面に沿って調節されてきているかどうかを見守り、強い歯、強い顎、強い筋を育て上げ、将来、成人となって、この高度に発達した文明社会で生活する際に支障のない身体作りをしてあげるべきである。そして、残念にもそれができなかった場合にはじめて基準を持ったスプリンティングを行い、口腔構造を回復させてあげるべきである。

H.N.クーパーマンは自然咬耗咬合の研究とコステンの提唱した症候群の考察からマイオドンティクス理論を発表し、臨床を通してスプリンティングによって生ずる生理的な影響が、顎口腔系に止まらず、全身に及んでいることからマイオドンティクス理論を全身医学(Holistic Medicine)の一つとして位置づけた。その考え方、治療対象は、出産前の母親教育に始まり、生命を維持するのに欠かせない摂食器官であり呼吸器官である口腔咽頭を

含めた組織が、いかに身体の中で重要な意味を持つのかを訴え、実践してきた。真にマイオドンティクスは臨床の中から生まれた新しい歯学といえる。マイオドンティクスを知った臨床家が毎日の診療の中から実際に経験したことの積み重ねが、この学問の裏付けとなっている。実際、口腔構造を建て直すことによって生ずる生理的な変化や身体的な変化が見られる患者は多い。

　この章ではあえて問題提起として、正常とは"何もしていない状態"とし、それゆえに形態と機能すなわち整合性を持って恒常性を維持していくことが、生物としての本質であると述べて来た。つまり、正常な形態を有していればよく機能でき、しかもその機能には生理的な余裕さえ持つことができるのである。

　現代人のように形態的に変異し、文明によって構造に歪みが生じているものにとって、恒常性を維持していくことは非常に困難となってきている。しかも全身の中で、下顔面ほど変異、変位、変形の激しい部位は見当たらない。

　スプリントを現代人に適用することの意義は、恒常性を維持するために身体の一器官として口腔構造を建て直し、整合性を持たせることである。しかし、整合性を持って発育した個体にその必要はなく、よって予防医学を超えた社会的な啓蒙が必要となってくることは論をまたないのである。

　齲蝕、歯周疾患、歯列不正、そして顎関節症は現代歯科における四大疾患であるが、将来、口腔構造の歪みと機能の低下からくる文明病といわれる全身的病態が明らかになってくると、歯科医師としての社会的責任を問われかねない時が来るかも知れない。図Ⅱ-48にあるような水平的に咬耗し、よく機能している顎を持つ子供が少なくなって久しい。変わって図Ⅱ-49にあるように成人に似た歯列を有する子供達が増え、成人に似た病態を有することが多いという。我々はもう一度、原点に戻って身体における顎口腔系の意義、特に機能との関係を考えるべきである。

　人類は咀嚼器官の退化のために滅亡するだろうといった人類学者の言葉は非常に気になるところである。

　　　（参考文献は各章を合わせて巻末に記載）

II. 関連器具・器材

　アナトミック・キャストを作製し、フリー・ウェイ・ゾーンの計測を行ない、さらにスプリントを製作していくには、マイオドンティクスで使用する器具・器材が必要となる。
　この章では、マイオドンティクス関連器具・器材の説明を行なう。特にクープ・マシンの各部の名称は第III章の各論において重要である。なお、クープ・マシンの取り扱いについては、各論の中のアナトミック・キャストの製作の項で説明する。尚、この章を含めて本書に使用される器具・器材については巻末の使用器具・器材一覧を参照されたい。

1　クープ・マシーン
Coop Machine

　クープ・マシンは、口腔内が正しく印象された模型を HIP-Plane によって標準化するための器具である。また標準化された模型(アナトミック・キャスト)によりクープ・マシン上で以下のことを行なうために使用する分析器であり、フェイス・ボウ等を使用して上顎を位置づける通常の咬合器とは異質のものである。

(1) アナトミック・キャストの評価

　他の資料(診断診査項目、フリー・ウェイ・ゾーンの計測値、一般診査)と合わせて、その個体が、正常からどの程度変位しているか、正常に戻すにはどうしたらよいかを分析する診断器としての使用。

(2) フリー・ウェイ・ゾーンの計測

　現在の生活空間の量と下顎の変位の方向と量を知るための計測。

(3) イメージ・モデルの製作

　アナトミック・キャストを使用し、本来あるべき正常像を模型上で再現する作業。

(4) 各種スプリントの製作

(5) その他

　バイト・コレクション、HIP-コレクションをする際の参考、あるいはガイドとして使用したり、OSAS の口腔内装置の制作、矯正における歯牙移動の量と方向の診断、三次元的な咬合誘導のための診断とそれに基づく機能的な咬合誘導装置の作製、インプラントにおける場所と方向の設定等に使用される。

Ⅱ. 関連器具・器材

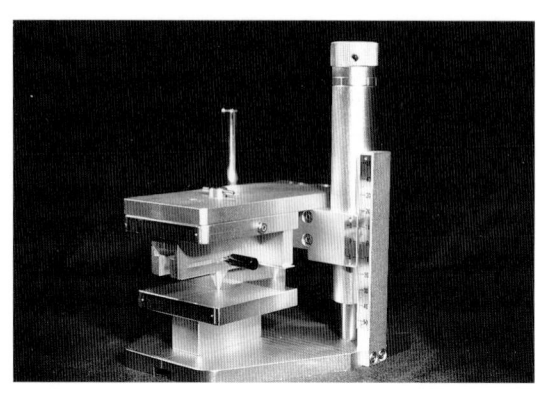

図Ⅱ-1-1　クーブ・マシン

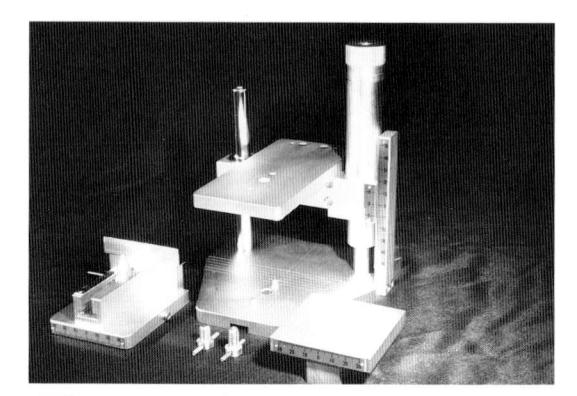

図Ⅱ-1-2　クーブ・マシンは図のように主要な三つの部分より成り立つ。

A. 本体部
1. アジャスティング・スクリュー
2. マイクロメータ
3. バーティカル・サポート
4. マキシラ・ベース・メンバー
5. マンディブラ・ベース・メンバー
6. クロスバー
7. スケール・ポスト
8. ミリメーター・スケール
9. ダウエル・ポスト
10. スクリュー・ホール
11. センターライン
12. CGライン
13. キャスト・ポステリオール・ライン
14. キャスト・マウンティング・テーブル

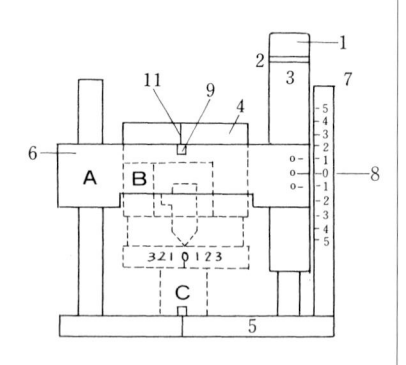

B. クリブ
15. ピンホルダー
16. セット・スクリュー
17. ノッチバー
18. ピンホルダー・ガイドレール
19. H to IP スケール
20. エラスティク・ストップ
21. センター・ライン

C. オクルーザル・ベース
22. センター・ライン
23. デビェージョン・スケール
24. ポステリオール・ライン

マンディブラ・ベース・メンバー

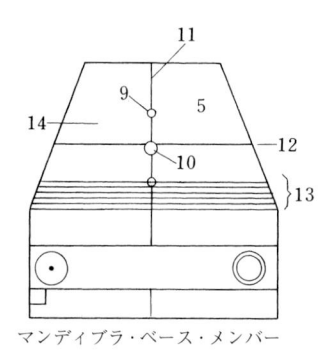

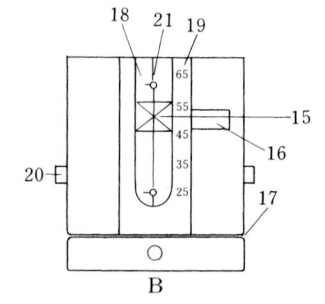

B

図Ⅱ-1-3　クーブ・マシンは図中のＡＢＣに示すように三つの主要な部分から成り立っている。

* 本文中では4のマキシラ・ベース・メンバーを上顎のベース、5のマンディブラ・ベース・メンバーを下顎のベースと呼ぶ。
* 下顎のベースの表面を特に14としてキャスト・マウンティング・テーブルと称することがある（模型のマウント時にこの名称が使用される）。
* Ｃのオクルーザル・ベースの各部の名称は、図Ⅱ-1-16を参照のこと。

1．クープ・マシン

図Ⅱ-1-4 上顎のベース、下顎のベース、クロスバー、オクルーザル・ベース、クリブはすべて平行にできている。

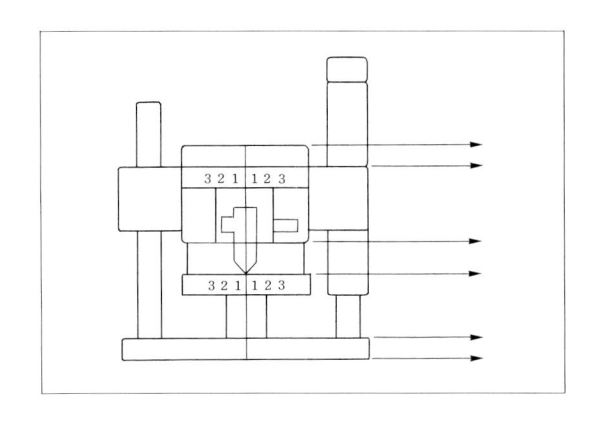

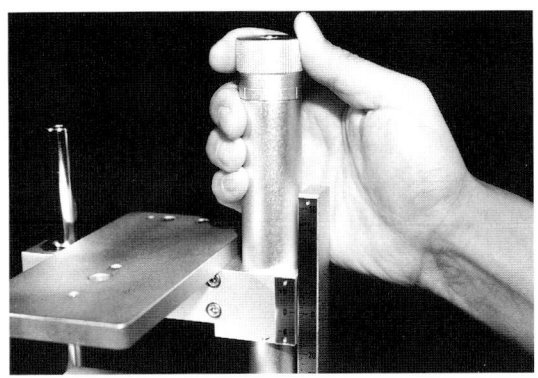

図Ⅱ-1-5 アジャスティング・スクリューを1回転させると、上顎のベースは1mm垂直的に移動する。マイクロメーターは10目盛で、1目盛1/10mmである。

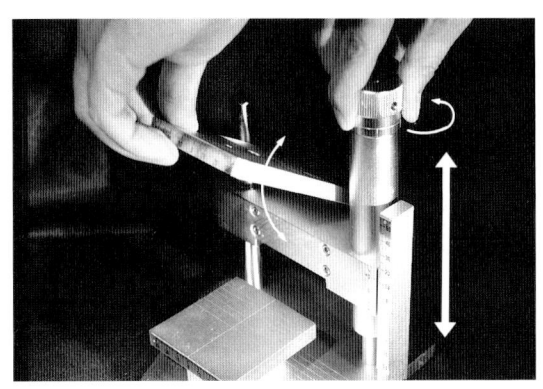

図Ⅱ-1-6 上顎のベースの移動は純粋な垂直運動と純粋な蝶番運動のみである。顎関節の動きに合致するアングル等は一切与えられていない。

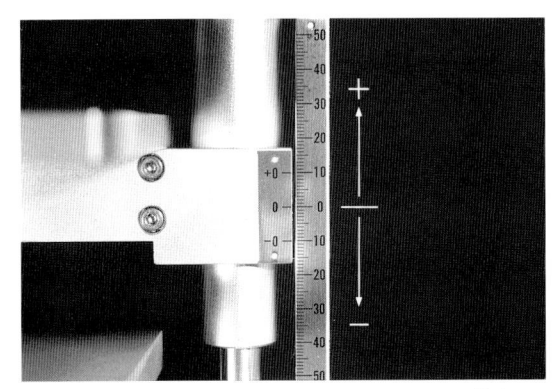

図Ⅱ-1-7 ミリメーター・スケールは0を基点として上下にそれぞれ1～50mmの目盛がつき、上方を＋側、下方を一側とする。クロスバーに設定してある＋0、0、－0は通常、真中の0を使用し、ミリメーター・スケールの0と合せてスターティング・ポイントとする。

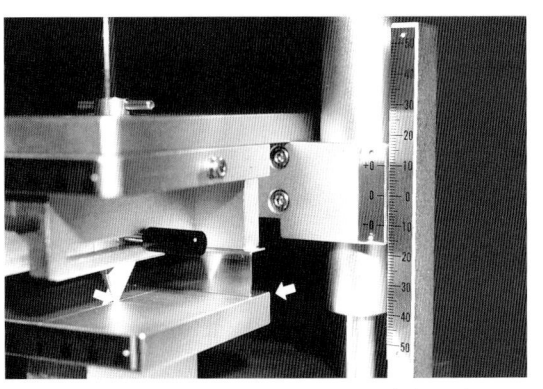

図Ⅱ-1-8 ミリメーター・スケールを0アジャストすると、クリブのピン・ホルダーとノッチ・バーはオクルーザル・ベースに一致する。

II. 関連器具・器材

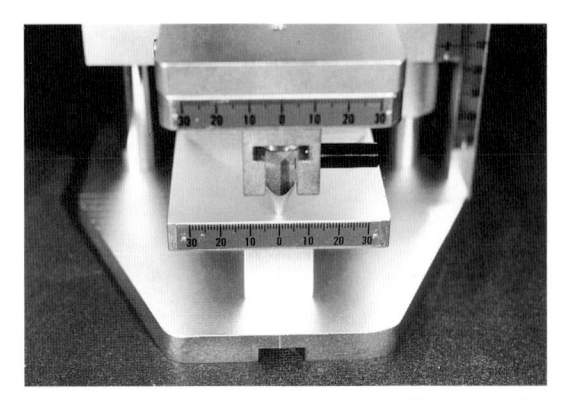

図II-1-9　センター・ラインは、上顎の正中口蓋縫合に一致する。

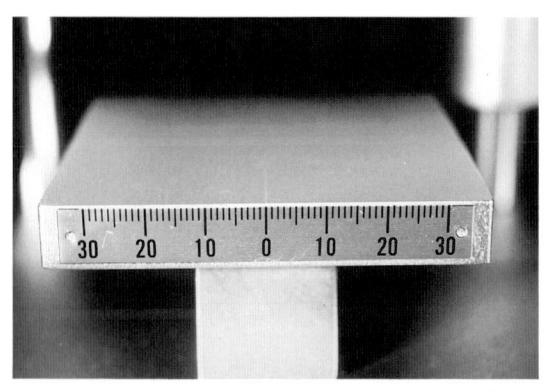

図II-1-10　デビエーション・スケールは、上顎骨体の変位、下顎の偏位（ローテーション、シフト）の量をみるために使用する。

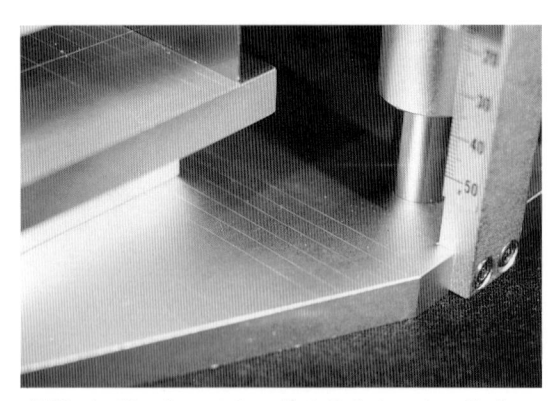

図II-1-11　キャスト・ポステリオール・ラインは、アナトミック・キャストの後方面をトリミングする際のガイドとして使用する。

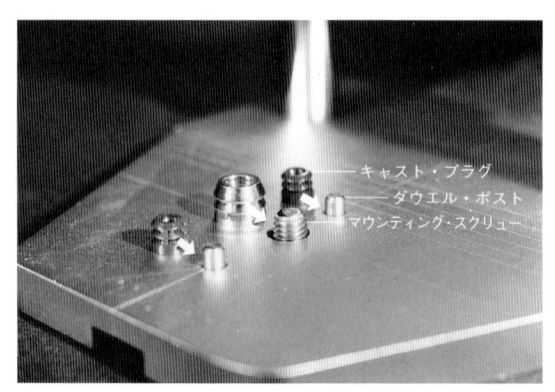

図II-1-12　ダウエル・ポストにはキャスト・プラグが、またスクリュー・ホールには、マウンティング・スクリューと共にキャスト・プラグがセットされ、マウンティング・プレートの代わりに使用される。

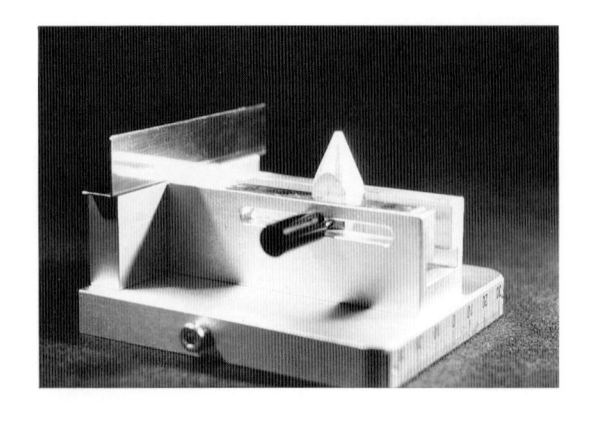

図II-1-13　クリブを斜め上方よりみる。クリブは模型を標準化するためのアタッチメントである。模型を静かに抱く揺りかごという意味で、この名がつく。クリブは可動性のピンホルダー、それを固定するためのセット・スクリュー、半固定性のノッチバー、エラスティック・ストップ、H to IPスケールからなり、上顎のベースにセットされ、模型を標準化する。

1. クープ・マシン

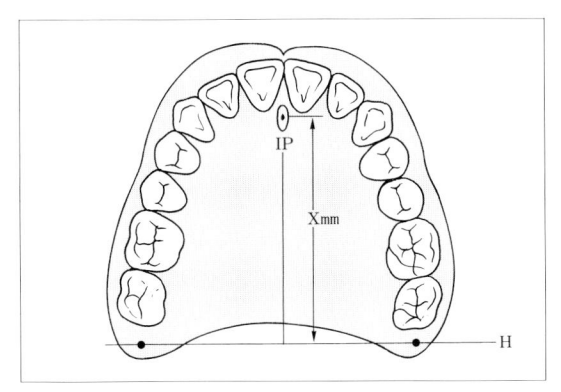

図Ⅱ-1-14 H to IP スケールは、図中のXmmを表示する。すなわち、正中口蓋縫合線上で切歯乳頭中点と、左右鉤切痕との交点との距離である。

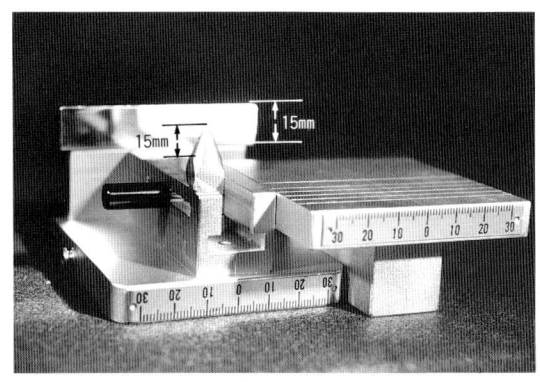

図Ⅱ-1-15 ノッチバーとピンホルダーは共に15mmの高さがあり、この2点を結んだ直線は、クープ・マシンのどの平面とも平行である。
　また、クリブの底面からノッチバー、ピンホルダーの底面までの高さは図のようにオクルーザル・ベースと同一である。

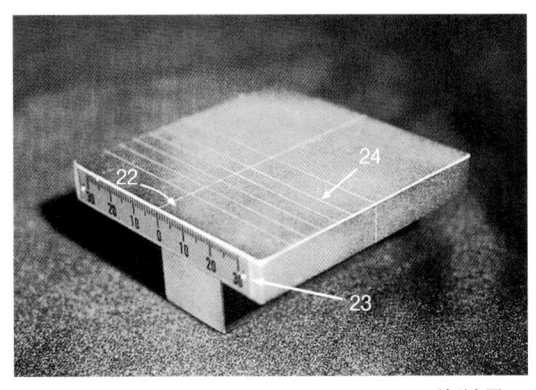

図Ⅱ-1-16 オクルーザル・ベースは、診断用のテーブルであり、スプリントを製作するための作業台でもある。テーブルは基準面として重要な意義を持つものである。図中の番号は各部の名称を参照。

図Ⅱ-1-17 クープ・マシンの下顎のベースにオクルーザル・ベースをセットし、上顎のベースに上顎あるいは下顎のアナトミック・キャストをセットし、それをオクルーザル・ベースに合わせて咬合平面の歪み等を診断したり、スプリントを製作したりする。

図Ⅱ-1-18 クープ・マシンと頭蓋との関係は図のようになる。頭蓋における水平面を HIP-Plane によってインプットさせることができる診断器であり、その操作のためにクリブを使用し、オクルーザル・ベースにより診断する。
　使用した後のクープ・マシンは、石膏、ワックス等を除去し、油ギレで清掃しておく。

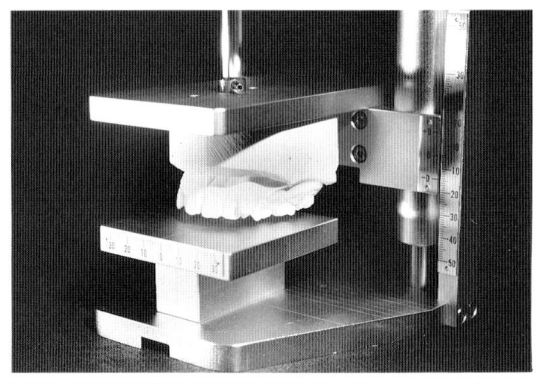

図16 | 図17
図18

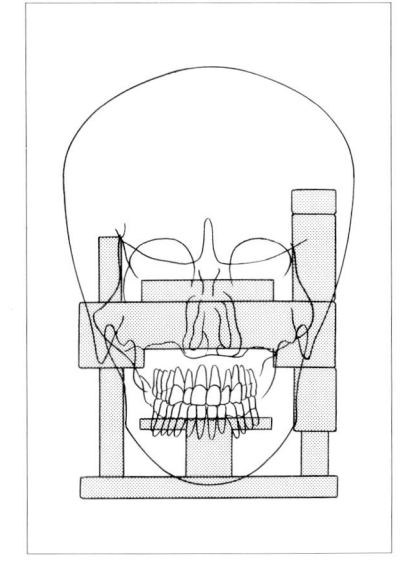

Ⅱ. 関連器具・器材

2 コレクト・マシン
Correct Machine

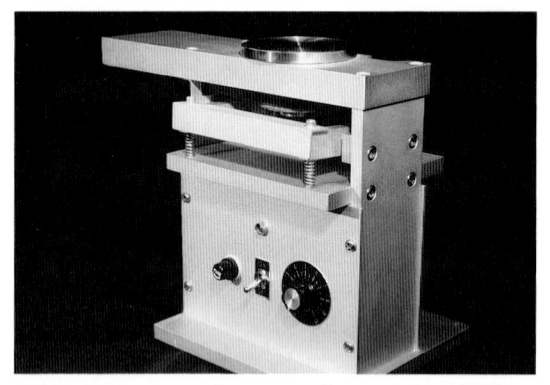

図Ⅱ-2-1 クープ・マシンをセットして模型にHIP-Planeを設定したり、でき上がったスプリントの最終調整をするための器械で、各平面は、クープ・マシンをセットするとすべて平行になるようにできている。

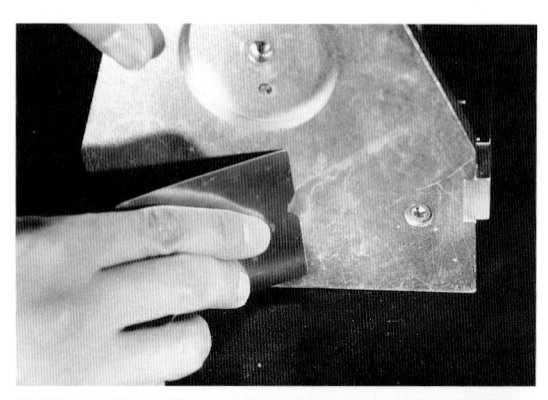

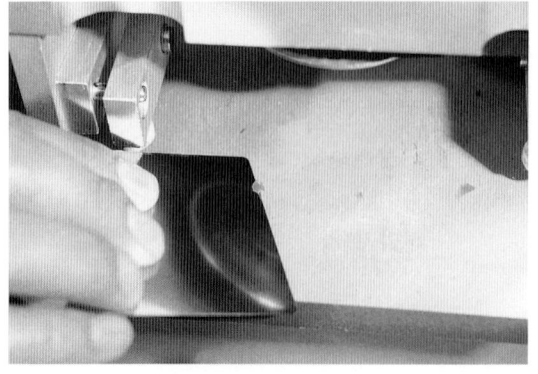

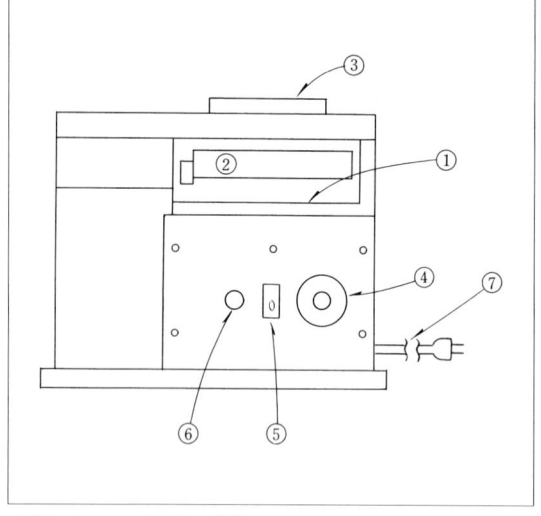

図Ⅱ-2-2 各部の名称
1. クープ・ホールディング・ベース
2. ホールディング・アーム
3. グラインディング・ディスク
4. コントローラー
5. ON、OFFスイッチ
6. ヒューズ
7. コード

図Ⅱ-2-3 これより、コレクト・マシンにクープ・マシンをセットする手順を示す。
　セットする上で重要なことは、クープ・マシンが正しくセットされることであり、クープ・マシンとクープ・ホールディング・ベースとの間が隙間なく密着することである。
　まず、クープ・マシンの下顎のベースの底側についている石膏や、ワックス等の除去を行なう。

図Ⅱ-2-4 次にクープ・ホールディング・ベースに付着している石膏、ワックス等の除去を行なう。
　この操作をキチッと行なわないとクープ・マシンとコレクト・マシンを平行にセットすることができなくなり、コレクトされたものが、クープ・マシンのオクルーザル・ベースに合致しなくなるので図Ⅱ-2-3と図Ⅱ-2-4は重要な作業となる。

2. コレクト・マシン

図Ⅱ-2-5　クープ・マシンをセットするには、まずホールディング・アームを手のひらで押し下げ、

図Ⅱ-2-6　片手にクープ・マシンを持ち、静かにクープ・ホールディング・ベースに沿って、送りこんでいく。この時クープ・マシンの上顎のベースは上げておく（開けておく）。クープ・マシンがしっかり収まっていれば、クープ・マシンはどの位置にあっても構わない（削合したい部位によってホールドする位置を変えてよい）。

図Ⅱ-2-7　クープ・マシンをコレクト・マシンにセットするとミリメーター・スケールは、40mm高くなるため、予めクープ・マシンのミリメーター・スケールを＋40mm以上にしておくと模型等を傷つけることがない。

図Ⅱ-2-8　図のように模型をつけた上顎のベースをいきなり閉じると模型を傷つけることがあるので慎重に行なう。

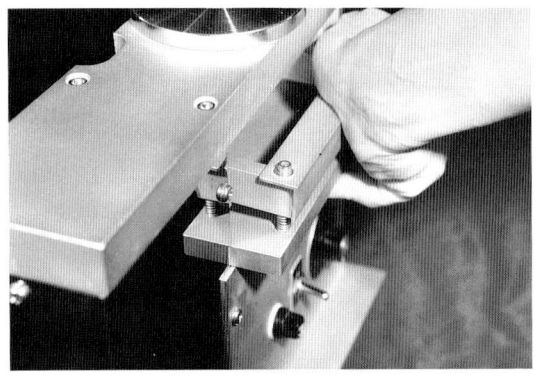

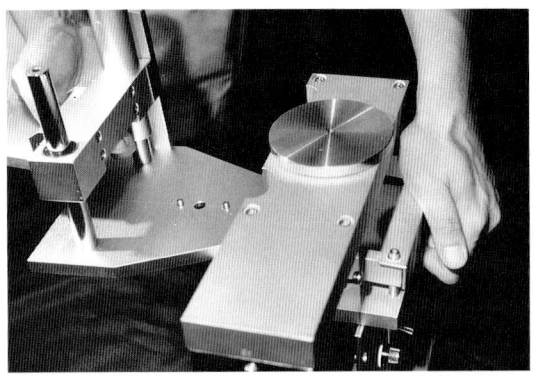

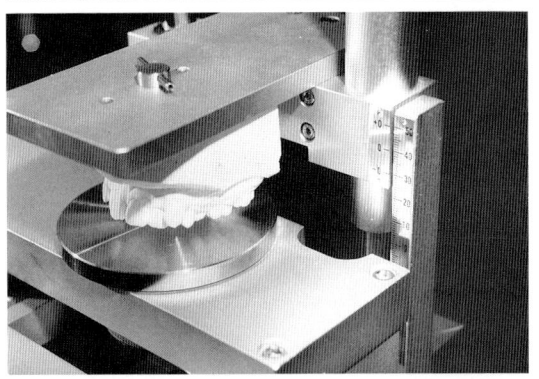

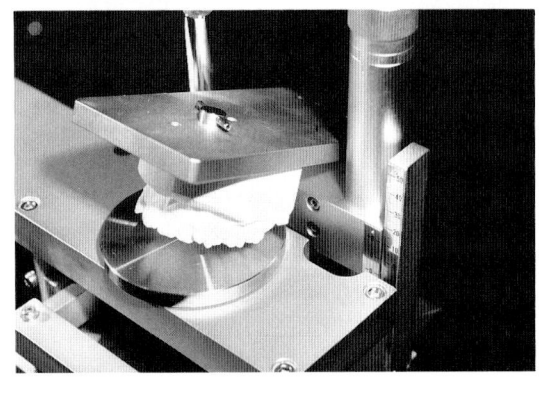

49

II. 関連器具・器材

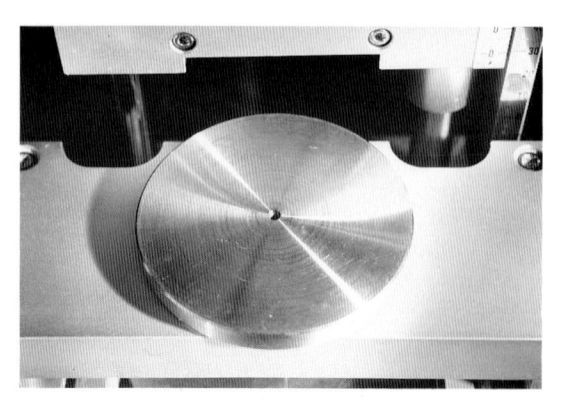

図II-2-9　グラインディング・ディスクにはコレクト・ペーパーがはりつけられ、削合に使用される。まず、グラインディング・ディスクの表面に油やゴミ等が付着していないかを確認し、

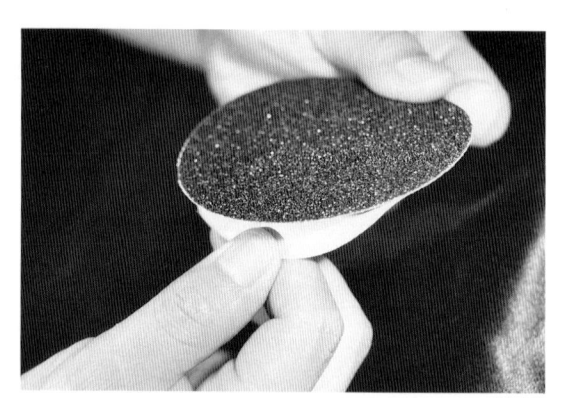

図II-2-10　次に目的に合った粗さのコレクト・ペーパーを選び、台紙からはがす。

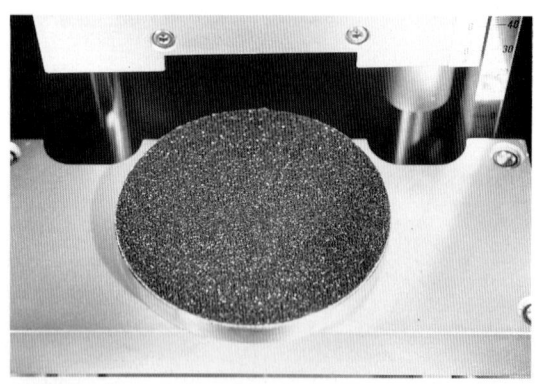

図II-2-11　グラインディング・ディスクにピッタリ付着するようにペーパーを貼りつける。しっかりつけないと回転中はずれて飛ぶことがあるので注意する。

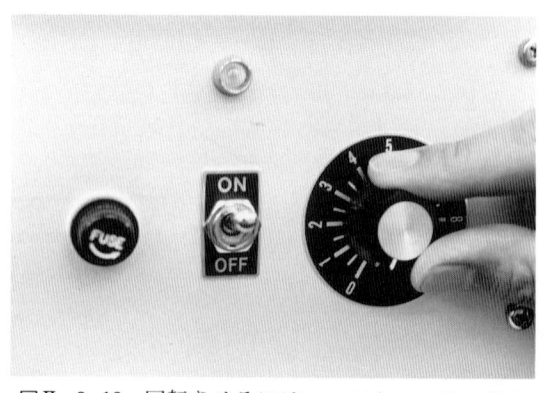

図II-2-12　回転させるには、コントローラーのつまみを0にしておいてからスイッチをONにし、徐々にコントローラーのつまみを上げるようにする。削合中は、石膏、レジン、金属が飛んだり、時にコレクト・ペーパーが飛ぶこともあり、注意が必要である。

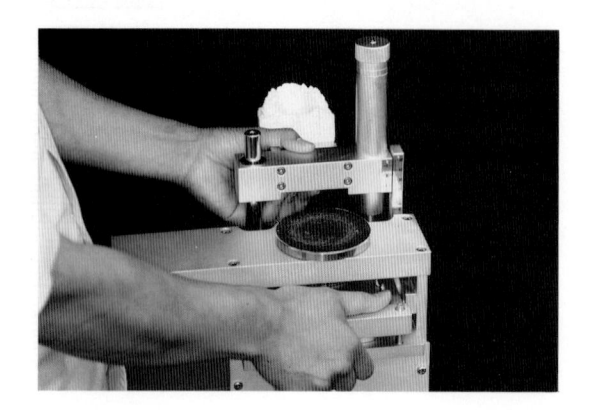

図II-2-13　コレクトし終わったら、上顎のベースを開き、セットした時とは逆に操作してクープ・マシンをはずし、削合によって出た削り屑をエアーガン等で払い、油ギレで拭いておく。

50

3. その他の関連器具・器材

図Ⅱ-3-1　マウンティング・スクリュー。
　長短の2種がある。長い方は、上顎のベース用、短い方は下顎のベース用であり、アナトミック・キャスト、クリブ、オクルーザル・ベースを固定するのに使用する。

図Ⅱ-3-2　キャスト・プラグ。
　大小の2種がある。大はマウンティング・スクリューに一致するようにネジ切りがしてある。小さい方は、ダウエル・ポストに一致する。
　キャスト・プラグはアナトミック・キャスト作製の際のマウンティング・プレートの役目をする。

図Ⅱ-3-3　コレクト・ペーパー。
　コレクト・マシンのグラインディング・ディスクにつけられる規格化された紙ヤスリである。#30、#50、#80、#150の4種があり、用途に応じて使い分ける。ペーパーの裏側はのりがついており、裏紙をはがすことにより、グラインディング・ディスクにつけられる。

図Ⅱ-3-4　ミニクープ。
　技工用、あるいはチェアーサイド用に開発された小型のクープ・マシンである。コレクト・マシンにセットすることはできない。

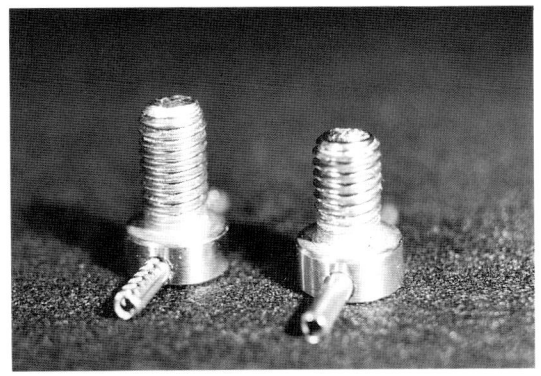

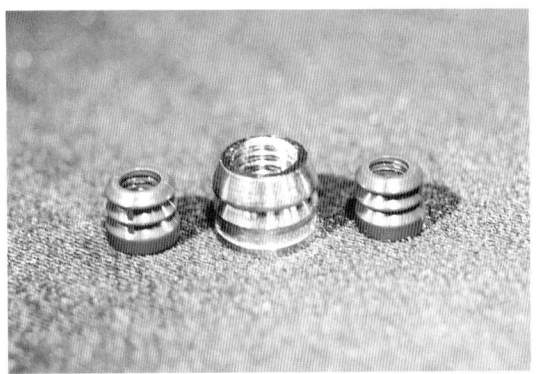

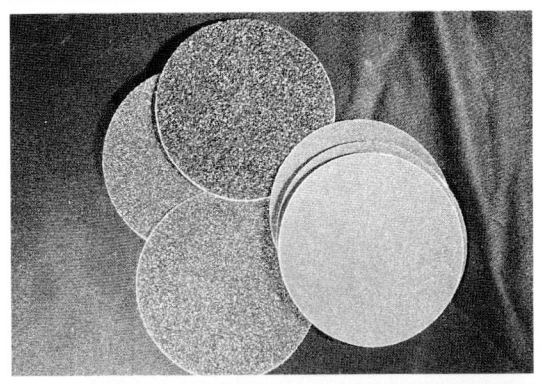

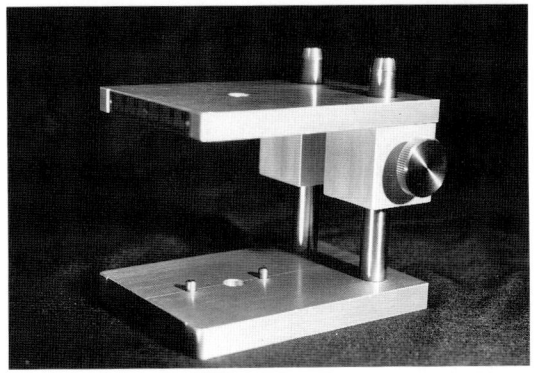

II. 関連器具・器材

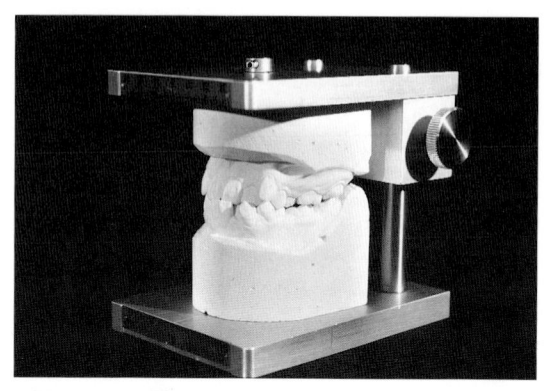

図II-3-5 図はミニクーブにアナトミック・キャストをセットしているところ。

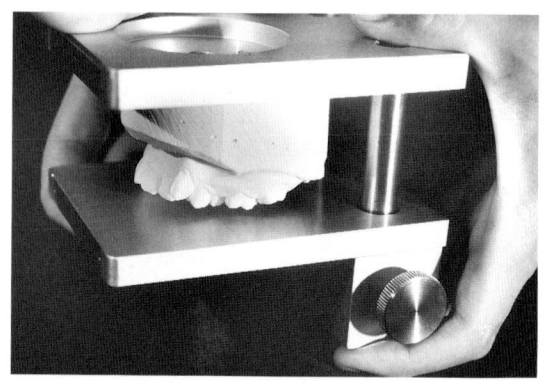

図II-3-6 上顎のベースを裏返すとオクルーザル・ベースとして使用できる。マイオドンティク・デンチャー等の製作に技工サイドで楽に使えるものである。

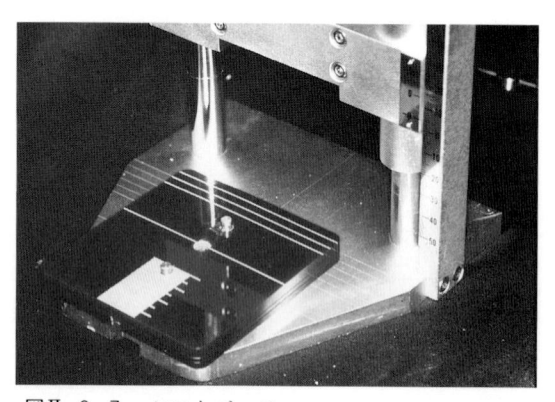

図II-3-7 シフトベース。
下顎の模型を前後に移動させるためのアタッチメントである。

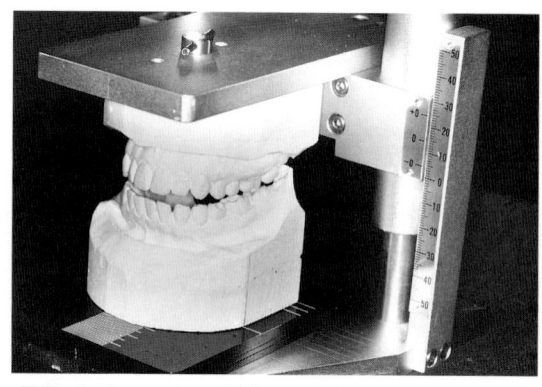

図II-3-8 これは下顎のベースにセットし、その上にアナトミック・キャストをセットして前後的にスライドさせて使用する。移動量が分かるようにミリメーター・スケールが設定されている。厚みは10mmである。

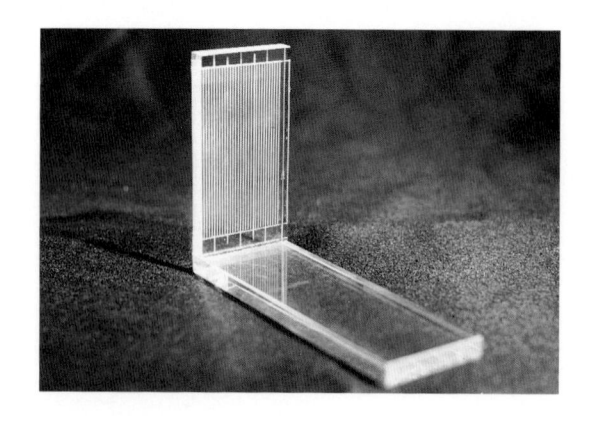

図II-3-9 L定規。
L字型をした直角定規である。中心線を中心に1mmずつ目盛がついている。模型の正中を決めたり、オルソペディク・バーティカル・ラインを引いたり、各種、規格ラインの線引きに使用される。

3．その他の関連器具・器材

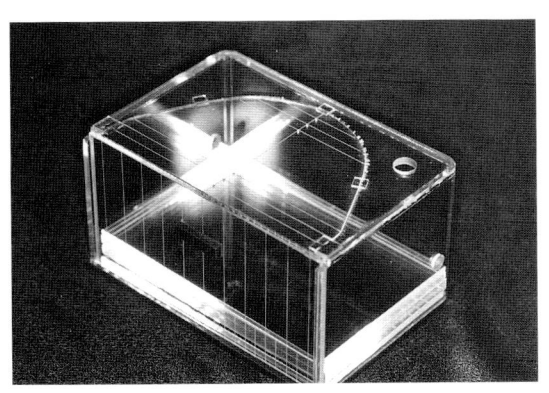

図Ⅱ-3-10 オルソペディク・フィルム・ボックス。

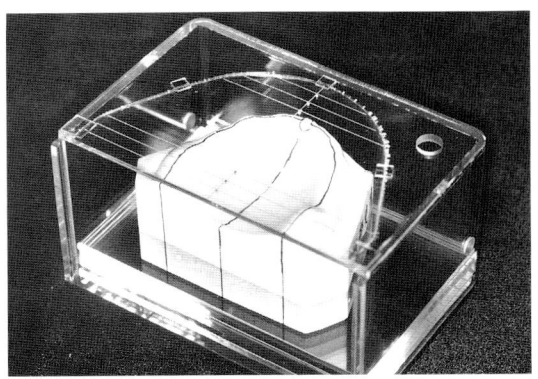

図Ⅱ-3-11 ボックス内に模型を入れ、切歯乳頭、正中口蓋縫合線により模型の位置を標準化させ、オルソペディク・フィルム上に歯列弓の形態や歯槽頂線を記入して、下顎の移動量の計測や矯正時の歯牙移動の経時変化、マイオドンティク・デンチャーの人工歯排列時に使用する。

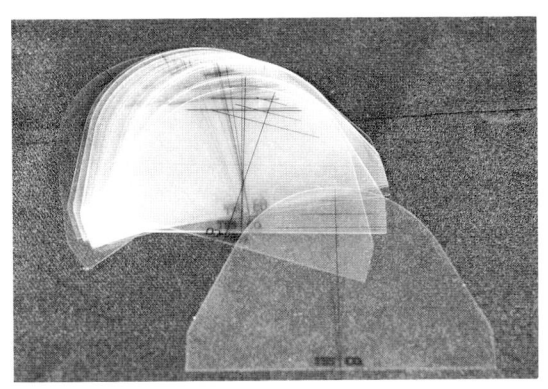

図Ⅱ-3-12 オルソペディク・フィルム。
　オルソペディク・フィルム・ボックスの上部切り込みに合わせたり、オクルーザル・ベースに基準を持って貼布して使用する。マイオドンティク・デンチャー製作、あるいは、スプリントによる下顎の水平的な移動量の記録、矯正における歯牙移動量の記録等に使用される。

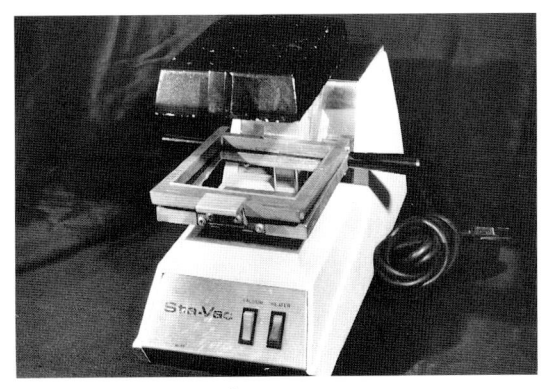

図Ⅱ-3-13 スターバック。
　バキューム吸引式のプラスティック・ビニール・ベースの圧接器である。マイオドンティクスではソフト・スプリントを製作するために使用する（使い方は第Ⅲ章ソフト・スプリントの項を参照）。

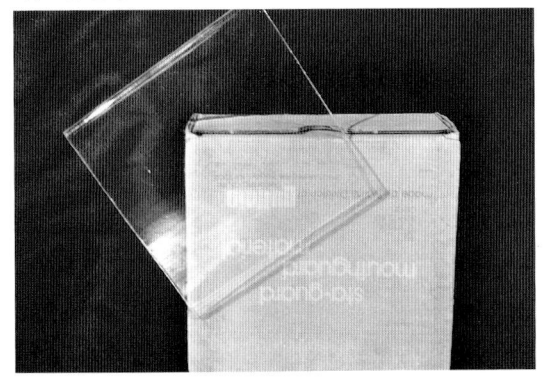

図Ⅱ-3-14 ソフト・ベース・マテリアル。
　イミディエート・ケアー・スプリント、ソフト2スプリントを製作するためにスターバックにセットされ使用される。厚みは6 mmで吸引後は約4 mmとなる。硬、軟の2種がある。

53

II．関連器具・器材

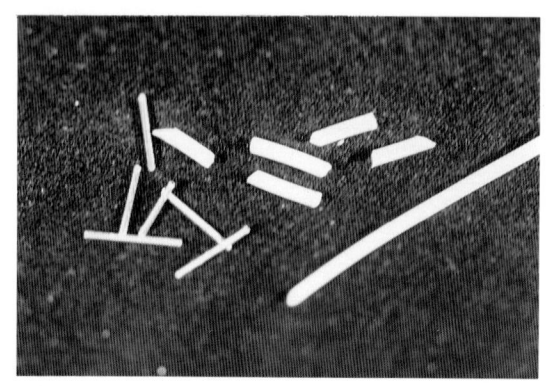

図II-3-15 カナール・チューブ。
　模型の切歯乳頭中点に埋めこまれ、クリブのピンホルダー内に挿入されたニードル（0.16オーストラリアン・ワイヤー）を保持する。ビニール製とアルミ製があり、内径は0.5mmである。

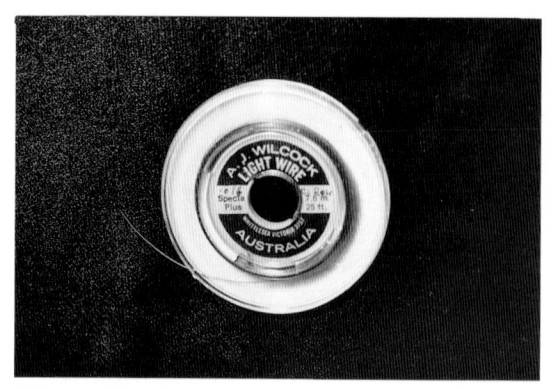

図II-3-16 オーストラリアン・ワイヤー（0.16インチ）。
　矯正のライトワイヤーに使用するものであるが、図II-3-15で示したようにここではピンホルダーに挿入するニードルとして使用する。

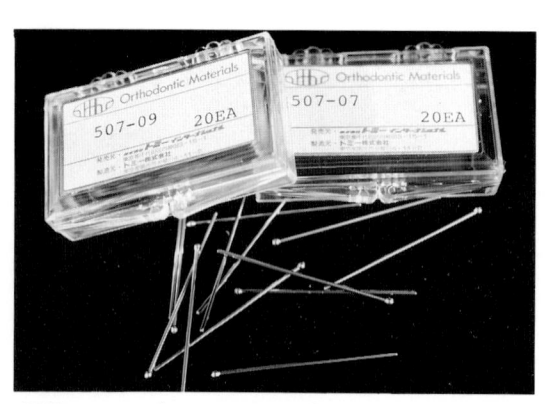

図II-3-17 ボール・クラスプ。
　レジン・スプリント製作時多用される維持装置である。種類は0.7～1.0mmまでの3種類程度があればよい。

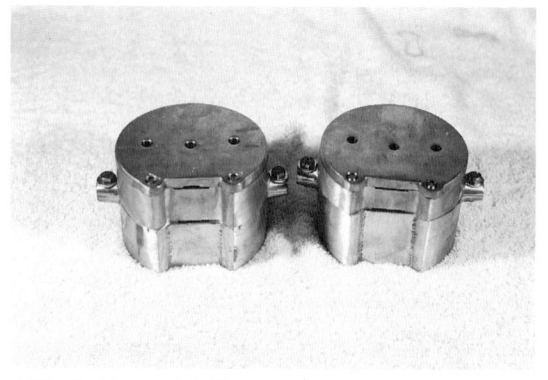

図II-3-18 マイオドンティク・フラスコ。
　マイオドンティク・デンチャーを余裕をもって埋没できるよう設計された、高さのある大型フラスコである。

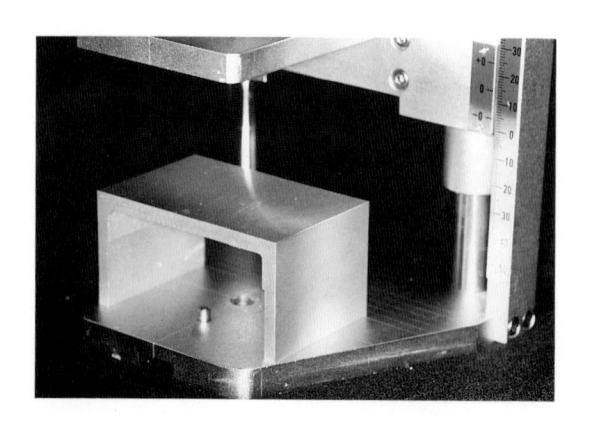

図II-3-19 MA式移動オクルーザル・ベース。
　クーブ・マシンにセットされているオクルーザル・ベースは、固定式となっているが、時にオクルーザル・ベースをずらして使用したい時等に使用する。

III. 各論

緒言

　この章では、各々のタイプのマイオドンティク・スプリントについて、実際の治療の術式に合わせて順を追って解説していく。

　まずスプリンティングを行なう際に最も重要なのは、最初の出発点を正確に確保するということである。すなわち、診断あるいはスプリント製作のための基準となるアナトミック・キャストの製作と、三次元的な量を診査するためのフリー・ウェイ・ゾーンの計測とを、いかに正確に行なえるか、ということである。

　スプリンティングの失敗は、ほとんどがこの二つの操作の工程上のミスに起因する。なかでもフリー・ウェイ・ゾーンの計測を省略したために生じる失敗はことのほか多い。

　そこで、本章では前半部をとくにこの二つの工程の詳述に充て、各々の工程内のステップとその意味が十分理解できるよう配慮した。

　さらに、その上に立った各種スプリントの術式については、各々に同じ工程が重複しないよう考慮した。ただし、そのために読者が不明さを感じた場合は、即座に各項の最初に掲示したフローチャートを参照していただきたい。

　ところで、スプリントを製作する上で特に上下的な変化については、一般に「Xmm挙上した」という言い方がされるが、マイオドンティクスではこれを"挙上"ではなく、その個体本来の位置に戻したという意味で、「実はいままでの口腔がXmmの量の減少をしていた」と理解している。この理解は、マイオドンティクスの帰納的な医療姿勢＝フィロソフィーに由来している。帰納的医療姿勢(induction)とは、個々の具体的事実から一般的な命題ないし法則を導き出す医療の姿勢を言うが、読者諸氏においても、スプリンティングは、決して機械的に咬合を挙上する治療行為ではないことを肝に銘じて理解して欲しい。

　なお、以下に述べるマイオドンティク・スプリントについての基本的考え方、その各種スプリントとの関係、さらに臨床上の流れについては、図III-1のフローチャートを参照していただきたい。以下の各論において詳述する各種工程が、それぞれどのように関係しているか、また全体の中でどこに位置しているかがわかるはずである。

III. 各 論

```
                                初 診
                                 │
          ┌──────────────────────┴────────────────────────┐
          │                                               │           ┌ 診 断 ┐
   ┌─────────────┐                                        │
   │ 緊急を要する場合 │                                     │           1. 診断診査項目
   └─────────────┘                                        │           2. アナトミック・キャスト
   ┌───────────────────┐                                  │              の評価
   │ イミディエート・ケアー・スプリント │                      │           3. フリー・ウェイ・ゾーン
   └───────────────────┘                                  │           4. 各種テスト
          │         ┌──────────────────────┐              │           5. レントゲン診査
          └────────▶│  アナトミック・キャストの製作  │              │           6. 一般検査
                    └──────────────────────┘              │           7. 他科との対診
                                 │                         │          8. イミディエート・ケアー・
                         ┌──────────────┐                 │              スプリント（診断のための）
                         │  副模型の製作   │                 │          9. ソフト2スプリント
                         └──────────────┘                 │         10. 旧義歯を利用したスプリント
                                 │
                    ┌──────────────────────┐
                    │  フリー・ウェイ・ゾーンの測定  │
                    └──────────────────────┘
                                 │
          ┌──────────────────────┴──────────────────────┐
   ┌─────────────┐                                ┌─────────────┐
   │  無歯顎の場合   │                                │  有歯顎の場合   │
   └─────────────┘                                └─────────────┘
          │                                               │
   ┌─────────────────────┐                       ┌─────────────┐
   │ 旧義歯を利用したスプリント │                       │ ソフト2スプリント │
   └─────────────────────┘                       └─────────────┘
          │                                               │
   ┌───────────────────┐                  ┌──────────────┴──────────────┐
   │ マイオドンティク・デンチャー │         ┌─────────────┐         ┌─────────────┐     ─ 可撤式
   └───────────────────┘         │ レジン1スプリント │         │ レジン2スプリント │    ↓
          │                      └─────────────┘         └─────────────┘     ─ 固定式
      リコール                            │                        │
      経過観察                    ┌─────────────┐         ┌─────────────┐     ─ 可撤式
                                 │ メタル1スプリント │         │ メタル2スプリント │     ─ 固定式
                                 └─────────────┘         └─────────────┘     ─ 混 合
                                         │                        │
                                     リコール                 リコール
                                     経過観察                 経過観察
```

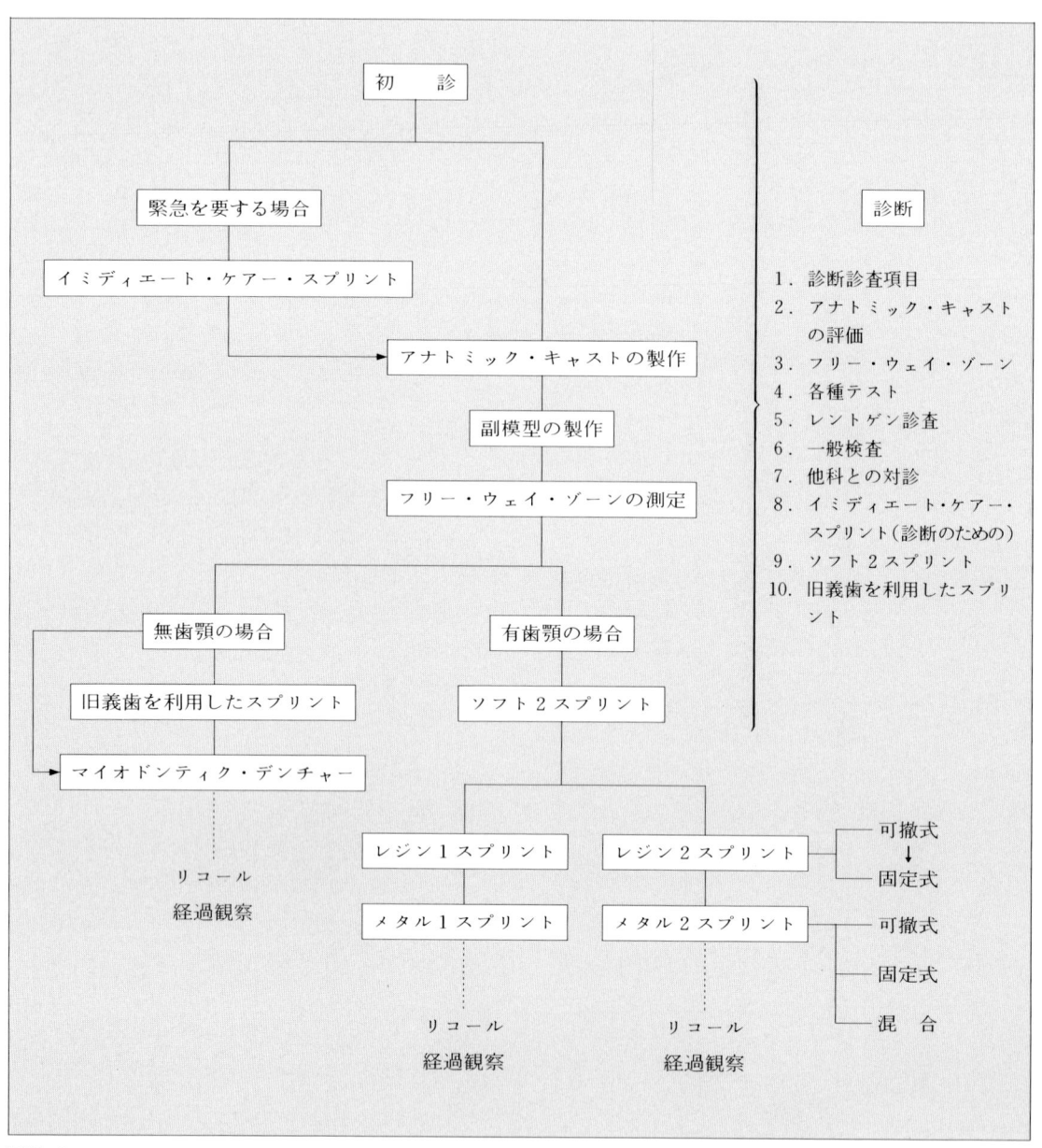

図III-1

1 アナトミック・キャストの製作
Anatomic Casts

　アナトミック・キャストとは、切歯乳頭と、左右鉤切痕をランドマークとして石膏模型にHIP-Planeをインプットしたものである。これはスプリント製作ばかりでなく、診断のためにも重要な出発点となる模型であり、大切に保管される。

　この出発点としての模型は、ランドマークが粘膜上であることもあって、正確な印象法と、正確なクープ・マシンへのマウント、正確なオルソペディク・バーティカル・ラインの印記が要求される。

　なお、このアナトミック・キャストは、上顎も下顎もクープ・マシン上にミリメーター・スケールの0でマウントされる。これは出発点としての0で、正常という意味での0ではない。注意していただきたい。

1. 上顎の印象

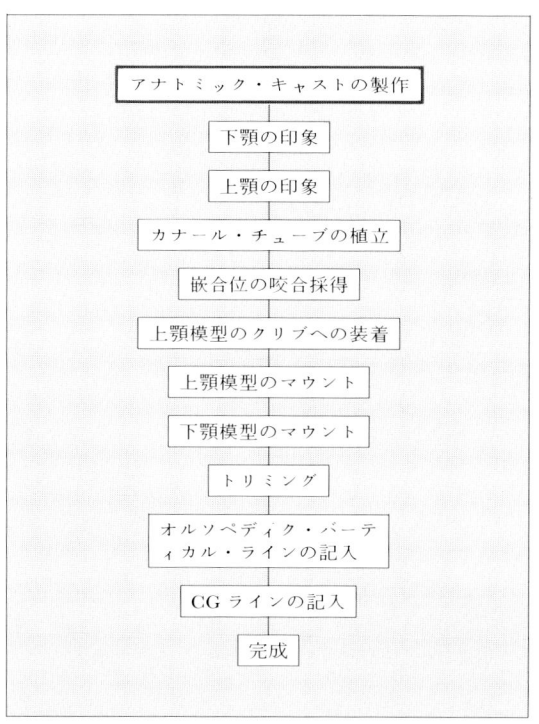

図III-1-1

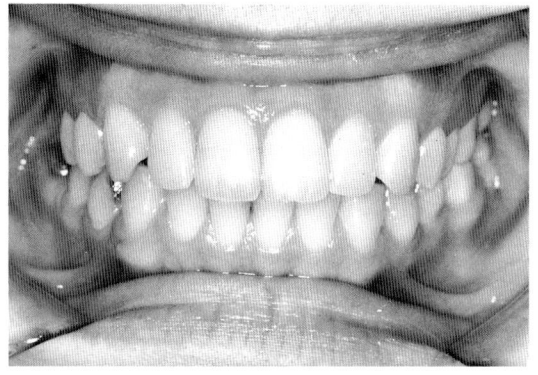

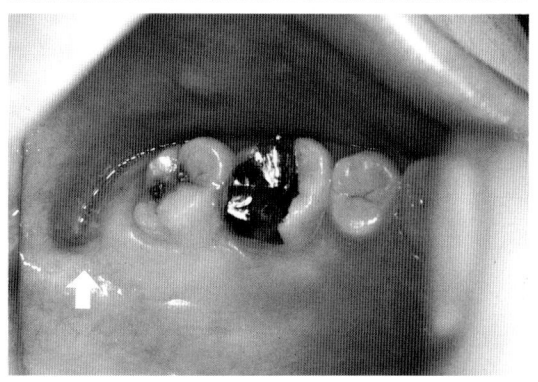

図III-1-2　通常は、下顎から印象を採るが、上顎の印象法がアナトミック・キャスト製作の際の基本となるので、ここでは便宜的に上顎印象より説明する。図はアナトミック・キャストを製作していく口腔内写真である。

図III-1-3　上顎では、通法の全顎印象法に従いながらも、とくに切歯乳頭、鉤切痕の2ヵ所をいかに正確に印象採得できるかがポイントとなる。
　とくに左右鉤切痕(矢印)を注意して印象する。重要なことは口蓋帆張筋を緊張させないことである。図は口蓋帆張筋が緊張していない状態である。
　ところが大きく開口すると鉤切痕部に一致して稜が出現し、この部の印象が不正確になる。また咀嚼、嚥下に関与する筋に異常な収縮があっても、この部に稜が生ずることがある。

III. 各論

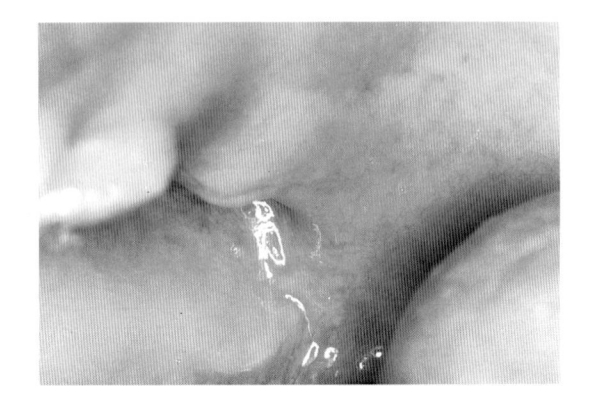

図III-1-4 稜の出現してしまった鉤切痕。鉤切痕が切痕としてではなく、稜となっているのがわかる。この状態が出現するのは、口を大きく開口させた場合と、口蓋帆張筋がつねに緊張を強いられ、病態生理的問題を含んでいる場合などが多い。稜が出現すると鉤切痕本来の位置が狂い、水平面であるHIP-Planeを正確に模型にインプットすることができなくなる。

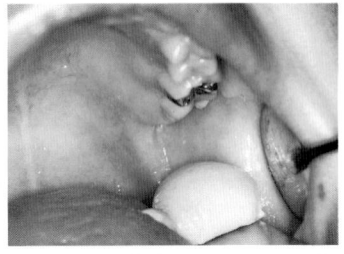

図III-1-5 印象用のトレーは個人に合ったものを使用するが、後縁の大きく広がったものは鉤切痕を緊張させるので使用を避ける。印象材はアルジネートを用い、メーカーの指定に従って練和し、通常より多めに用意する。

印象操作は、まずトレーに印象材を盛り、残った印象材の一部を幅の狭いスパチュラの先にとる。次いで乾燥させた鉤切痕を目で確認しながら口蓋側より印象していく。

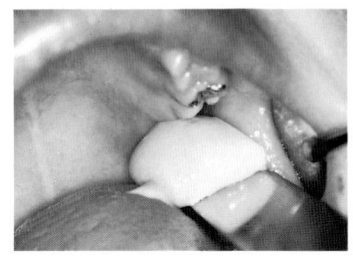

図III-1-6 スパチュラで印象材を鉤切痕に圧接したところ。

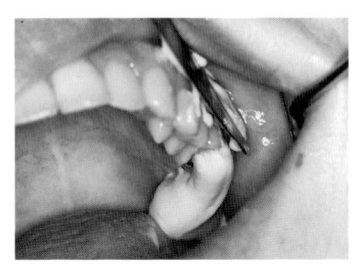

図III-1-7 次いで印象材を鉤切痕に圧接したまま、頬側へ移動させる。

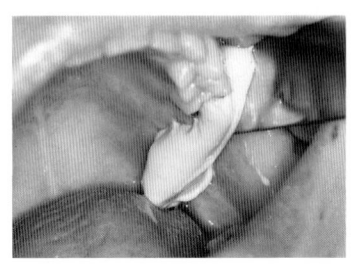

図III-1-8 そのままスパチュラを頬側歯槽部に当てながら口腔外へ引き抜く。

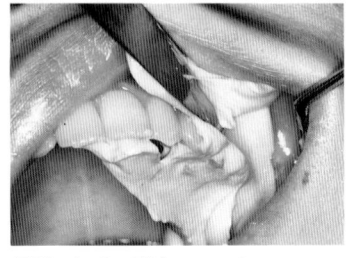

図III-1-9 直ちにスパチュラに印象材を盛り、頬側の不足している部分と咬合面を満たし、さらに反対側も同様に行なう。

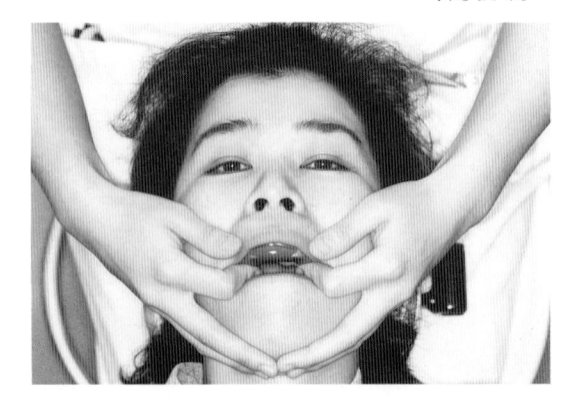

図III-1-10 トレーを挿入し、術者のトレーを維持している指を患者に軽く噛ませて硬化を待つ。

これは、開口させたままでいると口蓋帆張筋が緊張し鉤切痕が変形したり、嘔吐反射を引き起こす原因ともなるからである。

2．下顎の印象

下顎ではとくに後臼歯三角部を明瞭に印象するようにする。

上顎の場合と同様に、スパチュラの先につけた印象材を後臼歯三角の舌側部に当てがう。このとき、スパチュラの背で舌を圧排するようにすると操作しやすい（図Ⅲ-1-11）。そのまま後臼歯三角へ押し当てるようにスパチュラを動かし（図Ⅲ-1-12）、さらにスパチュラを頬側へ反転させながら、口腔外へ引き抜き（図Ⅲ-1-13）、頬側、咬合面等不足している部分へ印象材を盛っていく。反対側も同様に行なう（図Ⅲ-1-14）。

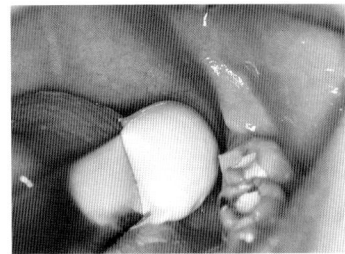

図Ⅲ-1-11

図Ⅲ-1-12

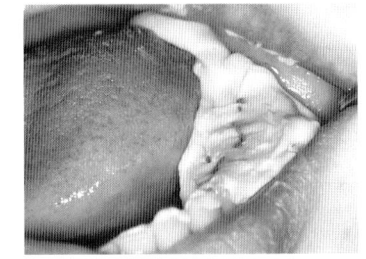

図Ⅲ-1-13

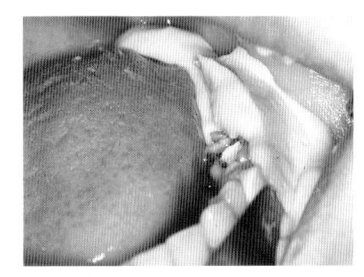

図Ⅲ-1-14

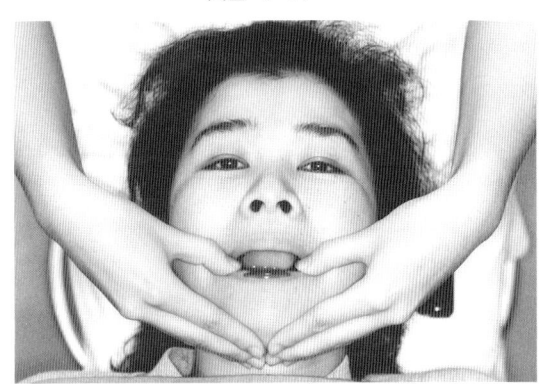

図Ⅲ-1-15　トレーを挿入し、上顎の場合と同様に静かに口を閉じさせ、硬化を待つ。

上下顎トレーには、左右均衡を保つため、ストッパーの付着が望ましい。

●印象面のチェック

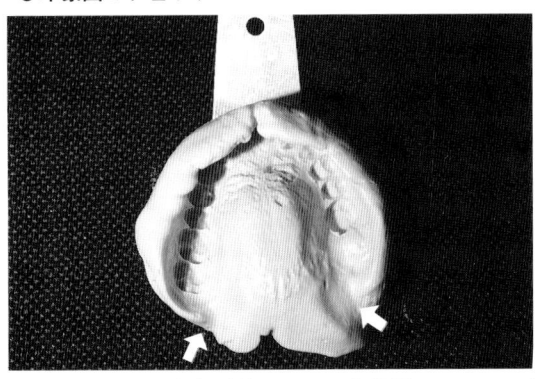

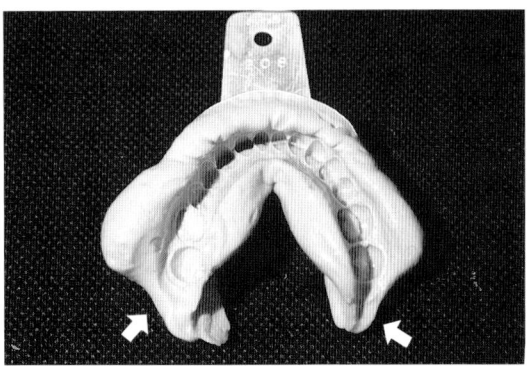

図Ⅲ-1-16、17　印象が終了したら印象面のチェックを行なう。左右鉤切痕、切歯乳頭、正中口蓋縫合、後臼歯三角、咬合面、歯肉頬移行部、オトガイ棘、上下唇小帯等を注意深くチェックする。とくに、鉤切痕、切歯乳頭、正中口蓋縫合、後臼歯三角に気泡が入るとアナトミック・キャストの製作はできないので注意する。図Ⅲ-1-16は上顎、図Ⅲ-1-17は下顎の印象。特に矢印の部分に注意する。

Ⅲ. 各 論

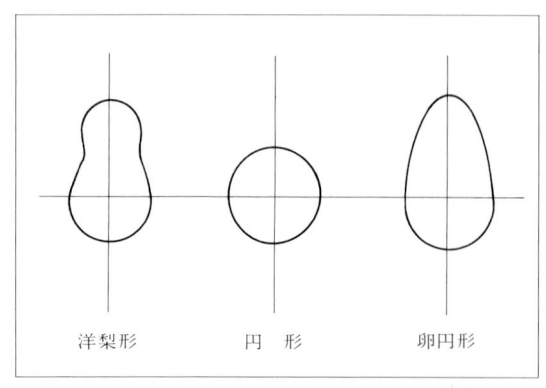

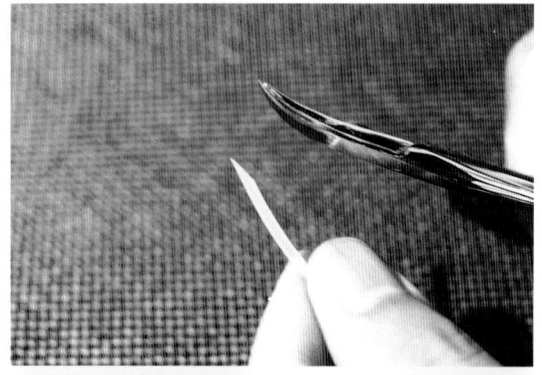

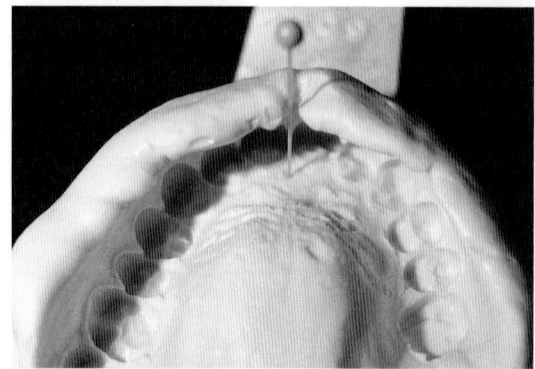

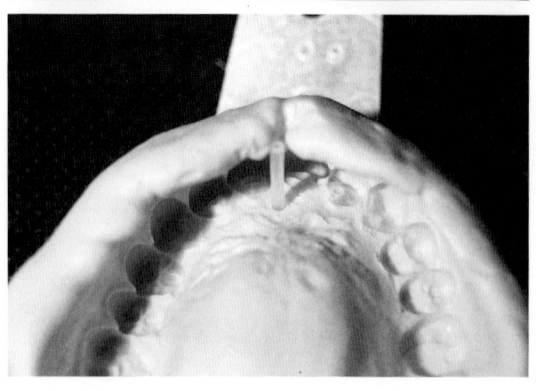

洋梨形　　円形　　卵円形

3. カナール・チューブの植立

図Ⅲ-1-18　次に、カナール・チューブを植立するため、印象内の切歯乳頭の中点にマークする。
　切歯乳頭の中点は、図のように正中線と最大幅径部の線との交点を選ぶ。
　なお、各個トレーを使用した場合は、印象材の厚みがとれないため、石膏模型ができあがってからカナール・チューブを植立することになる（後述、図Ⅲ-1-29～34参照）。

図Ⅲ-1-19　カナール・チューブにはアルミ製のものと、ビニール製の2種がある。ビニール製のものは、刺さりやすいように、金冠バサミによって、先端を斜めに切り落としておく。全体の長さは1cmもあれば十分である。

図Ⅲ-1-20　まず、図のように切歯乳頭の中点と思われるところにまち針を刺し、そのマークされた小穴が、乳頭の中点に一致しているかどうかを確認する。

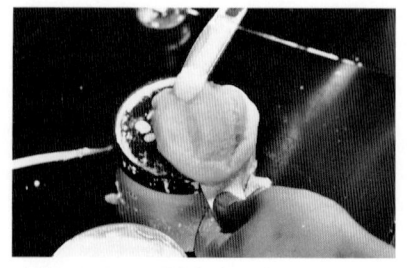

図Ⅲ-1-22　石膏を注入する。

図Ⅲ-1-21　確認の終わった穴にカナール・チューブを乳頭に直角に植立する。

60

1. アナトミック・キャストの製作

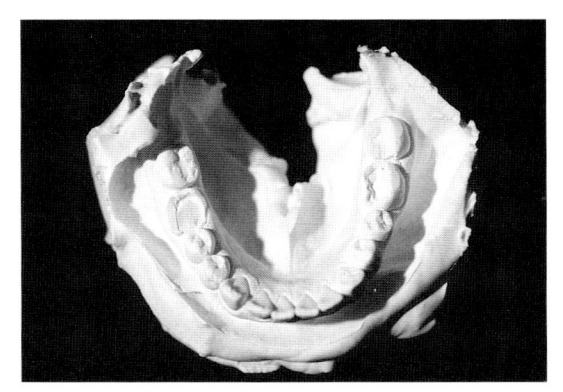

図Ⅲ-1-23 下顎の石膏模型。

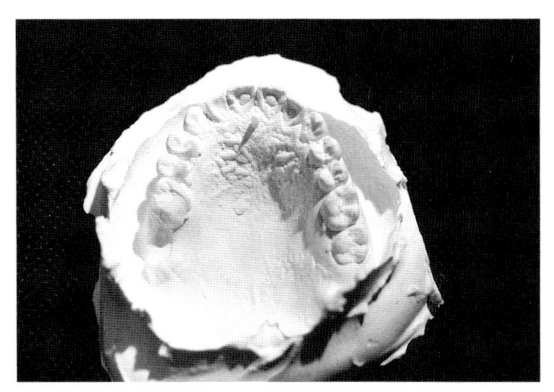

図Ⅲ-1-24 上顎の石膏模型。

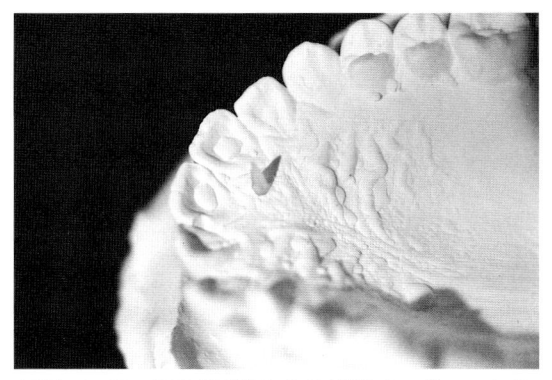

図Ⅲ-1-25 石膏が硬化したら再度ランドマークの確認を行なう。上顎模型の切歯乳頭の中点には、先ほど植立したカナール・チューブが、石膏面より突き出て植立されている。

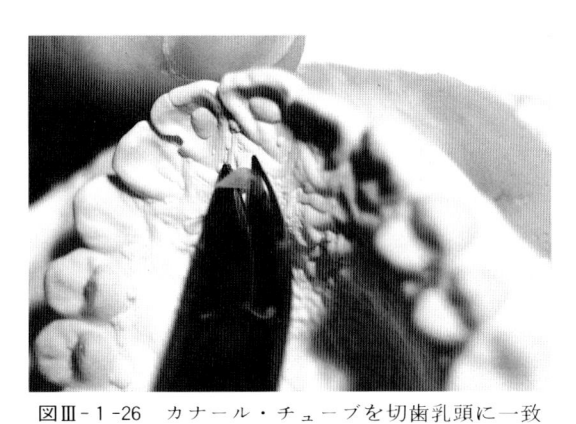

図Ⅲ-1-26 カナール・チューブを切歯乳頭に一致させてカットする。
まず、金冠バサミでカナール・チューブの基底面よりカットする。

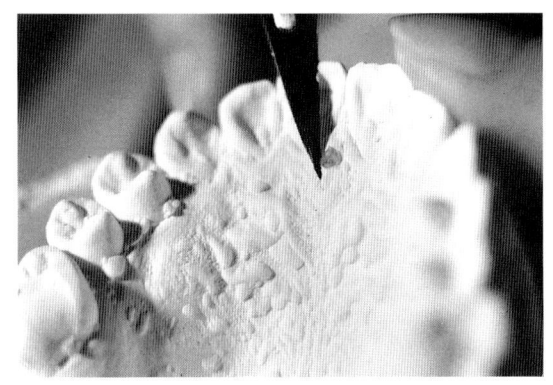

図Ⅲ-1-27 鋭利なメスで、石膏を削らないように注意しながら、切歯乳頭の形態に一致させる。

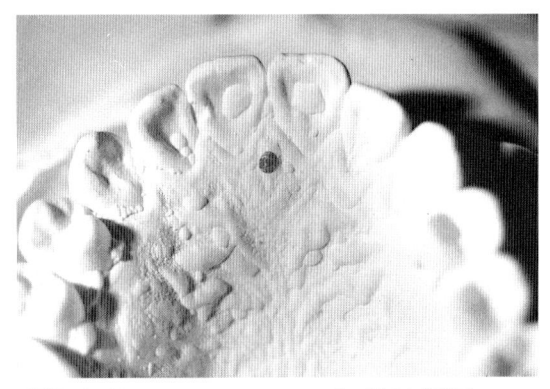

図Ⅲ-1-28 カナール・チューブの設定が終了。

Ⅲ. 各 論

● 石膏模型にカナール・チューブを植立する方法

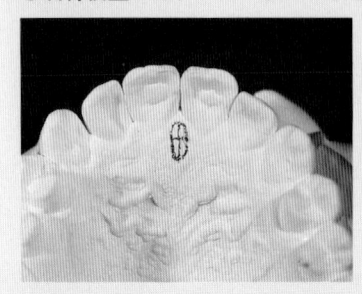

図Ⅲ-1-29 この操作は何らかの理由で印象面にカナール・チューブを植立することができず、石膏模型になった後でチューブを植立する必要がある場合に行なうものである。

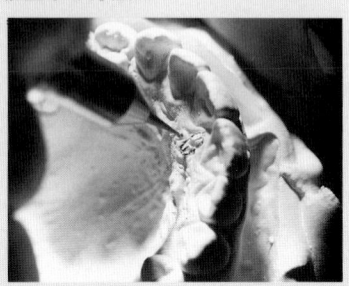

図Ⅲ-1-30 このようなときは、切歯乳頭の全体を鉛筆でマークし、正中線と最大幅径に線を記入し、その交点に＃2のラウンドバーで、石膏を崩さないよう注意をして直径2〜3mmの穴をあける。

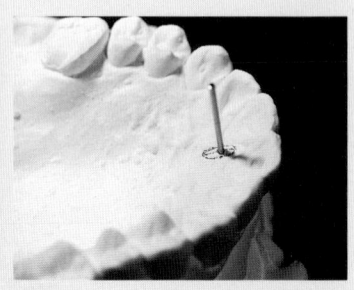

図Ⅲ-1-31 この穴にアルミ製のカナール・チューブを植立し、小量の瞬間接着材で固定する。

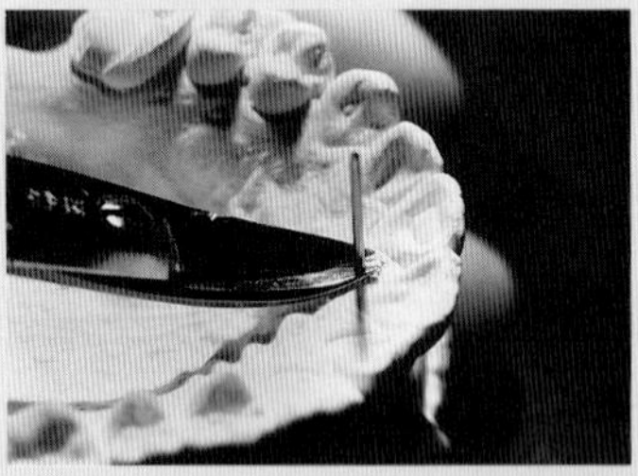

図Ⅲ-1-32 カナール・チューブを基底面より金冠バサミでカットし、

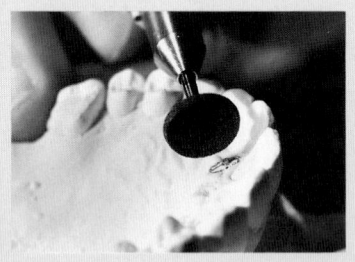

図Ⅲ-1-33 図のようにカーボランダム・ホイール等で注意深く修整する。

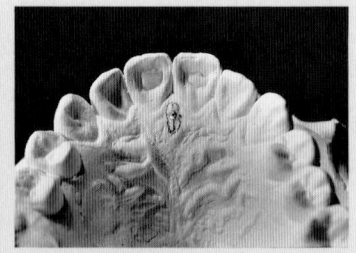

図Ⅲ-1-34 カナール・チューブの穴がつぶれてしまった場合は、まち針等で穴を修整する。

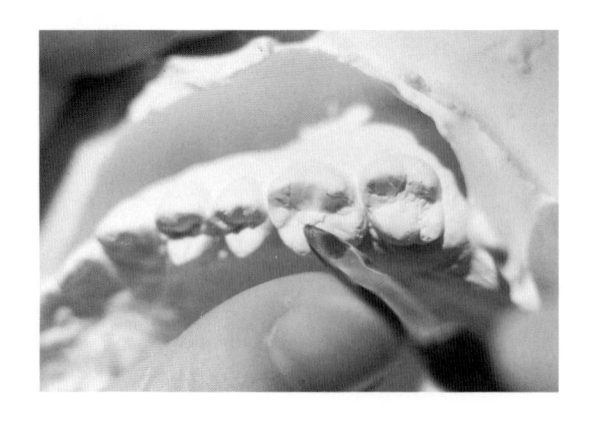

図Ⅲ-1-35 次に気泡の除去を行なう。気泡の除去は咬合面ばかりでなく、模型全体に対して行なう。
　この時点では、模型辺縁のトリミングは行なわない。

1．アナトミック・キャストの製作

4．ランドマークの印記

図Ⅲ-1-36 ランドマークの印記を行なう。
　上顎では、左右鉤切痕と正中口蓋縫合線を記入する。正中口蓋縫合線は模型の後面まで正確に延長して記入する（正中口蓋縫合線が不明瞭な場合は、切歯乳頭の中点と口蓋小窩の中点を目安とする）。

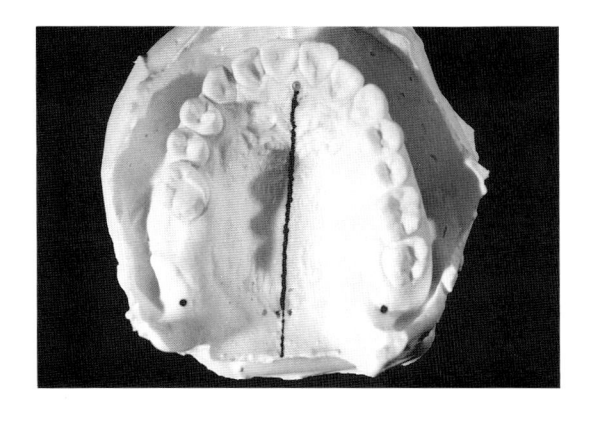

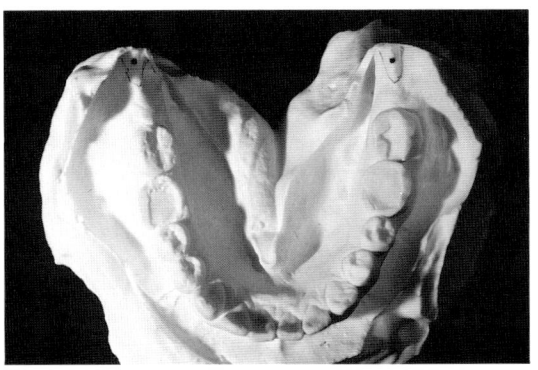

図Ⅲ-1-37 下顎では、後臼歯三角1/2中点をマークする（まず、後臼歯三角全体を印記してから、その1/2中点をマークするとわかりやすい）。

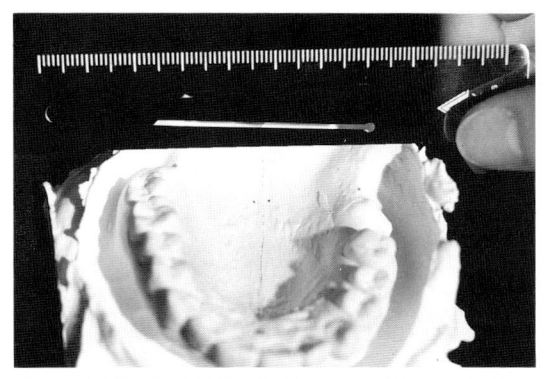

図Ⅲ-1-38 左右鉤切痕には、クリブのノッチバーがセットされるので、マークされた左右鉤切痕に直線定規を当ててみる。もし、図のように頰側にオーバーとなった石膏が定規にぶつかってしまうときは、定規が正確に左右鉤切痕にのるように模型の調整を行なう。

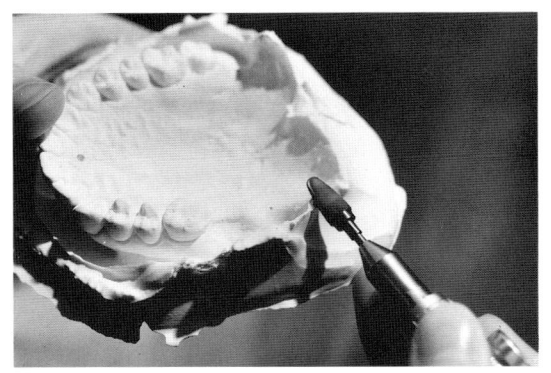

図Ⅲ-1-39 石膏は不必要な部分だけを除去するようにして、トリーマーは使用しない（歯肉頰移行部より大幅に出た石膏はトリミングしてよい）。

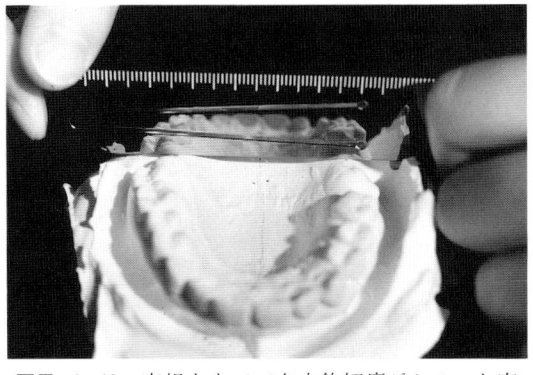

図Ⅲ-1-40 定規をあてて左右鉤切痕がキチッと定規の線上にのったことを確認する。

III. 各論

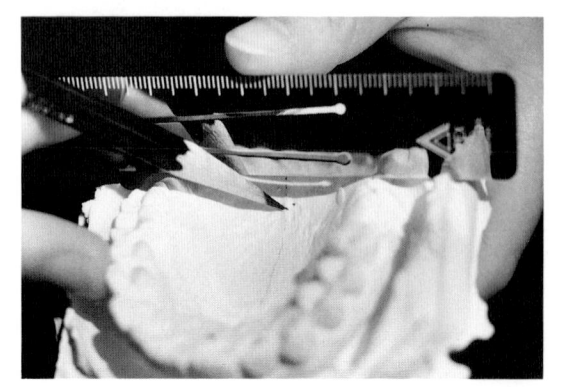

図III-1-41 確認できたら、正中口蓋縫合線と、左右鉤切痕に合わせた定規との交点にマークする。

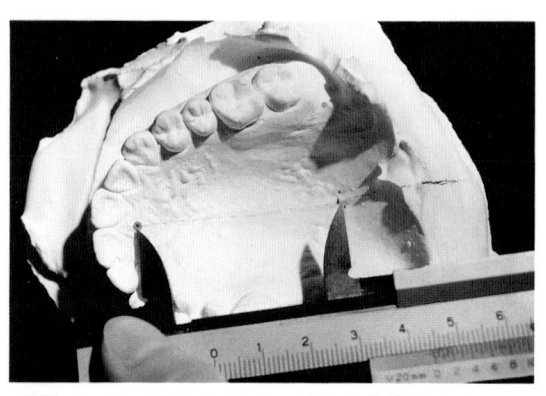

図III-1-42 図III-1-41でつけられた印からカナール・チューブの中点までの距離を、ノギス等で計測し、記録する。この症例では45mmである。

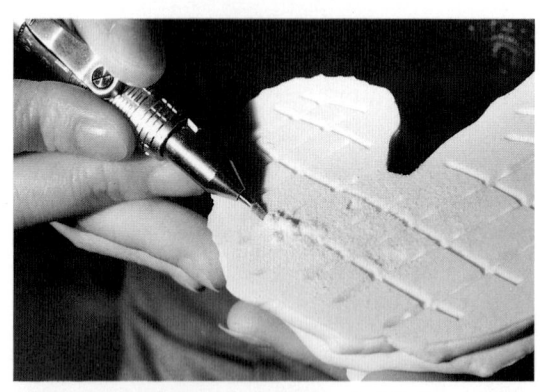

図III-1-43 模型をクリブにセットする前に、模型維持用の溝を、大きなラウンドバー等で堀る。

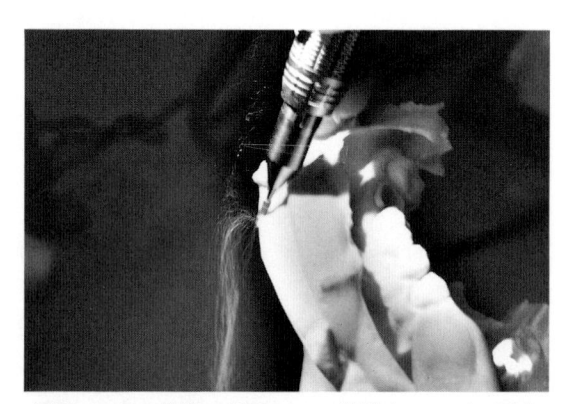

図III-1-44 模型の側面には、模型をクリブに固定するときにかかる輪ゴム用の切痕をつけておく。

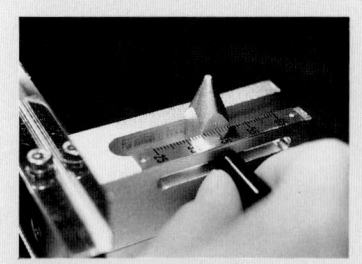

図III-1-45 先程計測された正中口蓋縫合線上の左右鉤切痕との交点と切歯乳頭中点との距離45mmと、クリブのミリメーター・スケールを合わせる。セット・スクリューは緩めたままにしておく。

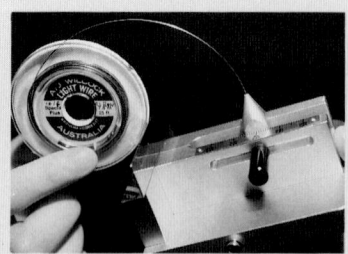

図III-1-46 ピンホルダーの穴の中に0.16インチのオーストラリアン・ワイヤーを入れ、

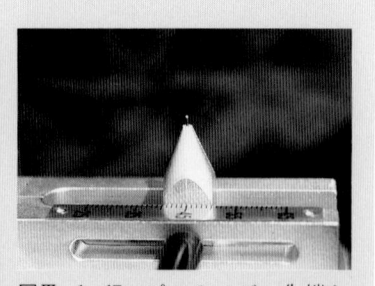

図III-1-47 ピンホルダー先端からワイヤーが、1～2mm程度出たところでワイヤーをカットする。

● ピンホルダーの設定

1. アナトミック・キャストの製作

5. クリブへの上顎模型の装着

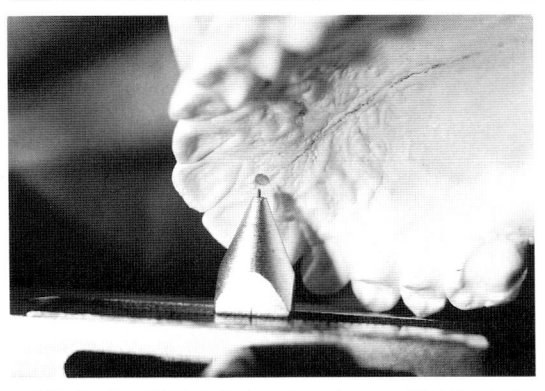

図Ⅲ-1-48 模型のカナール・チューブにピンホルダーより出ているワイヤーを差し込み、ピンホルダーとカナール・チューブが合致していることを確認する(浮き上がっている場合にはワイヤーが長すぎるので短くする)。

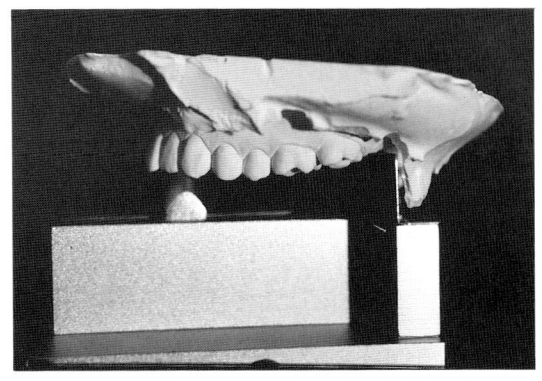

図Ⅲ-1-49 次にノッチバーの上に鉤切痕をのせる。左右鉤切痕のマークしたところにノッチバーがきていることを確認する。

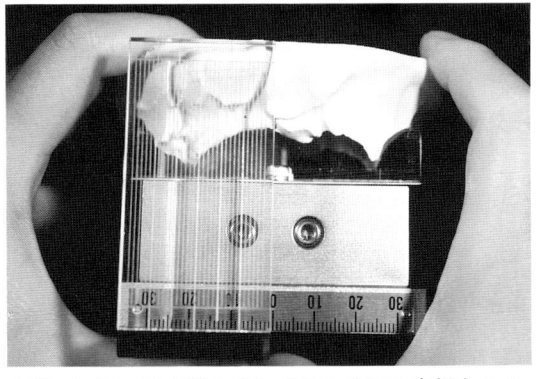

図Ⅲ-1-50 正中線を合わせるためにL定規をクリブの基底面におき、クリブ後面に印記してある正中線と、L定規の正中線を一致させ、模型、クリブ、L定規ごと片手に持ち、L定規の正中線と、模型後面の正中口蓋縫合線の延長線、さらにクリブの正中線を一致させる。このとき、鉤切痕がノッチバーよりずれないよう注意する。

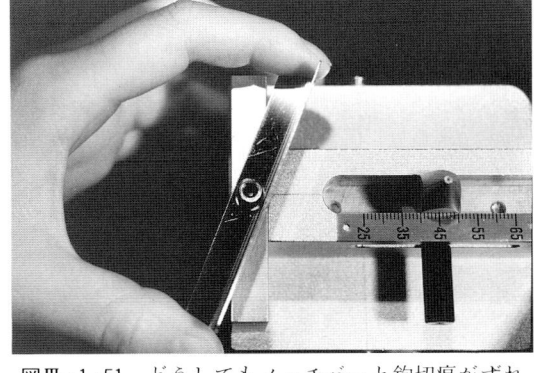

図Ⅲ-1-51 どうしてもノッチバーと鉤切痕がずれてしまう場合は、図のようにノッチバーがいくらか回転するので、回転させて使用する。
　重要なことはクリブの正中線と正中口蓋縫合線を合致させることである。

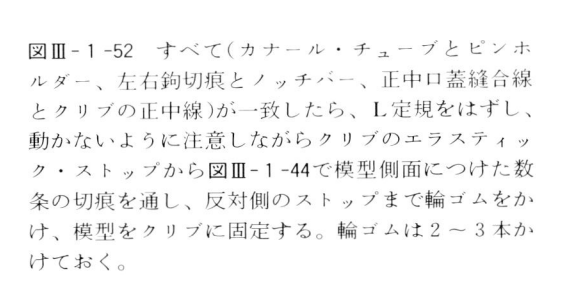

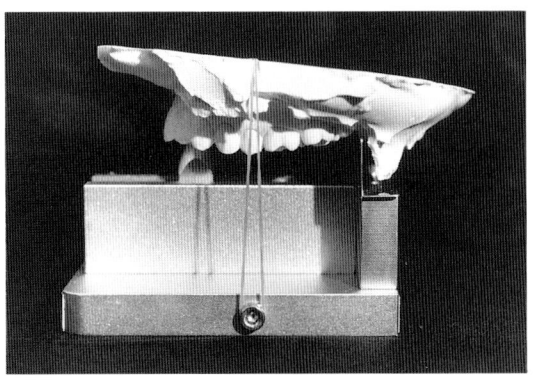

図Ⅲ-1-52 すべて(カナール・チューブとピンホルダー、左右鉤切痕とノッチバー、正中口蓋縫合線とクリブの正中線)が一致したら、L定規をはずし、動かないように注意しながらクリブのエラスティック・ストップから図Ⅲ-1-44で模型側面につけた数条の切痕を通し、反対側のストップまで輪ゴムをかけ、模型をクリブに固定する。輪ゴムは2〜3本かけておく。

65

Ⅲ. 各 論

●上顎をクープ・マシンへマウントする準備

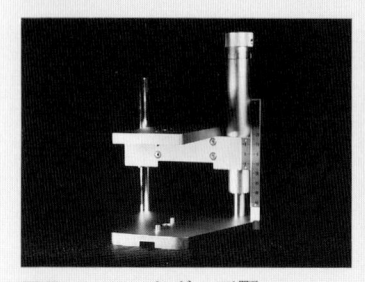

図Ⅲ-1-53 まず、下顎のベースにセットされているオクルーザル・ベースをはずし、本体のみにする。

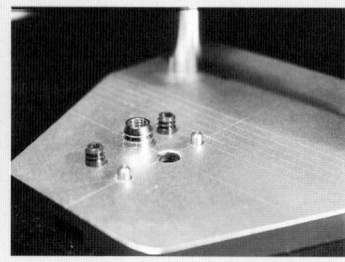

図Ⅲ-1-54 下顎のベースには、ダウエルポストが凸状に2個突出しており、またその間にはマウンティング・スクリュー用の穴(スクリュー・ホール)があいている。各々にキャスト・プラグが合致する。図ではダウエル・ポストの横にキャスト・プラグが置いてある。

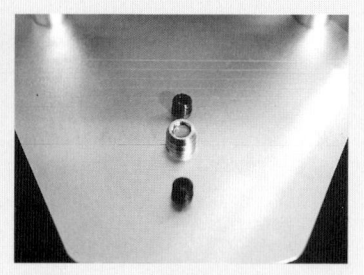

図Ⅲ-1-55 真ん中の穴にマウンティング・スクリューをセットし、大きいキャスト・プラグを合致させる。マウンティング・スクリューはきっちり締める。次いで前後にあるダウエルポストに小さいキャスト・プラグをセットする。これはポストとプラグの内径が一致しているため、押し込むだけでよい。ただし、基底面に隙間ができないよう注意する。

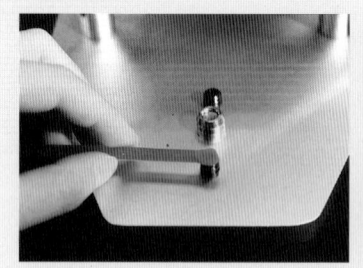

図Ⅲ-1-56 セットできたら、3個のキャスト・プラグすべての上方をユーティリティー・ワックスにて蓋をする。このときユーティリティー・ワックスは押し込むのではなく、上に蓋するだけにする。

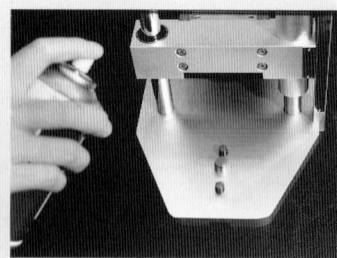

図Ⅲ-1-57 次に下顎のベース全体に軽く分離剤をスプレーする。

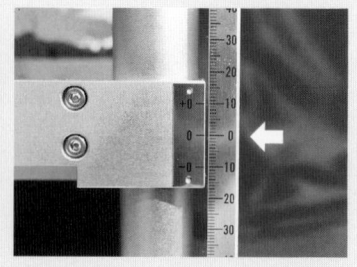

図Ⅲ-1-58 ついで、ミリメーター・スケールの「0アジャスト」を行なう。スケールポストの0とクロスバーについている3つの0のうち、真ん中の0を合わせる。この操作は、目の高さをこの位置にもってきて慎重に行なう。

1. アナトミック・キャストの製作

図Ⅲ-1-59 模型のセットされたクリブを上顎のベースにセットし、上顎用のマウンティング・スクリュー(長い方)でしっかりと締めつける。この際、クリブ基底面か、上顎のベースにゴミ等が付着していると、クリブとベースの間に間隙ができてしまい、模型を標準化することができなくなるので、よく確認する。

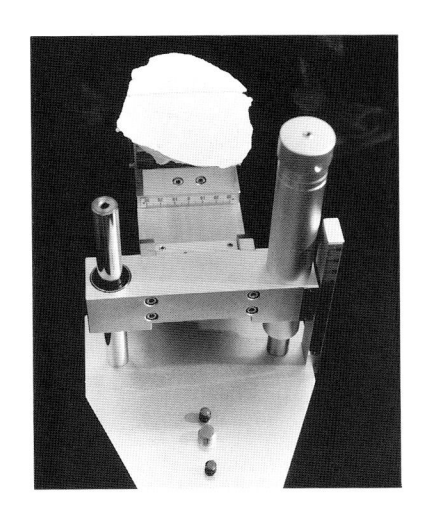

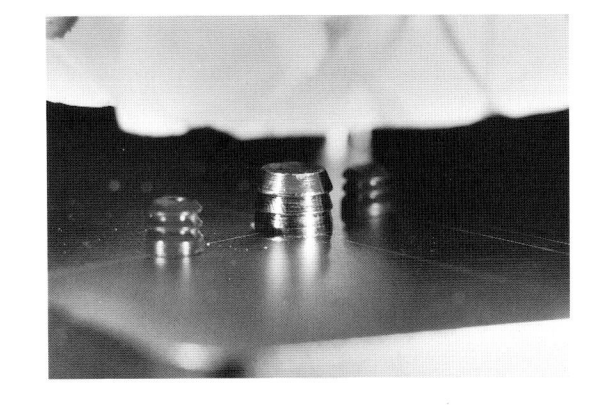

図Ⅲ-1-60 石膏を盛る前に上顎のベースを閉じ、石膏と下顎のベースが、ぶつかっていないかどうかを確認する。またクロスバー上にゴミが付着していないかを確認する。

図Ⅲ-1-61 石膏を盛る前に再度次の点に注意する。
① 上顎のベースとクロスバーの間にゴミはないかどうか(もしゴミ等が付着しているとベースとクロスバーの間があいてしまいHIP-Planeが設定できない)。
② ミリメーター・スケールは0と0が完全に一致しているかどうか(模型をマウントする時は、上顎も下顎も必ず0でマウントする)。
③ キャスト・プラグはワックスで蓋をしてあるかどうか、またプラグが浮いていないかどうか。
④ キャスト・マウンティング・プレート(下顎のベース)に分離剤を塗布したかどうか。
⑤ 模型がクリブのピンホルダー、ノッチバーより浮いていないかどうか(浮いている場合は、輪ゴムの数を増し、模型を固定する)。

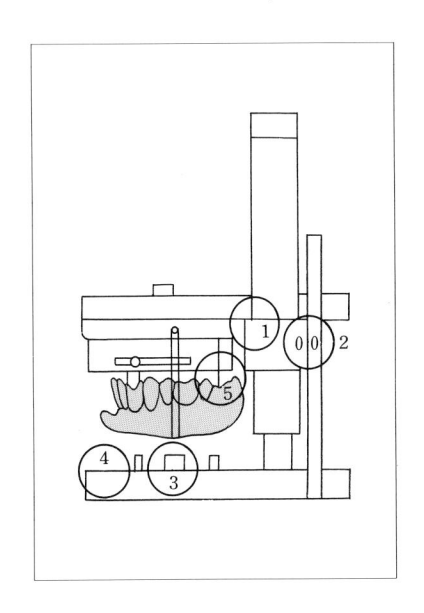

Ⅲ. 各 論

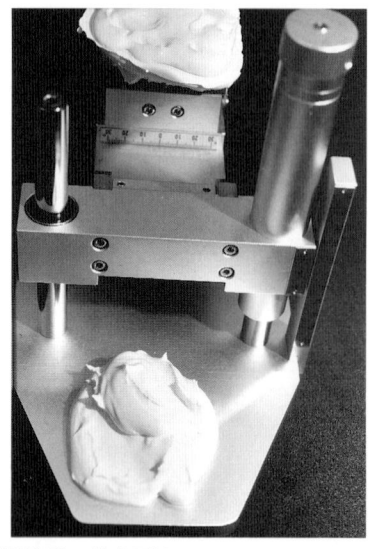

図Ⅲ-1-62　上顎模型の基底面とキャスト・マウンティング・プレート（下顎のベース上）に超硬石膏を盛る。

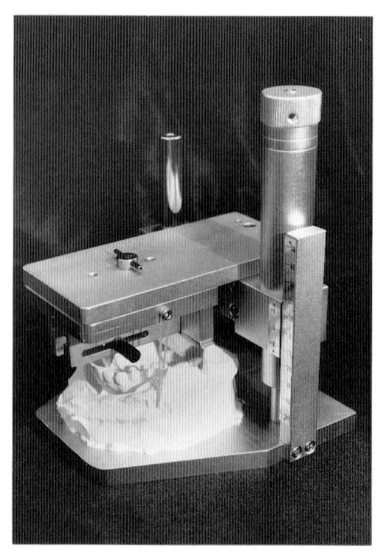

図Ⅲ-1-63　静かに上顎のベースを閉じ、石膏の硬化を待つ。この時、再度、クリブから模型が浮いていないかどうかを確認する。

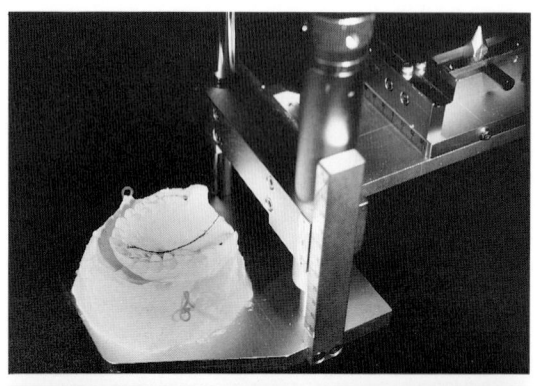

図Ⅲ-1-64　石膏硬化後、クリブの輪ゴムをはずして、上顎のベースを上げると、模型は下顎のベースに残る。

図Ⅲ-1-65　下顎ベース基底面にあるマウンティング・スクリューを回してはずし、模型をクープ・マシンよりはずす。

6．下顎のマウント

図Ⅲ-1-66　次に下顎のマウントに移る。
　この時点ではまだ上顎模型のトリミングは行なわない。まず、上下を嵌合させてみる。通常は、図のように模型後縁あるいは辺縁がぶつかってきて嵌合しない。

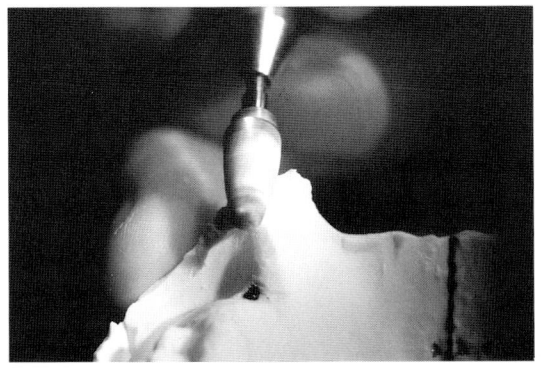

図Ⅲ-1-67　スタンプバー等でぶつかっているところを注意深くトリミングしていく。特にランドマークになる所は削合しないよう注意する。嵌合位がはっきり分かる場合は、チェックバイト等は必要としないが、嵌合位がはっきりしない場合や、残存歯の少ない場合等は通法に従って咬合採得をしておき、上下関係は必ず、咬頭嵌合位で位置づける。

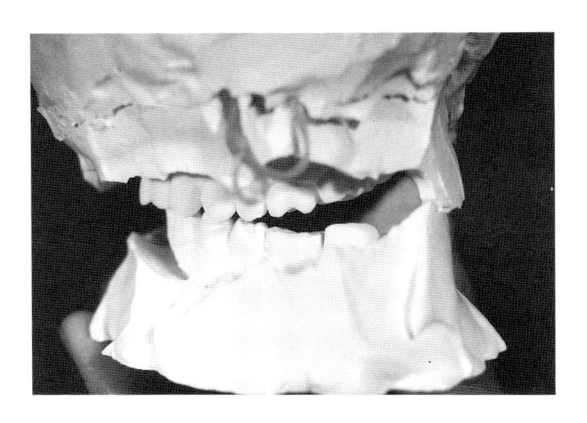

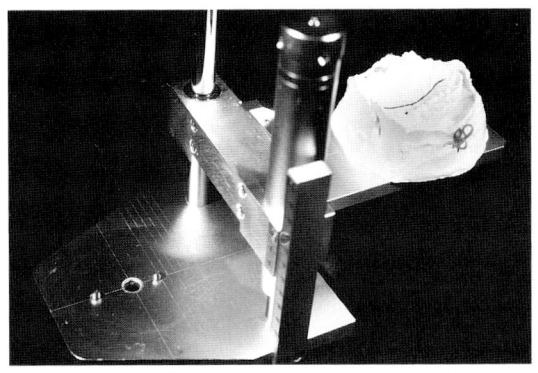

図Ⅲ-1-68　上顎のベースからクリブをはずし、上顎の模型をセットする。

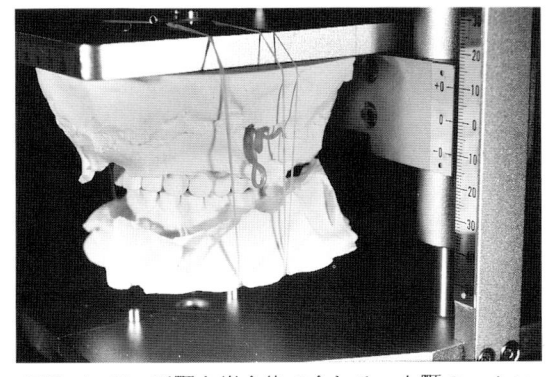

図Ⅲ-1-69　下顎を嵌合位で合わせ、上顎のマウンティング・スクリューに輪ゴムをかけ、模型を固定する（輪ゴムでは無理な場合は、通法に従って固定する）。

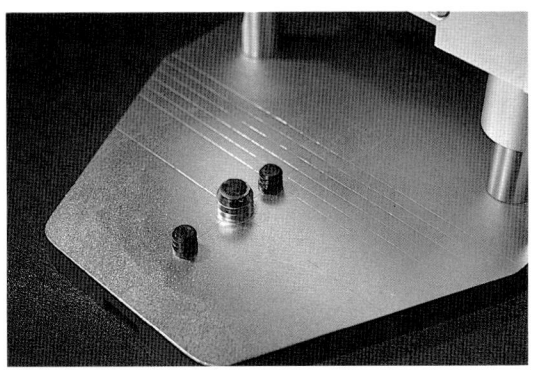

図Ⅲ-1-70　上顎をマウントした時と同様に下顎のベースにキャスト・プラグをセットし、分離剤を塗布しておく。

III. 各 論

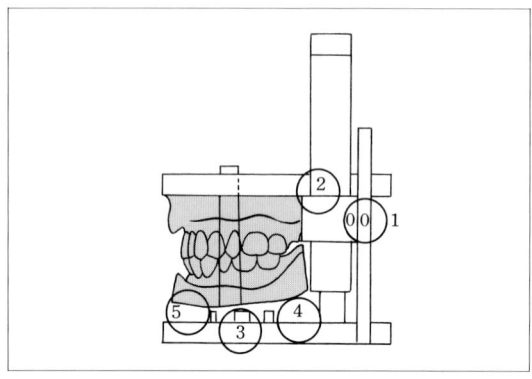

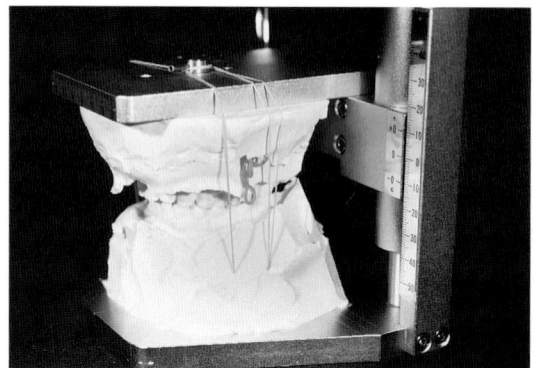

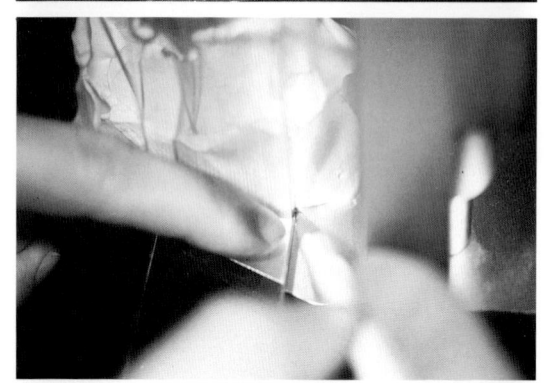

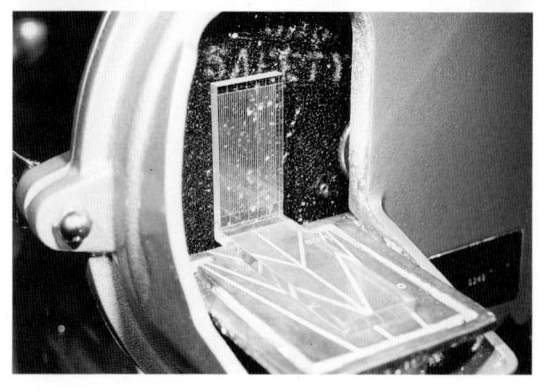

図III-1-71　下顎をマウントする前に次の点に注意する。
①ミリメーター・スケールは0になっているか。
②クロスバーと上顎のベースの間にゴミ等がないか。
③キャスト・プラグにワックスで蓋をしてあるかどうか、またプラグが浮いていないか。
④キャスト・マウンティング・プレートに分離剤を塗布してあるかどうか。
⑤下顎の模型とキャスト・プラグがぶつからないかどうか。

図III-1-72　下顎模型の基底面と下顎のベースに超硬石膏を盛り、上顎のベースを静かに閉じ、クロスバーと上顎のベースの間が空いていないことを確認し、石膏の硬化を待つ。

図III-1-73　石膏が硬化したら、模型をはずす前にマウンティング・プレート上に刻んであるキャスト・ポステリオール・ラインの中で、鉤切痕か、後臼歯三角1/2中点のどちらかに最も近い線をL定規にて選び出し、模型の左右にマークする（左右は同一線を選ぶ）。とくに診断のために後方面を同一平面にする必要があるからである。

図III-1-74　模型のトリミングに移る前に、トリマーの模型をのせる台とディスクが90°になるように調整する。この調整にもL定規を使用する。

1. アナトミック・キャストの製作

7. トリミング

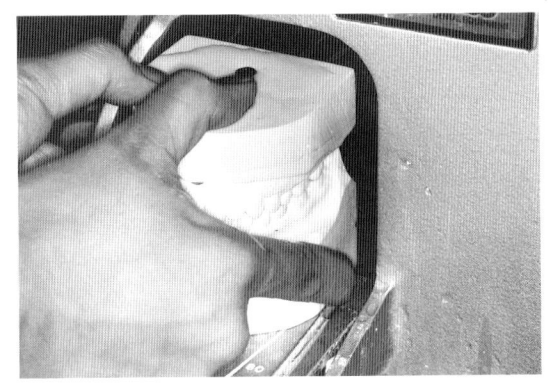

図Ⅲ-1-75 トリミングは、上下を嵌合させたまま行ない、模型後面においては、先程模型左右にマークした線まで行ない、側面、前面の歯肉頬移行部は頬部を含めて残す。
　トリミングは、上下顎同時に行うのは困難な場合があるので、シフトベース上に模型をセットし、後方面を決めることも一つの方法である。

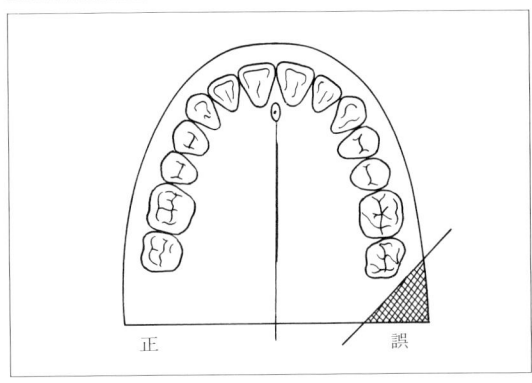

図Ⅲ-1-76 この時、図にあるように模型後面と側面の境を斜めにカットすると、後にオルソペディク・バーティカル・ラインを引くことが困難となるために、カットしないでおく。

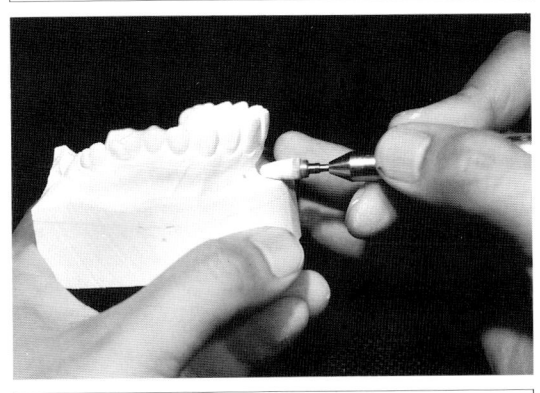

図Ⅲ-1-77 トリーマーでのトリミングが終了したら、スタンプ・バーで辺縁を鈍角に仕上げる。

8. オルソペディク・バーティカル・ラインの記入

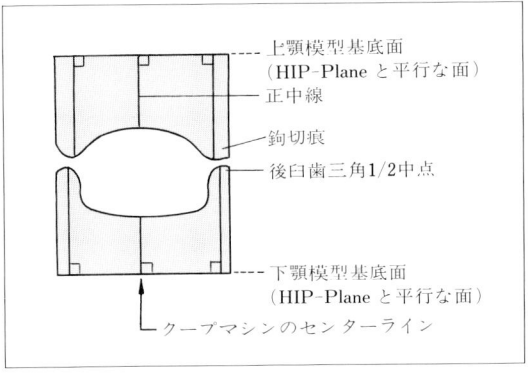

図Ⅲ-1-78 石膏が乾燥したら、オルソペディク・バーティカル・ラインを記入する。
　オルソペディク・バーティカル・ラインは、後方から下顎の左右的変位を探るためのもので、上顎では、左右鉤切痕と正中口蓋縫合線から模型基底面(＝HIP-Planeに平行な平面)に垂した垂線、下顎では、左右後臼歯三角1/2中点と下顎のベース上の正中線から模型基底面に下した垂線である。

III. 各 論

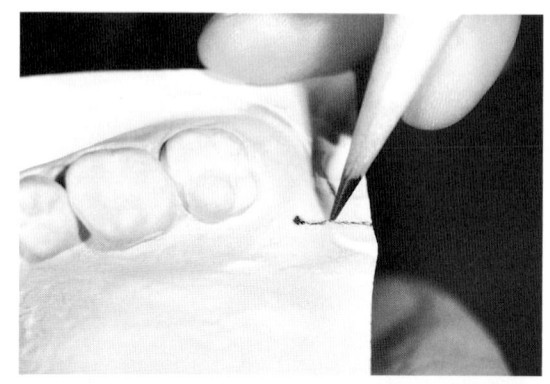

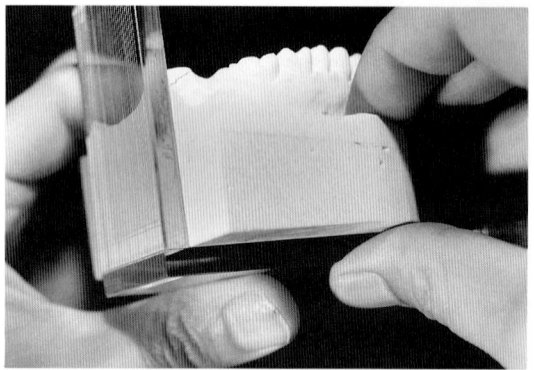

図III-1-79 ランドマークと後方面の間に距離のある時は図のように後方面に向かって直角の線を引く（歯列弓に沿って引きがちであるが、模型後方面に各ランドマークの位置を正確に記入するためには直角に引かなければならない）。

図III-1-80 ラインを引くのにL定規を使用する。まず、L定規の一端を基底面に合わせ、手で把持する（L定規は模型基底面に合わせるのであって模型後面ではない。トリミングが完全に90°になっていればL定規は基底面、後面とも一致するが、もし、90°でない場合はどちらかに隙間ができる。基底面に対して垂線を引くには、L定規を基底面に一致させる必要がある）。

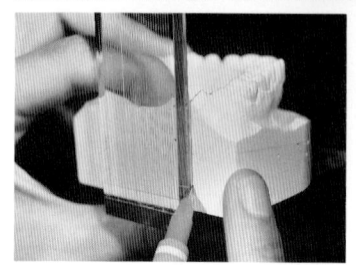

図III-1-81 まず左側鉤切痕にL定規を合わせてオルソペディク・バーティカル・ラインを引く。

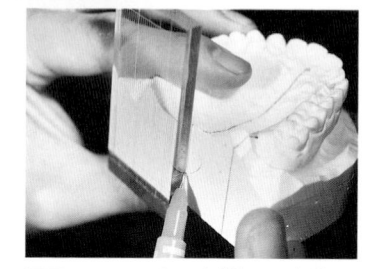

図III-1-82 次に上顎の正中線を引く。

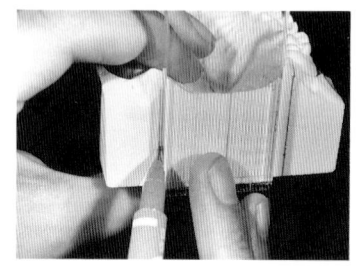

図III-1-83 右側鉤切痕のラインを引く。

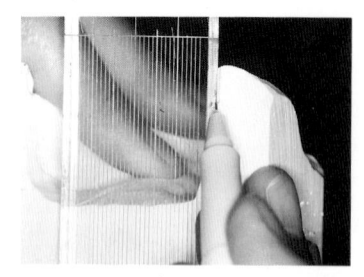

図III-1-84 次に下顎後臼歯三角1/2中点からのラインを引く。

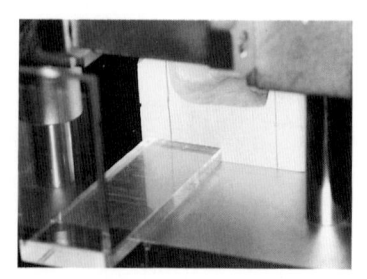

図III-1-85 正中線を引く（下顎の正中線は、クープ・マシン上のセンターラインに合わせて引く）。

1. アナトミック・キャストの製作

図Ⅲ-1-86 完成したオルソペディク・バーティカル・ライン。

9．CGラインの記入

図Ⅲ-1-87 CGラインを記入する。CGラインは、クーブ・マシン上に記入されているCGラインより写しこむ。L定規をCGラインに合わせて、下顎模型の左右に記入する（CGラインは下顎の前後的変位をみるための参考ラインである）。

図Ⅲ-1-88 オルソペディク・バーティカル・ライン、CGラインを記入して、はじめてこの石膏模型はアナトミック・キャストと呼ばれる。すなわち、模型の基底面はHIP-Planeに平行となり、模型にHIP-Planeがインプットされた状態となる。

図Ⅲ-1-89 HIP-Planeが、頭蓋と咬合平面を関連づける平面であり、しかも水平面であることが、この上下模型をアナトミック・キャスト（解剖学的模型）と呼ぶゆえんである。図は頭蓋とアナトミック・キャストの関連を模式化したもので、頭蓋におけるアナトミック・キャストの位置づけを表わしている。

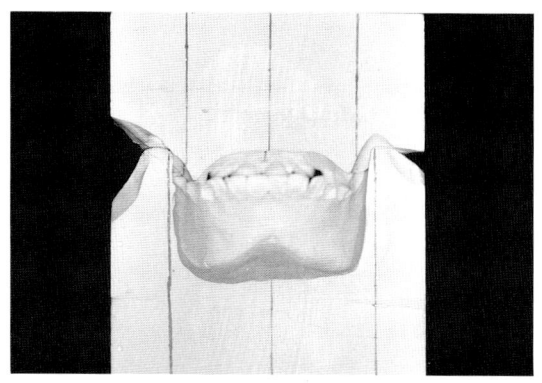

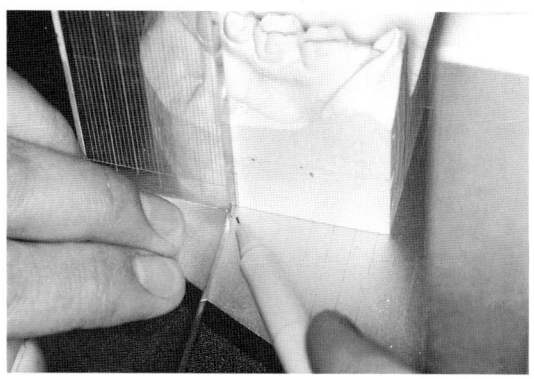

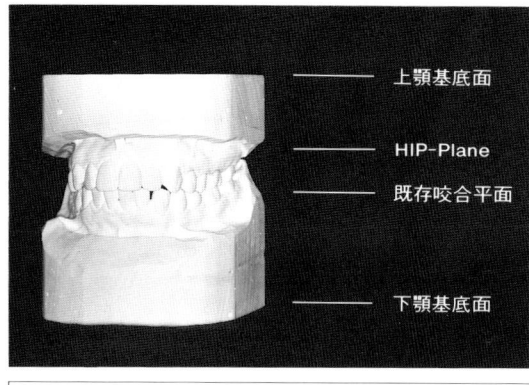

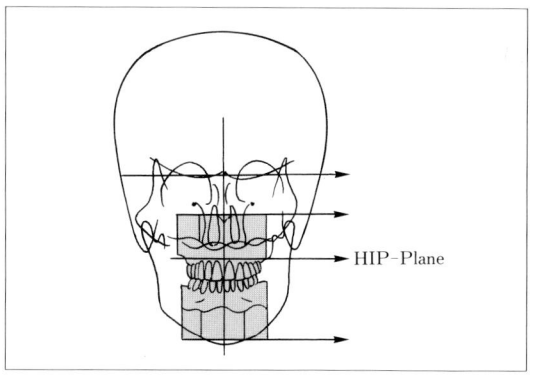

III. 各論

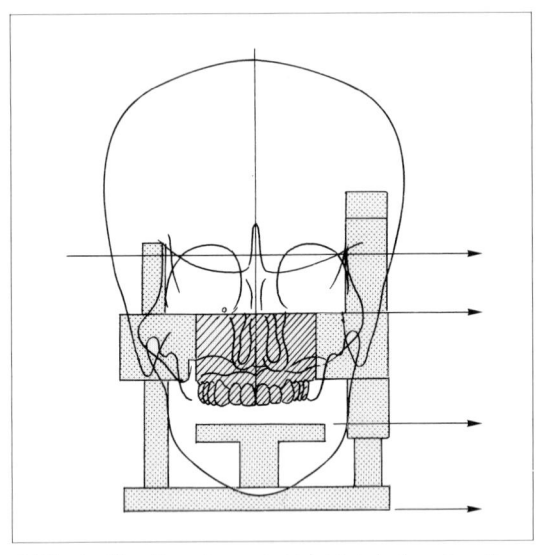

図III-1-90 クープ・マシンとアナトミック・キャストそして頭蓋との関係を示す。

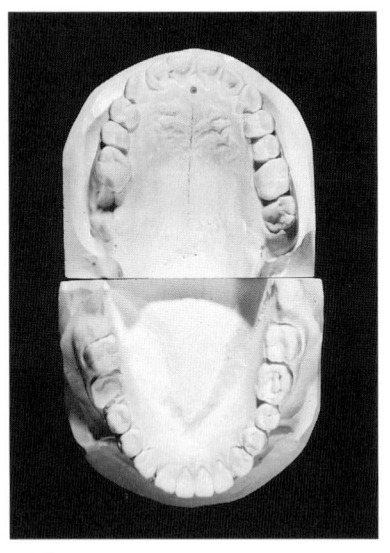

図III-1-91 アナトミック・キャストにより行なう基本的診査を挙げる(=アナトミック・キャストの評価)。
　上下咬合面観により、歯列弓の拡大、凝縮、歯牙の位置、骨隆起の状態、ファセットの状態等である。

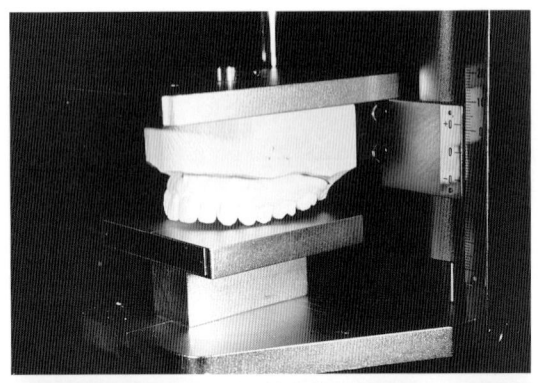

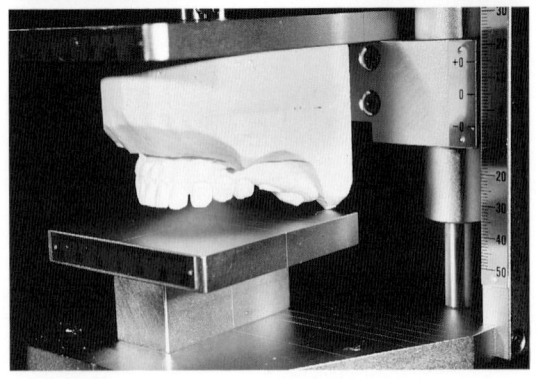

図III-1-92 上顎をオクルーザル・ベースに合わせて、HIP-Planeに対する咬合平面の乱れとその程度を診断する(オクルーザル・ベースに最初にいずれかの歯牙が接触した時のミリメーター・スケールによって、乱れの程度が分かる)。

図III-1-93 下顎をオクルーザル・ベースに合わせて、HIP-Planeと咬合平面の乱れと、その程度を診断する(下顎のキャストも上顎のベースに取りつけられる。また左右の後臼歯三角1/2中点の高さの違いにより、下顎左右の上下的な変位の診査をする)。

1. アナトミック・キャストの製作

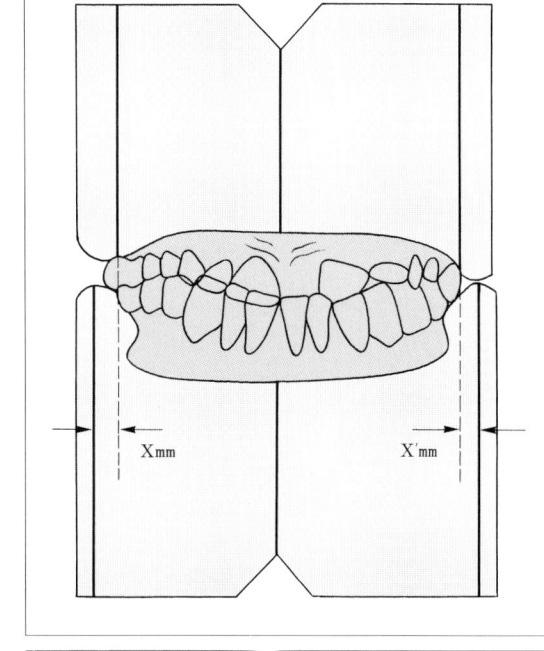

図Ⅲ-1-94 後方面観のオルソペディク・バーティカル・ラインにより、下顎の左右のズレと、上下顎歯列の不調和の程度を診査する（XmmとX′mmの差によって診査する）。

図Ⅲ-1-95 嵌合した状態により、バイトロックの状態、上下正中のズレ（上下切歯間の正中は歯牙移動、発育時の上下顎の不調和により参考にできない場合が多い）が診査できる。
　重要なのは、このミリメーター・スケールが0の状態は、現在の個体の状態であって、これが正常であるということではなく、この0をスターティング・ポイントとして各種診査をしていくということである。

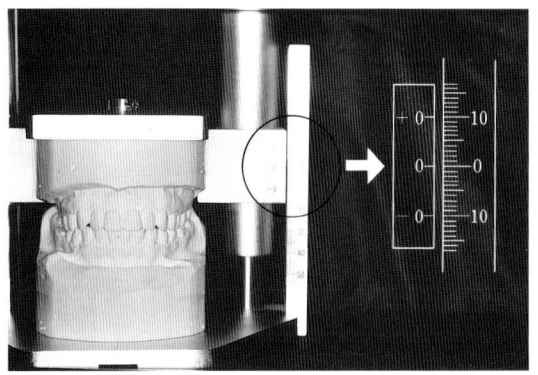

2 副模型の製作
Duplicated Casts

　患者口腔内より最初に作られるアナトミック・キャストをオリジナル・キャストと呼ぶ。

　オリジナル・キャストは最初の出発点としての状態を示している模型であり、半永久的に保存されるものである。オリジナル・キャストの重要性は、術前と術後の比較ばかりでなく、元の状態の再現性といったものにもある。

　そのため、様々な作業はすべて副模型を製作して進めていく。副模型の作り方は、オリジナル・キャストと全く同様にして製作する方法と、ここで示す方法とがある。

　副模型は可及的オリジナル・キャストから寒天印象されたものを使用する。

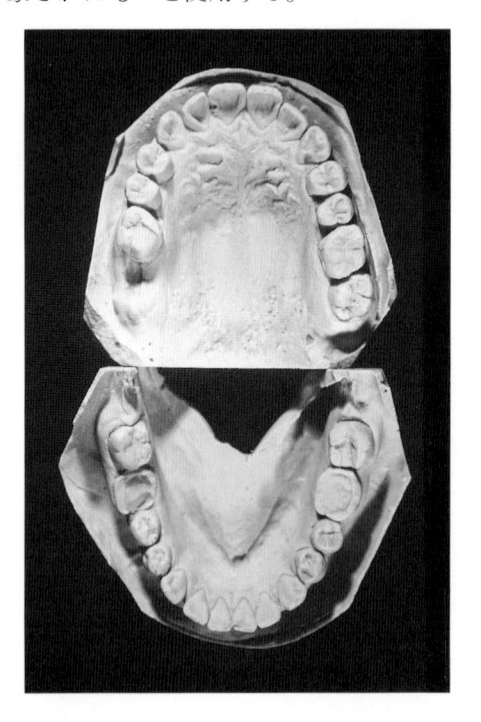

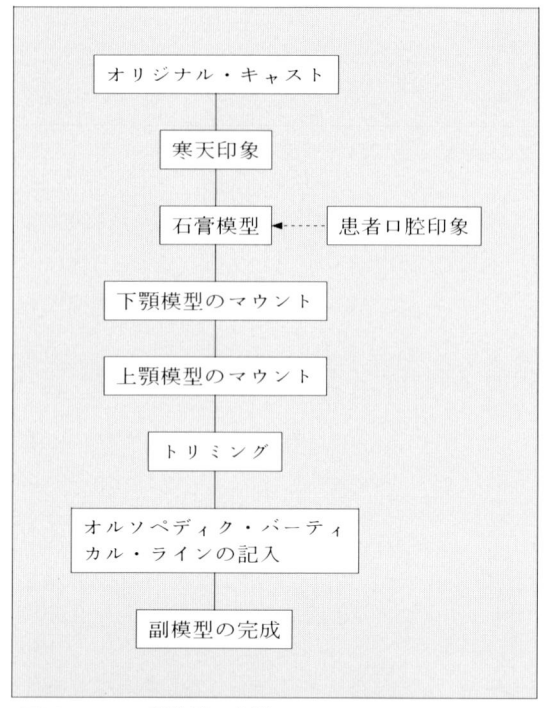

```
    オリジナル・キャスト
           │
        寒天印象
           │
        石膏模型  ←‥‥ 患者口腔印象
           │
      下顎模型のマウント
           │
      上顎模型のマウント
           │
        トリミング
           │
  オルソペディク・バーティ
  カル・ラインの記入
           │
      副模型の完成
```

図Ⅲ-2-1　副模型の製作

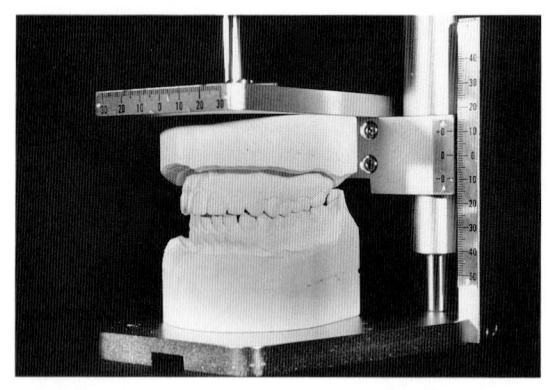

図Ⅲ-2-3　オリジナル・キャストが装着されているクープ・マシン（石膏は白色）。オリジナル・キャスト、複模型共に診断ラインが記入されて初めてAnatomic Castsと言える。

図Ⅲ-2-2　副模型にするための模型はあらかじめ寒天印象により、オリジナル・キャストから製作する。もちろん、気泡等は除去しておく。

2．副模型の製作

図Ⅲ-2-4　クーブ・マシンに上顎のオリジナル・キャストをセットし、下顎のベースにキャスト・プラグをセットする。ミリメーター・スケールは0アジャストである。

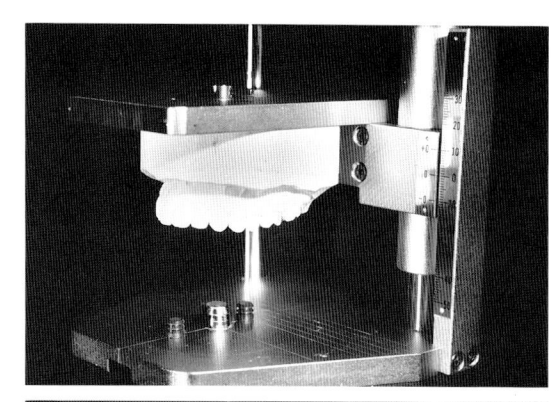

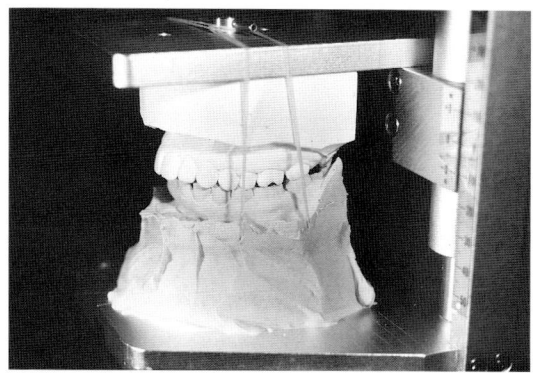

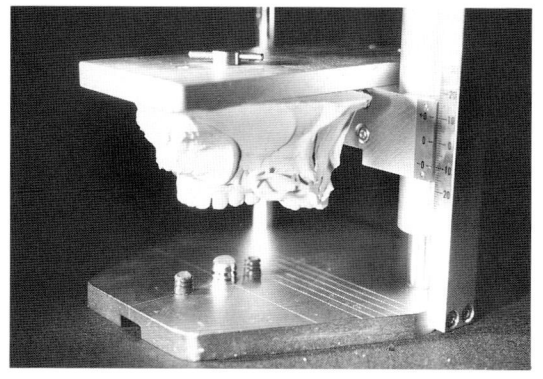

図Ⅲ-2-5　上顎のオリジナル・キャストに下顎の副模型を嵌合させ、上下を輪ゴムで固定し、

図Ⅲ-2-6　石膏泥を盛り、硬化を待つ（副模型は分かりやすいように少し濃い色のものを使用している）。

図Ⅲ-2-7　石膏硬化後、上下キャストをはずし、上顎のベースに今マウントした下顎のキャストをセットする。

77

III. 各 論

図III-2-8　下顎の副模型に上顎の副模型を嵌合させ、キャスト・プラグをセットして上下顎を嵌合位で固定し、

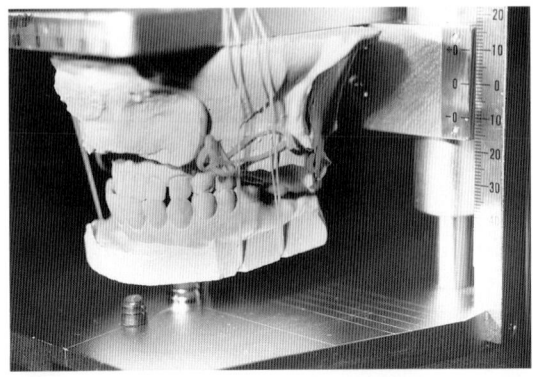

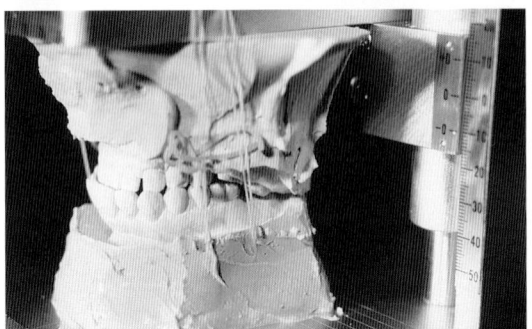

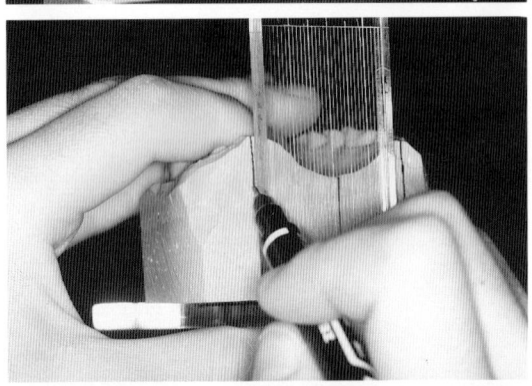

図III-2-9　石膏泥を盛って硬化を待つ。上下が逆さまにマウントされた形となる。

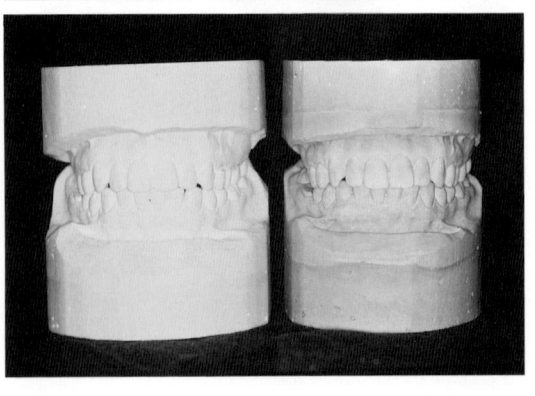

図III-2-10　石膏硬化後、トリミングをしてオルソペディク・バーティカル・ライン、CGラインを記入して副模型を完成させる。以後の操作にはこの副模型をアナトミック・キャストとして使用する。

図III-2-11　オリジナル・キャスト(向かって左)と副模型(向かって右)。何れも診断ラインを記入されて診断模型 (Anatomic Casts) と言える。

3 フリー・ウェイ・ゾーンの計測
Free Way Zone

　総論で述べたようにフリー・ウェイ・ゾーンとは、現在、その個体が持っている上顎歯列と下顎歯列との間の三次元的な量の中に存在する生活空間である。スプリンティングを行なう上で本来その個体が持っている上下的関係を知ることは、スプリントを成功させるかどうかにかかっており、フリー・ウェイ・ゾーン計測は、その空間の量を知るための術式である。

　もしこの計測を行なわないでスプリンティングをすると、生理的な許容範囲を超えたものとなる危険性がある。

　フリー・ウェイ・ゾーンの計測で診査することを列記すると、
1. 下顎が失ったであろう上下的高さ
2. 下顎の左右の変位量と方向
3. 下顎の前後的変位量と方向

となる。

　フリー・ウェイ・ゾーンの計測は、有歯顎においても、無歯顎においても行なわれるが、ここでは有歯顎について述べる。なお、無歯顎についてはマイオドンティク・デンチャーの項で述べる。

　さらに重要なことは、この最初に計測するフリー・ウェイ・ゾーンの量は、現在その個体が持っているものであって、その個体本来のものとは別のものであるということである。当然、スプリントをすることによってその量は変化してくる。

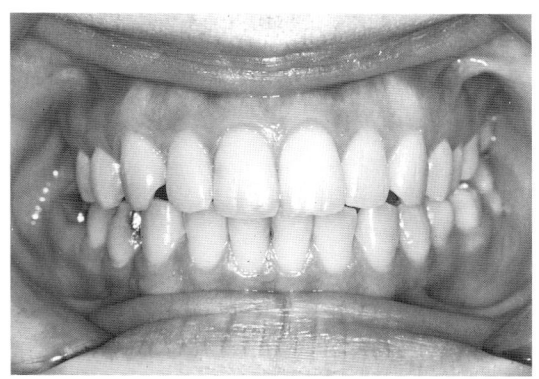

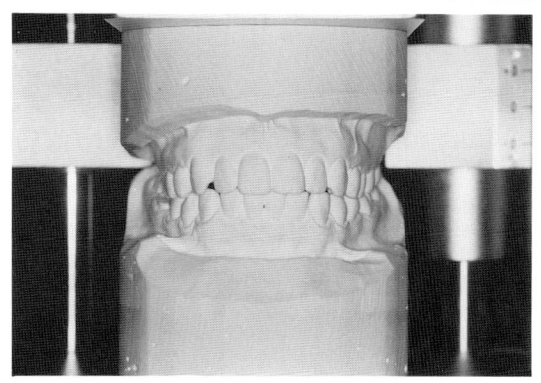

1．ワックス・ブロックが合致する場合

図Ⅲ-3-2　術前の口腔内。

　フリー・ウェイ・ゾーンとは、臨床的には、上半身立位の姿勢をとり口腔内に適正なワックス・ブロックを入れることにより、下顎が HIP-Plane に対して平行に動き得る範囲である。このワックス・ブロックの作り方が、フリー・ウェイ・ゾーン計測の要となる。

　最初にフリー・ウェイ・ゾーンが容易に測定できる図Ⅲ-3-1（次ページに掲載）の①の経路について説明する。

図Ⅲ-3-3　アナトミック・キャスト。副模型を使用する。

III. 各 論

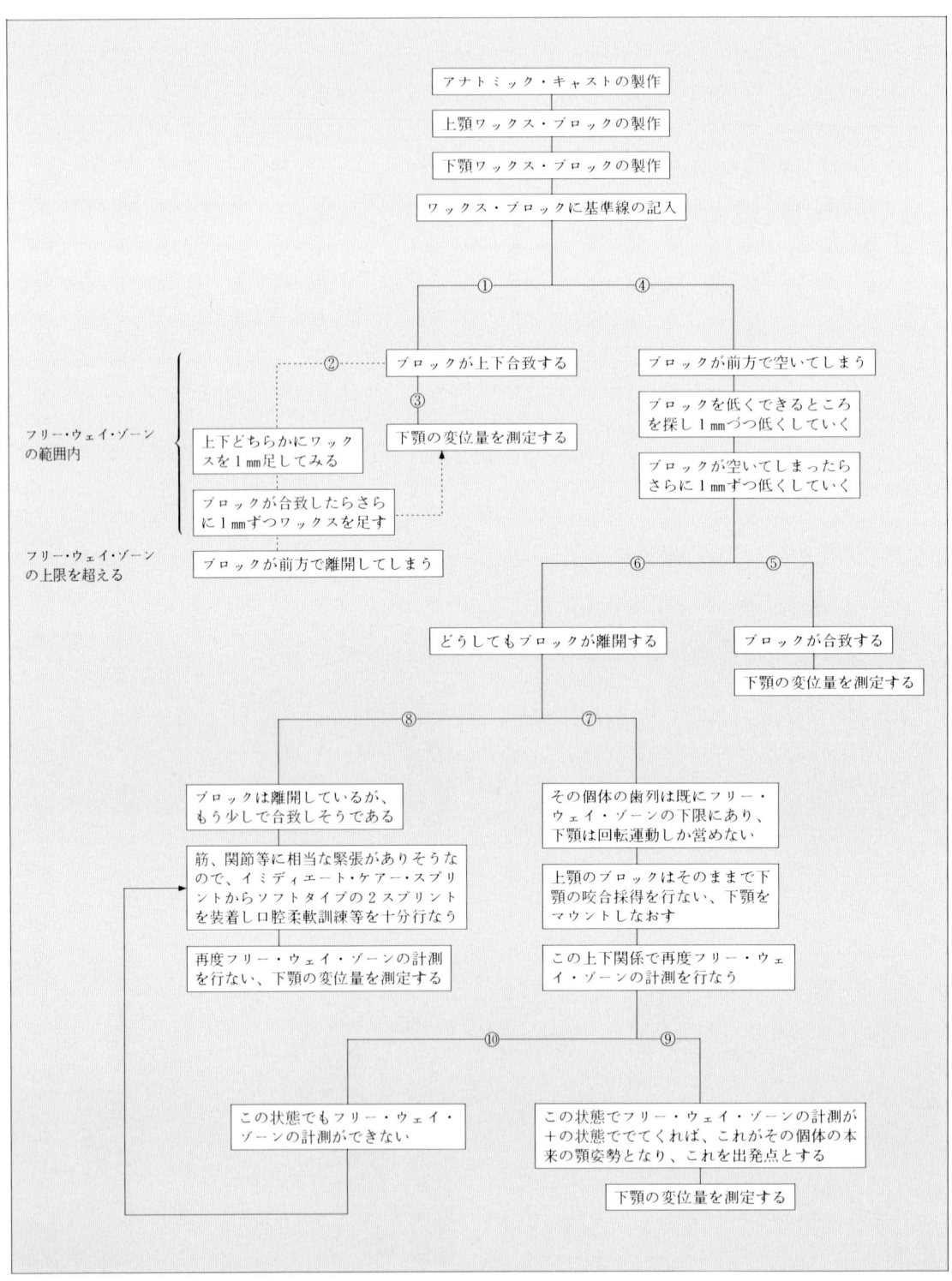

```
                    アナトミック・キャストの製作
                              │
                    上顎ワックス・ブロックの製作
                              │
                    下顎ワックス・ブロックの製作
                              │
                    ワックス・ブロックに基準線の記入
                         ┌────┴────┐
                         ①         ④
                    ブロックが上下合致する   ブロックが前方で空いてしまう
                         ③                  │
                    下顎の変位量を測定する   ブロックを低くできるところ
                                            を探し1mmづつ低くしていく
フリー・ウェイ・ゾーン  ②                  │
の範囲内            上下どちらかにワック     ブロックが空いてしまったら
                    スを1mm足してみる       さらに1mmずつ低くしていく
                    ブロックが合致したらさら
                    に1mmずつワックスを足す
フリー・ウェイ・ゾーン
の上限を超える      ブロックが前方で離開してしまう
                              │          ⑤
                         ⑥    │    ブロックが合致する
                    どうしてもブロックが離開する  下顎の変位量を測定する
                         ⑧         ⑦
              ブロックは離開しているが、  その個体の歯列は既にフリー・
              もう少しで合致しそうである  ウェイ・ゾーンの下限にあり、
                                       下顎は回転運動しか営めない
              筋、関節等に相当な緊張がありそうな
              ので、イミディエート・ケアー・スプリ  上顎のブロックはそのまま下
              ントからソフトタイプの2スプリント    顎の咬合採得を行ない、下顎を
              を装着し口腔柔軟訓練等を十分行なう   マウントしなおす

              再度フリー・ウェイ・ゾーンの計測    この上下関係で再度フリー・ウェ
              を行ない、下顎の変位量を測定する    イ・ゾーンの計測を行なう
                         ⑩         ⑨
              この状態でもフリー・ウェイ・    この状態でフリー・ウェイ・ゾーンの計測が
              ゾーンの計測ができない         +の状態ででてくれば、これがその個体の本
                                           来の顎姿勢となり、これを出発点とする
                                            下顎の変位量を測定する
```

図III-3-1

3．フリー・ウェイ・ゾーンの計測

図Ⅲ-3-4　下顎のベースにオクルーザル・ベースをセットし、上顎のキャストを静かにオクルーザル・ベースに向かって下していく（上顎ベースの上下動はアジャスティング・スクリューで行なう）。

図Ⅲ-3-5　上顎歯牙のどれかが最初にオクルーザル・ベースに接触する直前(0.5mm程度)で下すのをやめ（模型保護のため）その時のミリメーター・スケールを記録する。

図Ⅲ-3-6　この症例では－8.5mmである。

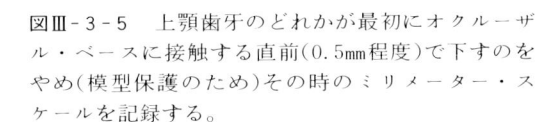

図Ⅲ-3-7　$\underline{5|}$がミリメーター・スケールの－8.5mmでオクルーザル・ベースに接触するということはHIP-Planeから6.5mmの距離に$\underline{5|}$が存在するということである。ミリメーター・スケールの－8.5mmがHIP-Planeから6.5mmということは、上顎をクリブによってマウントする際、オクルーザル・ベースより15mmの高さのピンホルダーとノッチバーによって装着されているため、HIP-Planeはオクルーザル・ベースより15mm上方（＋側）に設定されていることになり、これがミリメーター・スケールの0となる。すなわち、ミリメーター・スケールの－8.5mmとは、HIP-Planeより＋15－8.5＝6.5となり、6.5mmとなる。

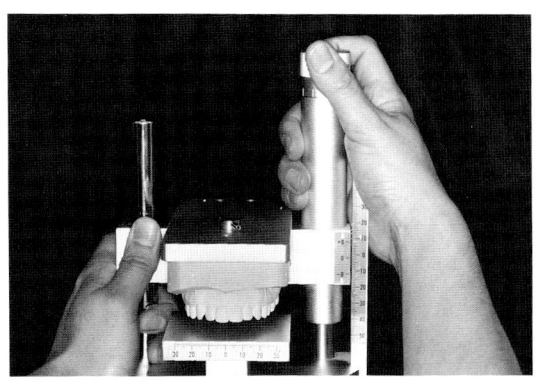

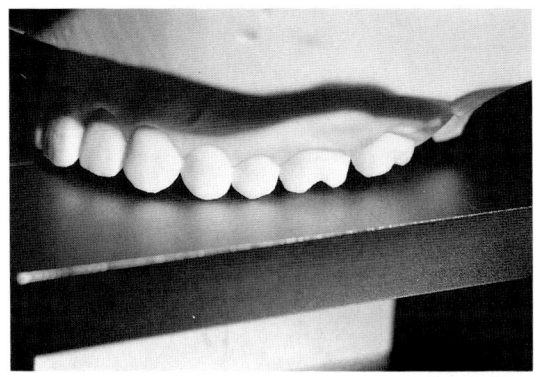

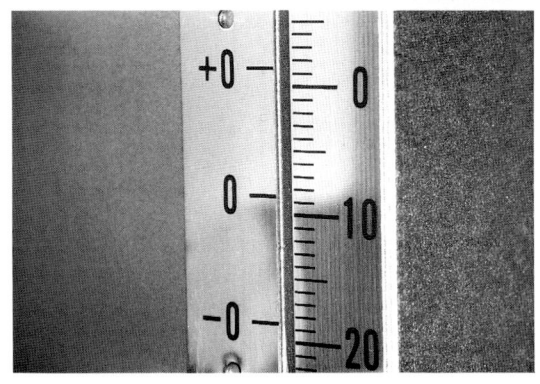

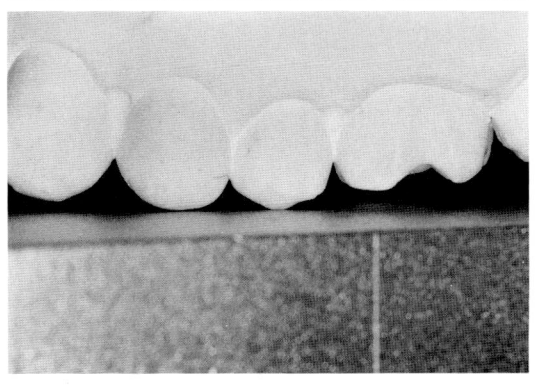

III. 各論

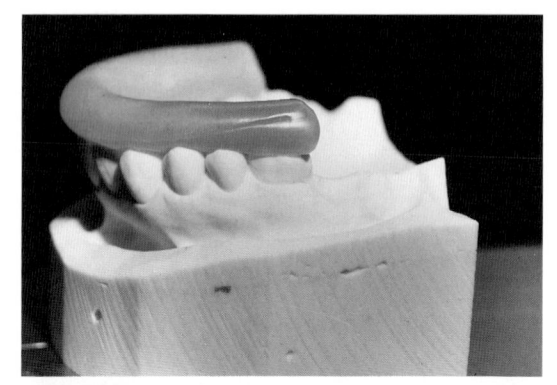

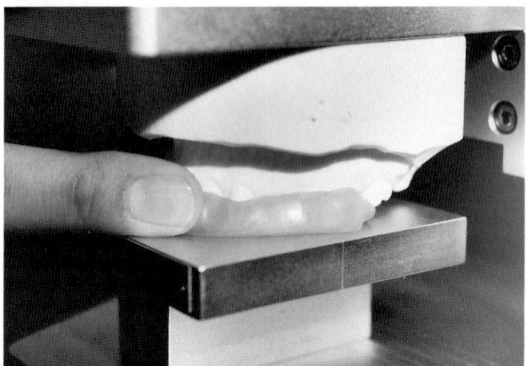

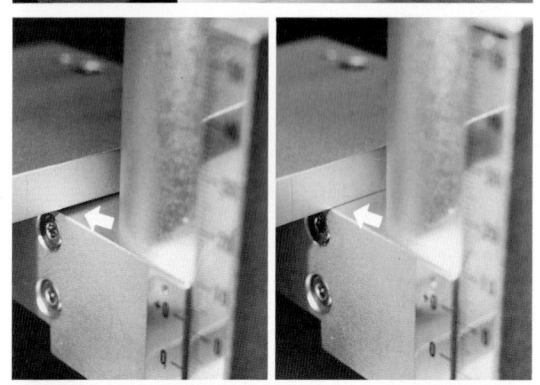

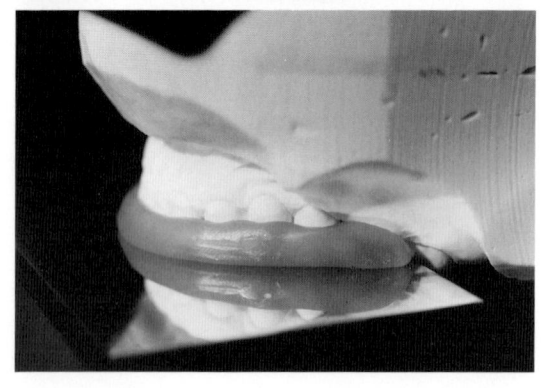

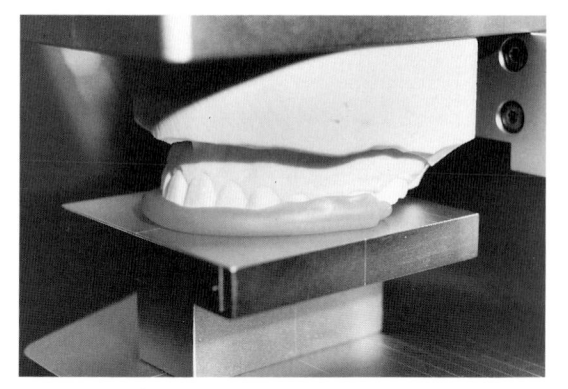

図III-3-8｜図III-3-9
図III-3-10

図III-3-8 オクルーザル・ベースに分離剤を塗布し、パラフィン・ワックスをロール状に軟化して馬蹄型とし、咬合面の $\underline{6+6}$ にのせ、軽く圧接する。

図III-3-9 上顎のベースを素早く閉じ、オクルーザル・ベースに圧接する。

図III-3-10 頬側に溢れたワックスを歯牙頬側面に圧接する。

図III-3-11｜図III-3-12

図III-3-11 この時、図のようにクロスバーと上顎のベースの間が空いてしまうとワックス・ブロックに HIP-Plane を設定できなくなるので再度ワックスを軟化させて、もう一度やり直す。

図III-3-12 図のようにクロスバーと上顎のベースが隙間なく密着していることが必要である。

図III-3-13 続いて下顎のキャストを上顎のベースにセットして上顎の場合と同様 $\underline{6+6}$ の範囲でワックス・ブロックを製作する。図では後臼歯三角が最初に接触してしまうので、移動式のオクルーザル・ベースを使用してその部を抜いてワックス・ブロックを製作している。

3．フリー・ウェイ・ゾーンの計測

図Ⅲ-3-14 移動式のオクルーザル・ベースがない時は、図のように表裏が平行なガラス板等をオクルーザル・ベース上に置いて使用してもよいが、ガラス板の厚みは記録しておく。

図Ⅲ-3-15 上下アナトミック・キャストをクープ・マシンにセットし、でき上がったブロックが合致するようにアジャスティング・スクリューで上顎のベースを上げ、その時のミリメーター・スケールを記録する。

図Ⅲ-3-16 有歯顎の場合は、上下歯列間にワックス・ブロックが介在した分だけミリメーター・スケールは＋となる（ミリメーター・スケールは、0より上方が＋側、下方が－側である）。この場合は、上下合せて＋5mmの咬合高径の増加となった。

図Ⅲ-3-17 上下ブロックが接触したところで止める。この時、現われる上下ブロックの状態は次の二通りである。①上下ブロックが完全に合致する。②上下ブロックが前歯部で離開する。この図では①のように上下が完全に合致しており、フリー・ウェイ・ゾーンの範囲内である。すなわち、先程記録したmm数の量のフリー・ウェイ・ゾーンが存在することになる（前歯部が離開した場合については後述）。

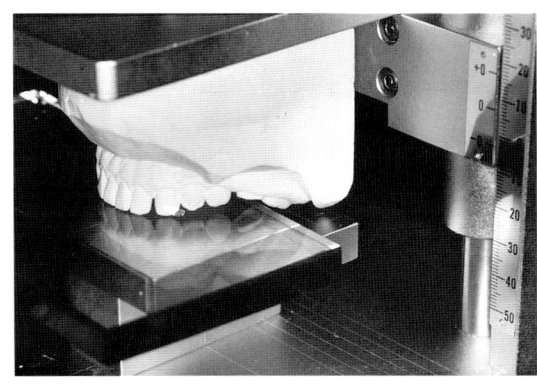

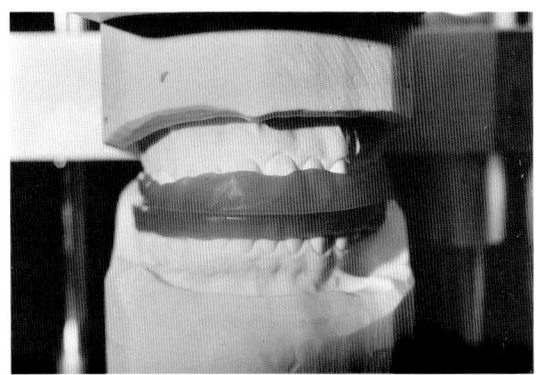

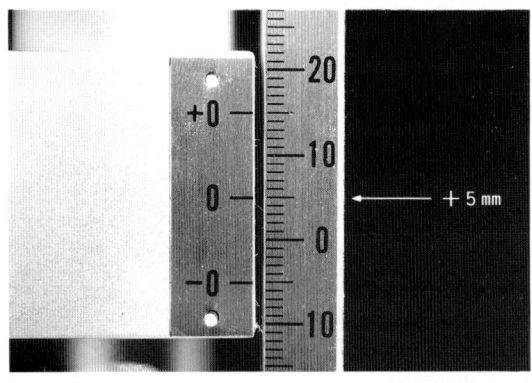

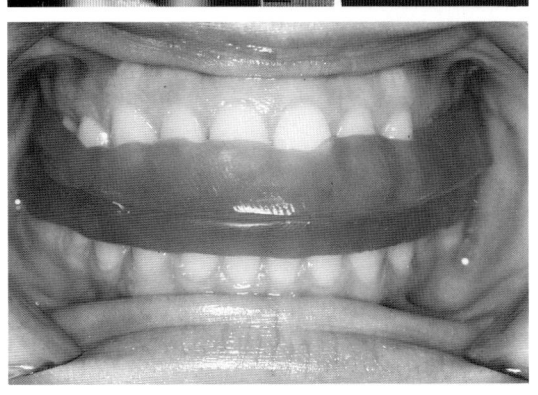

83

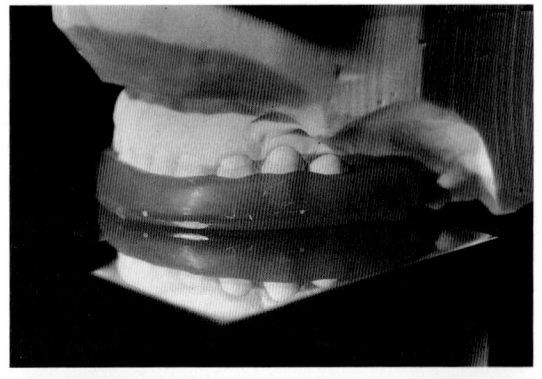

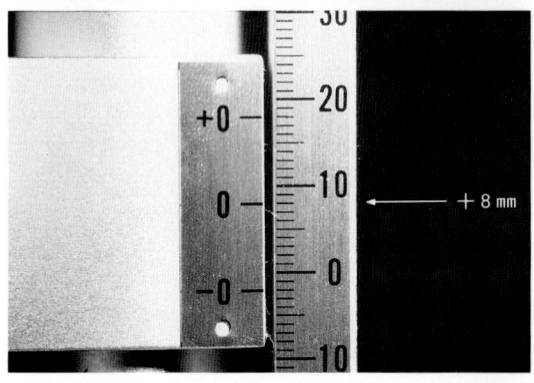

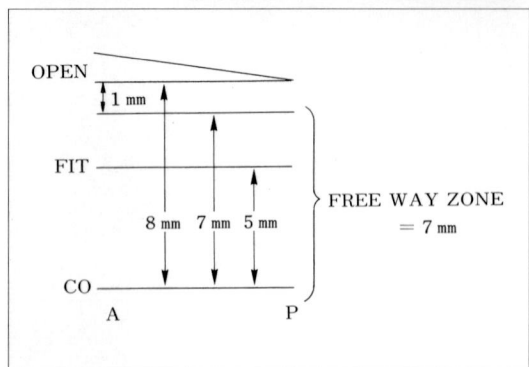

2. フリー・ウェイ・ゾーンの上限の測定

図Ⅲ-3-18 フリー・ウェイ・ゾーンの上限を調べるためにクープ・マシン上でワックスを1mm追加する（図Ⅲ-3-1の②の過程）。

当然、1mm増えた分だけ上下の合計のmmも増加する。すなわち＋6mmとなる。

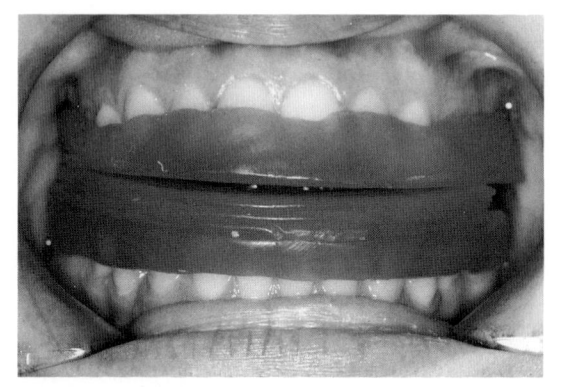

図Ⅲ-3-19	図Ⅲ-3-20
図Ⅲ-3-21	

図Ⅲ-3-19 1mm追加しても、口腔内では上下ブロックが合致している。

図Ⅲ-3-20 さらに1mmずつワックスを追加し、前歯部が離開するまで続ける。

図は前歯部でブロックが離開したところである。

図Ⅲ-3-21 クープ・マシン上のミリメーター・スケールは＋8mmであり、最初に計測したときよりも3mmのワックスが増加されている。この値はフリー・ウェイ・ゾーンの上限を超えたものである。

図Ⅲ-3-22 今までの操作を簡略してみる。

表中の数字はミリメーター・スケールの値である。COは、計測する前の嵌合位の状態であり、計測していって最終的に合致した所が＋7mmである。さらに1mm追加したところ、前歯部が離開した、図中のOPENであり、上限を超えている。この人の現在のフリー・ウェイ・ゾーンは、＋8mmと＋7mmの間にあり、低い値の＋7mmをフリー・ウェイ・ゾーンとして記録する。

OPEN：上下ワックス・ブロックが前方で離開
FIT　：上下ワックス・ブロック合致
CO　：咬頭嵌合位
A　　：前方　　　P：後方

3．フリー・ウェイ・ゾーンの計測

3．下顎の変位の測定（量と方向）

図Ⅲ-3-23　さらに下顎の変位の量と方向をみるためにワックスブロックを上下固着して口腔外に取り出してみる（図Ⅲ-3-1の③の過程）。そのためにワックス・ブロックが合致したmm数までブロックを修整する。
　変位の量と方向は、ブロックに記入した基準線により診査する。

図Ⅲ-3-24　上下のワックス・ブロックに下顎の移動量と方向を診査するための基準線を記入する。
　正中部は上顎中切歯間より上下ブロックにわたる垂直線を引く。L定規を使用して線を引くと垂直線が上下ブロックに引ける。

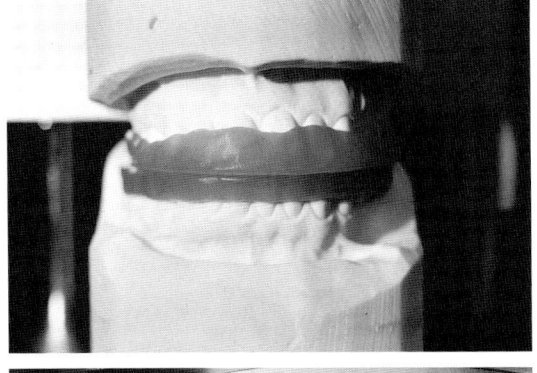

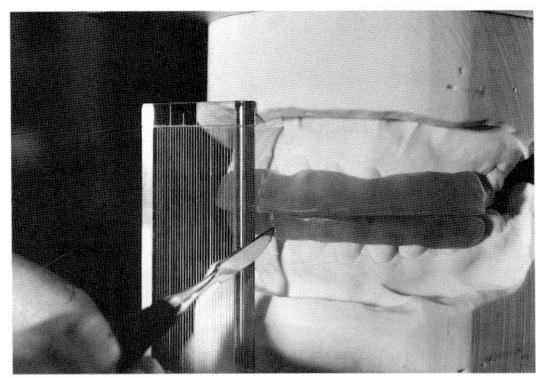

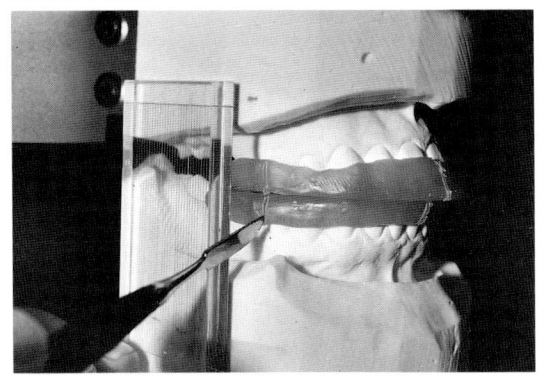

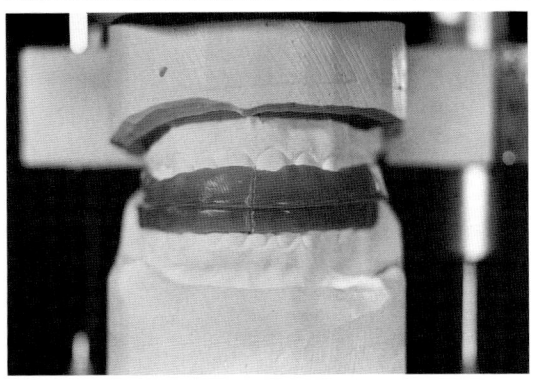

図Ⅲ-3-25　側方では、左右第2小臼歯部に引かれた上下にわたる垂直線である。

図Ⅲ-3-26　基準線が記入されたワックス・ブロック。

III. 各 論

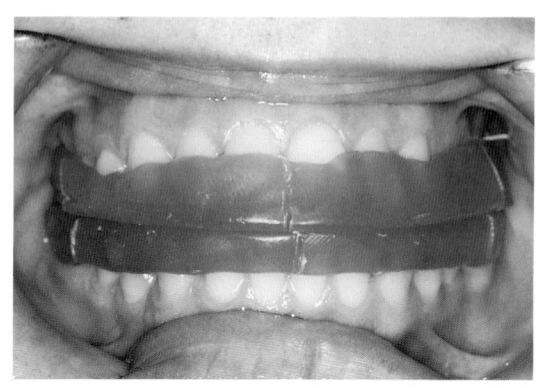

図III-3-27 完成したワックス・ブロックをキャストよりはずし口腔内に試適する。この時、患者は、立位で、安静にし、静かに口を閉じさせる。

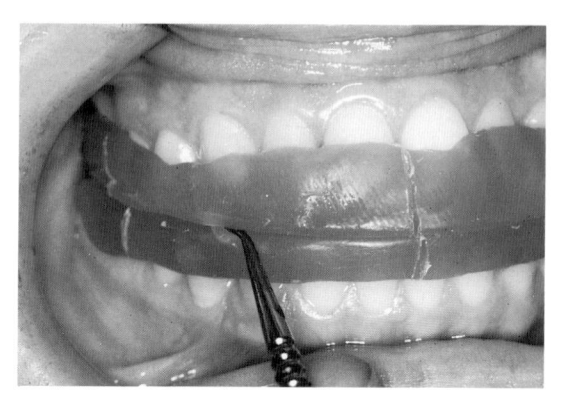

図III-3-28 ワックス・ブロックを上下固着して口腔外へ上下一塊としてとり出す。

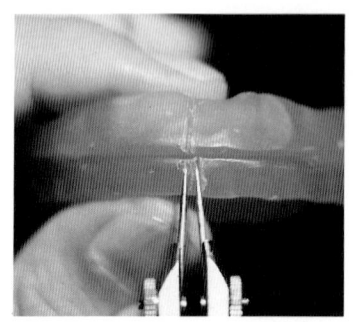

図III-3-29 正中部における基準線は、下顎が左側へ約2mm移動していることを示す。

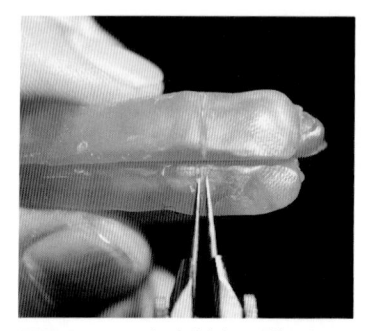

図III-3-30 左右側方に引かれた基準線により、左側では前方へ0.5mm移動し、

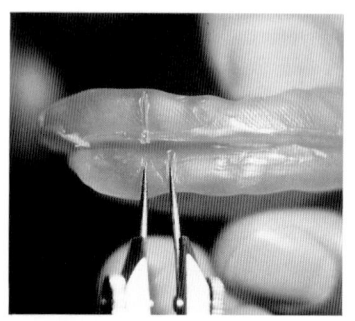

図III-3-31 右側では前方へ3.5mm移動していることが分かる。

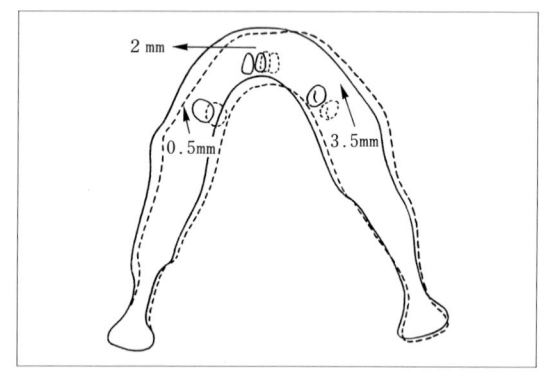

図III-3-32 すなわち、図にあるように、この個体の変位の量と方向が、数字によって表わされることになる。これは大まかな目安であって、実際スプリンティングを行なうことにより、移動の量と方向はさらに変わってくる。また、変位がローテーションなのか、シフトなのかの判断もつく。

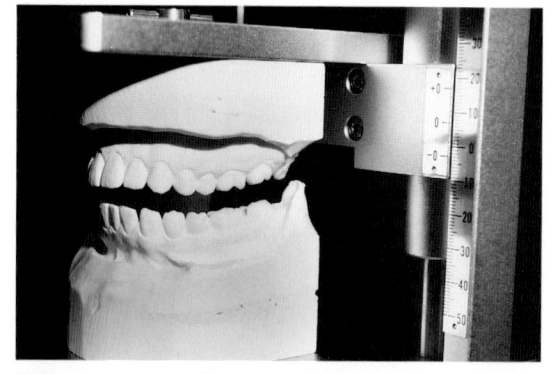

図III-3-33 クーブ・マシン上でフリー・ウェイ・ゾーンの範囲内の時のブロックをはずした状態である。この空間が、この人の持つ現在のフリー・ウェイ・ゾーンの量となる。
　スプリンティングは、この量の中から始めていくことになり、さらに、スプリンティングをすることにより、その量と方向は変化していく。

86

4．ワックス・ブロックが離開する場合

図Ⅲ-3-34　次に図Ⅲ-3-17で述べたように作ったブロックが口腔内で離開してしまう場合の術式を示す。まず図Ⅲ-3-1の④から⑤へ移行する場合の術式について説明する。
　図は術前の口腔内。テクニックとしては、上下ブロックのどちらかを1mmずつ低くしていけば良いが、症例によってどのように低くするか様々である。

図Ⅲ-3-35　口腔内でワックス・ブロックが前歯部で離開している。すなわち、フリー・ウェイ・ゾーンの上限を超えていることになる。
　計測を行なうということは、ブロックが完全に合致しているかどうかを確認することであり、そのためにブロックは全歯列に乗っている必要はなく、低くするのに邪魔になる歯牙等をさけてブロックを製作すればよい。

図Ⅲ-3-36　通常、下顎の後臼歯三角部、あるいは前歯部がスピーのカーブのために突出している。つまり、オクルーザル・ベースに最初に接触する部である(上顎は臼歯部、特に第一大臼歯が突出していることが多く、ブロックを低くすることが煩雑であるので、下顎から行なうことが多い)。

図Ⅲ-3-37　下顎のベースに移動式のオクルーザル・ベースを置き、下顎の前歯部が1mmオクルーザル・ベースより低くなる(ベースより突出する)ようにセットする。

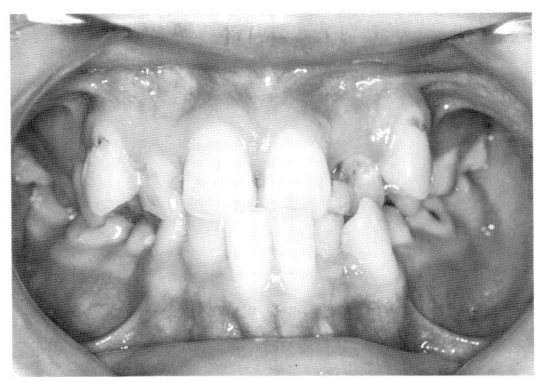

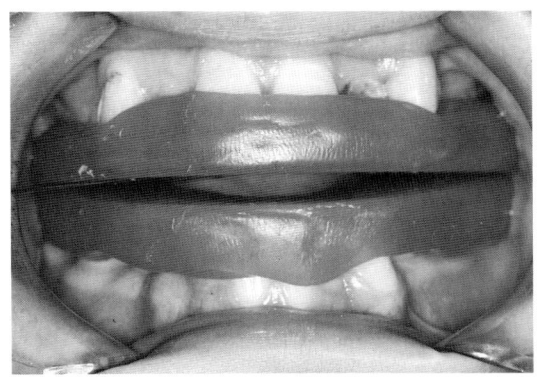

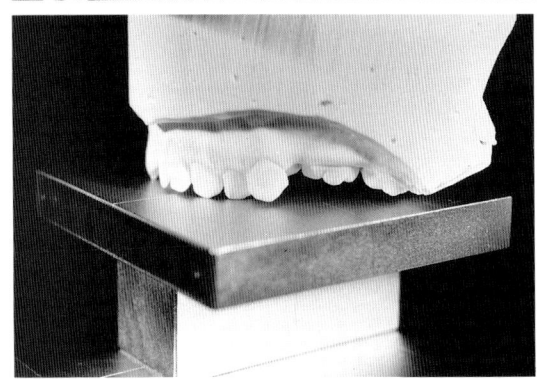

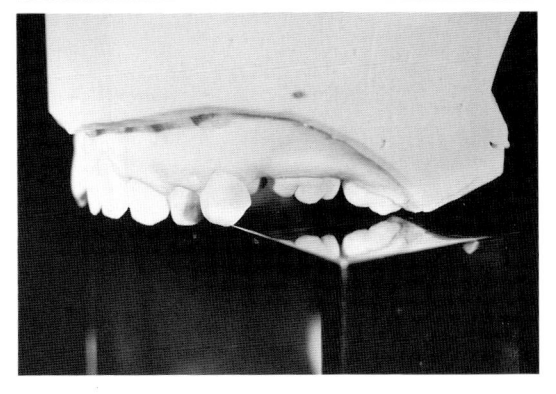

III. 各 論

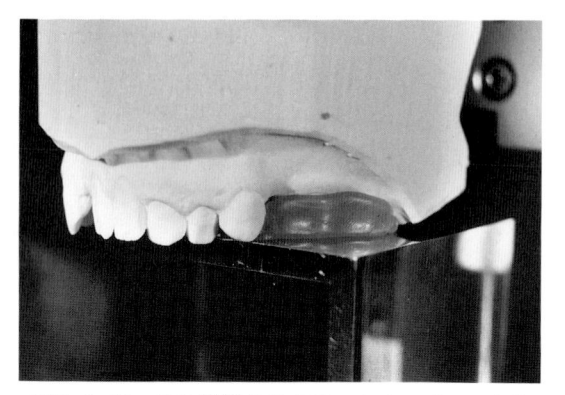

図III-3-38 この状態のままワックス・ブロックを製作すると1mm低いブロックが完成する。この時、前歯部の切端上にワックスが乗らないようにし、ワックスは前歯舌側へ圧接するようにする。なお、上顎は最初に使用したブロックを使用する。

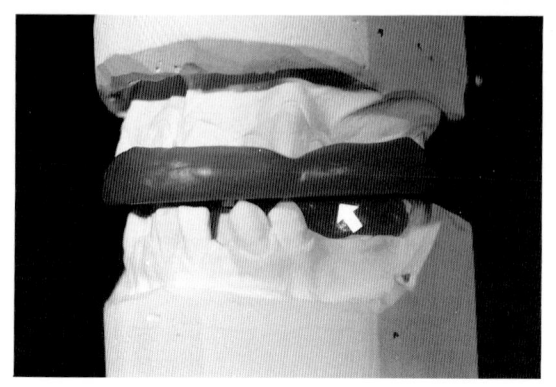

図III-3-39 クーブ・マシン上で上下を合せると、当然図のように下顎の前歯部が上顎のブロックにぶつかって、上下ブロックの間が1mm空く。

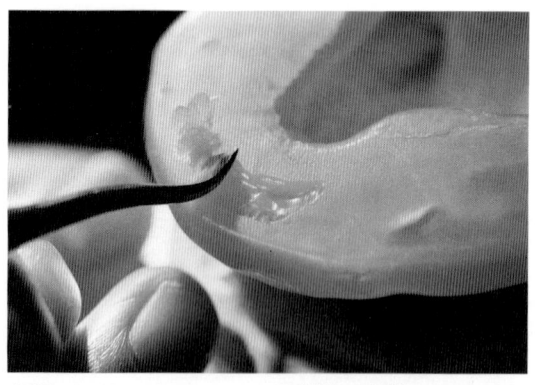

図III-3-40 ぶつかっている部分の上顎のワックスを上下臼歯部のブロックが合致するまで削除する。この時、下顎の移動を見越して少し余分に削除しておく。

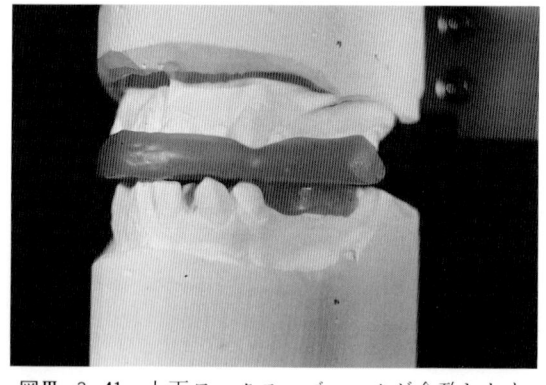

図III-3-41 上下ワックス・ブロックが合致したところ。

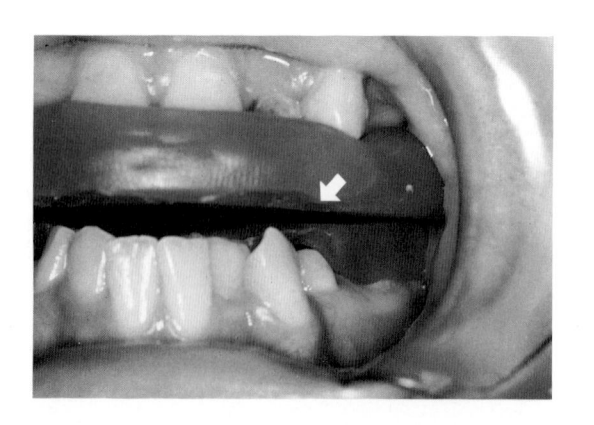

図III-3-42 口腔内に試適し、静かに噛ませる。上下ブロックが離開しているかどうかは、下顎前歯部にブロックがないため、側方から臼歯部で確認する。この症例はまだ離開している。

3. フリー・ウェイ・ゾーンの計測

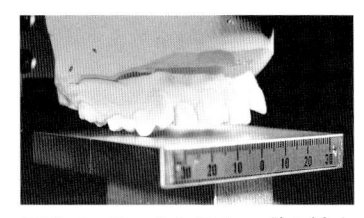

図Ⅲ-3-43 さらに1mmずつ低くしていく。下顎ではもうブロックを低くすることができないので上顎のブロックを低くする。上顎では 4| が最初にオクルーザル・ペースに接触している。

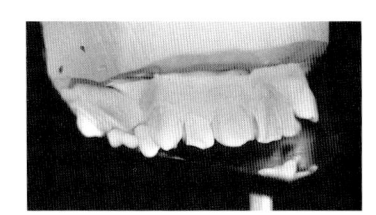

図Ⅲ-3-44 移動式のオクルーザル・ペースを動かして下顎の前歯で行なったように、4| が抜けるように移動式のオクルーザル・ペースをセットする。

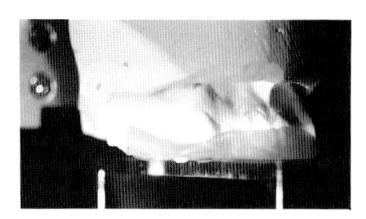

図Ⅲ-3-45 この状態でワックス・ブロックを製作し、その抜いた部に対向する下顎のワックス・ブロックを削除する。

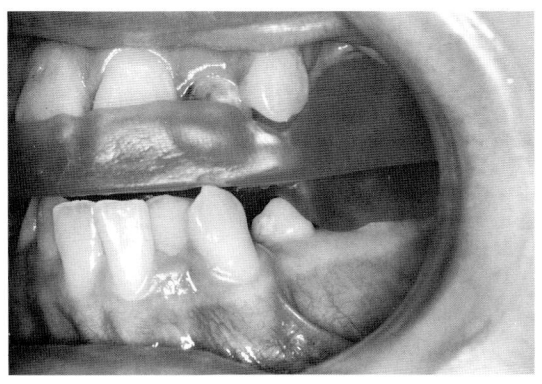

図Ⅲ-3-46 でき上がったワックス・ブロックを口腔内に試適してみる。上下のブロックが合致している。

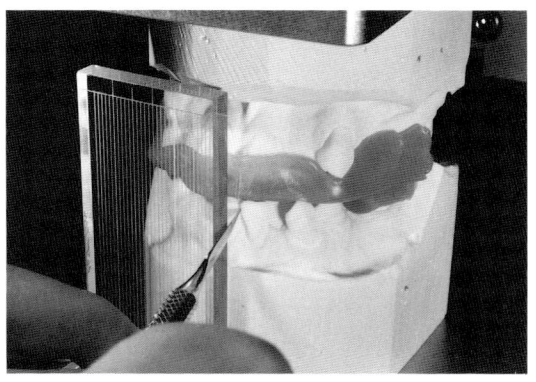

図Ⅲ-3-47 ブロックをクーブ・マシンのキャスト上に戻し、その時の上下各々のミリメーター・スケールと上下合計のmm数を記録する。次に基準線をワックス・ブロックに記入する。正中部では、下顎のワックス・ブロックが舌側に回って出ていないため、下顎中切歯の隣接部に一致した基準線をブロックにマークする。

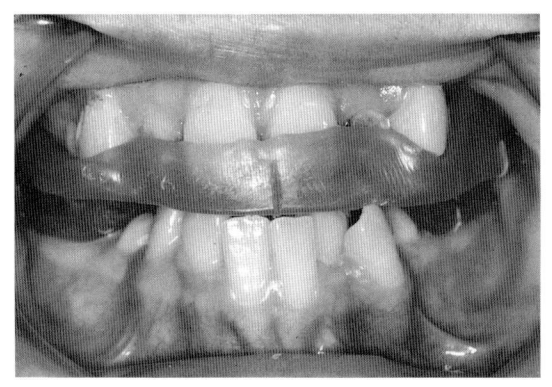

図Ⅲ-3-48 口腔内にブロックを戻す。上下ブロックを一塊として口腔外へ取り出すことが困難な場合は、口腔内で変位量を計測する。

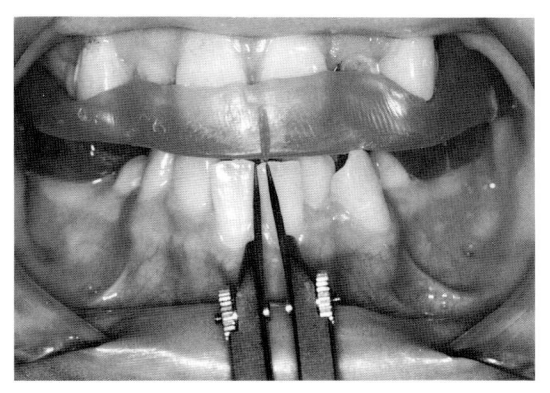

図Ⅲ-3-49 下顎の移動量と方向を計測する。この時の下顎の変位量は、正中では右側に2mm、左側では前方に2.5mm、右側では後方に0.5mmであった。

III. 各論

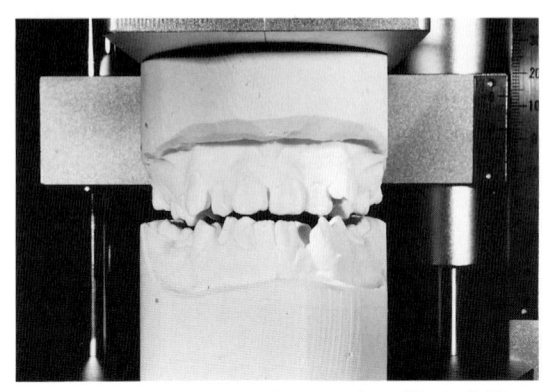

図III-3-50 ワックス・ブロックをはずした状態のアナトミック・キャストである。この空間がフリー・ウェイ・ゾーンである。

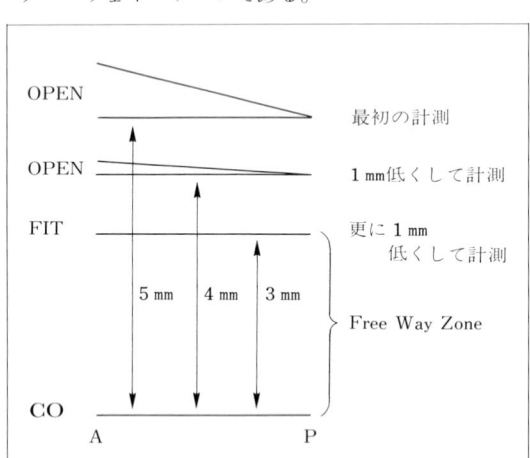

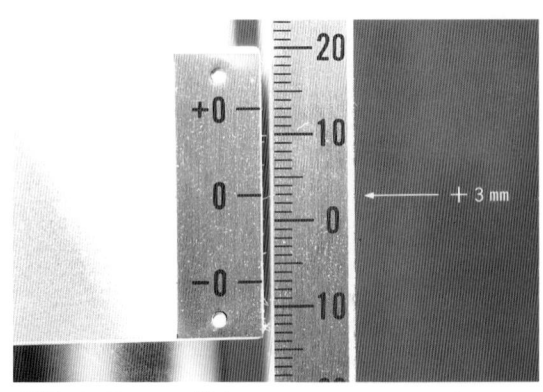

図III-3-51 この場合、フリー・ウェイ・ゾーンの量は、クープ・マシン上で＋3mmである。この幅は、スプリンティングによって増大してくる。

図III-3-52 この症例のフリー・ウェイ・ゾーン計測の模式図。
OPEN：上下ワックス・ブロックが前方で離開
FIT ：上下ワックス・ブロック合致
CO ：咬頭嵌合位
A ：前方　　　P：後方

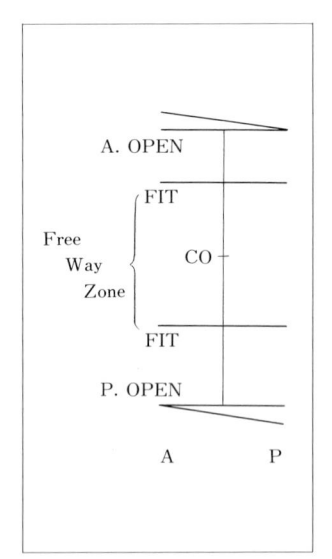

5. フリー・ウェイ・ゾーンの計測が不可能な場合

図III-3-53 次にどうしてもフリー・ウェイ・ゾーンを計測することが不可能な場合がある（図III-3-1の⑥の場合）。このような場合、次の二通りが考えられる。一つは、筋肉部等に強い緊張や、器質的な変化のある場合、もう一つは、その嵌合位自体がフリー・ウェイ・ゾーンの下限（マイオドンティク・デンチャーの項参照）に入ってしまっている場合である。通常、上下歯牙の嵌合があれば計測はCOから始まることになるが、無歯顎のように嵌合する歯牙のない場合、咬合高径を低下させるとA. OPENのような上限の場合とは反対にワックス・ブロックの後方が離開する。P. OPENの状態（下限を超えた状態）となるが、まれに上下歯牙が嵌合（CO）していても下限を超えた状態で嵌合していることがある。このような場合、フリー・ウェイ・ゾーンの計測は全く不可能であるが、実際に下限に入っている状態がどうかを診査する必要がある。

3. フリー・ウェイ・ゾーンの計測

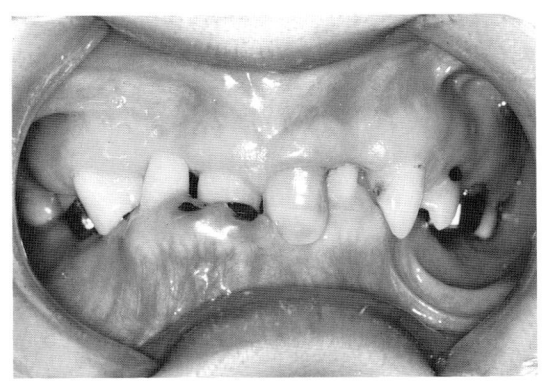

図Ⅲ-3-54 有歯顎においてもフリー・ウェイ・ゾーンの下限に入っていることがあり、その場合の術式について述べる（これは図Ⅲ-3-1の⑦についての対処法である）。図は術前の口腔内である。

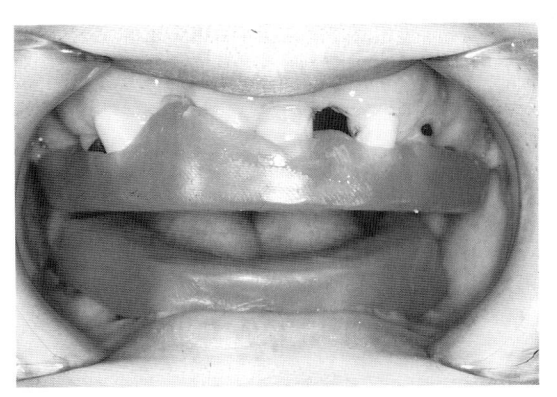

図Ⅲ-3-55 通法に従ってフリー・ウェイ・ゾーンの計測を行なったが、測定不能であった症例である。

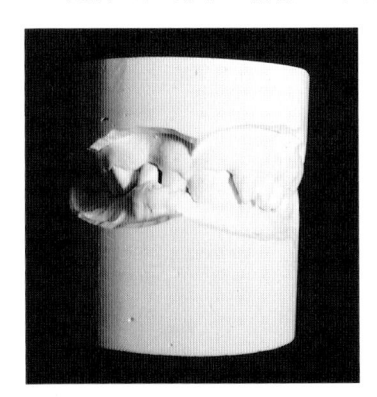

図Ⅲ-3-56 アナトミック・キャスト、正面観。

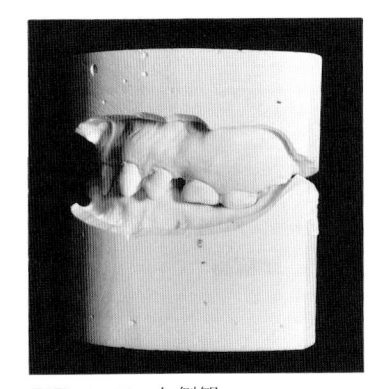

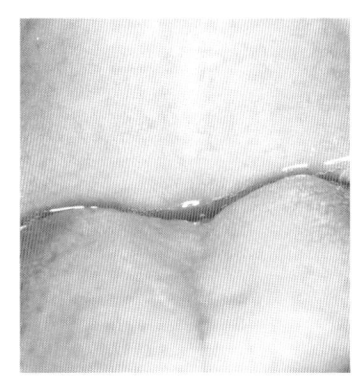

図Ⅲ-3-57 左側観。

図Ⅲ-3-58 このような症例ではU.T.M.Sが現れる。舌背における左右の違いに注意して欲しい。（様々な症状・徴候を持つ。総論参照）

このように上下歯列が一応嵌合していてもここになるまでの過程において、下顎がフリー・ウェイ・ゾーンの範囲を超え、さらに回転運動に沿って上顎に下顎がめり込むように入ってしまっている。正しいフリー・ウェイ・ゾーンを持つ生活空間の場を堀り出してやる必要がある。

図Ⅲ-3-59 このようにフリー・ウェイ・ゾーンの下限に入ってしまっていると思われる症例では、まず、本来あったであろう位置で、下顎の咬合採得を行ない、実際、それが正しいかどうかを確認する作業を行なう。
　まず、上顎のワックス・ブロックは通法に従って製作し、下顎は、後方が後臼歯三角1/2中点へ向かい、前歯部は一応前歯の高さにしたブロックを製作する。

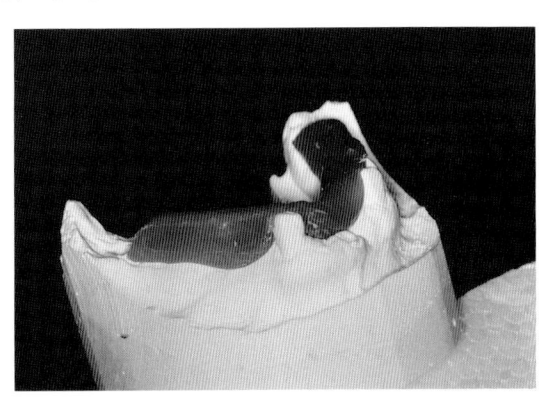

III. 各論

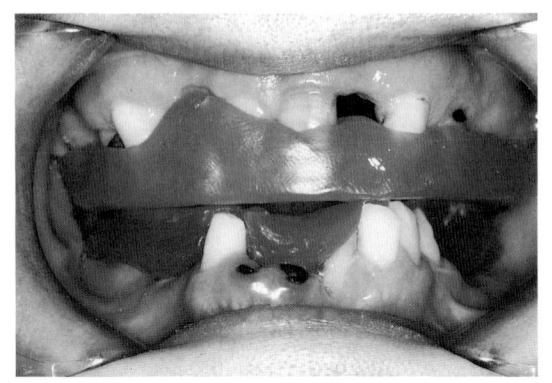

図III-3-60 次に口腔内にブロックを入れ、下顎のブロックが上顎のブロックと合致するように下顎ブロックの調整を行なう。

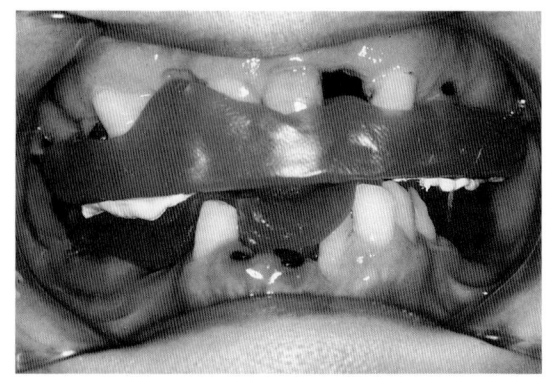

図III-3-61 上下ブロックが合致したらブロックを固着して口腔外へ取り出す。

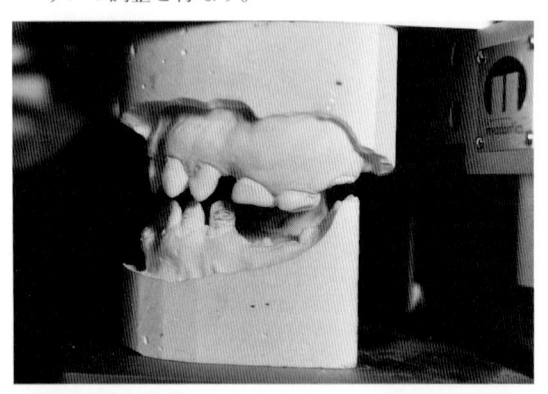

図III-3-62 上顎のキャストはそのままにして下顎のキャストをマウントしなおす。

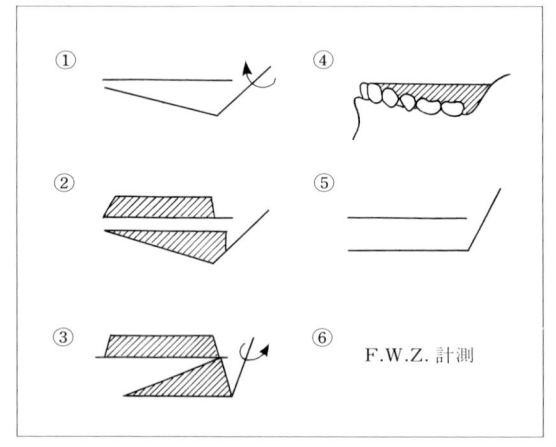

図III-3-63 この状態を出発点としてフリー・ウェイ・ゾーンの計測を行ない、この状態より量を増したフリー・ウェイ・ゾーンが計測されれば、この上下関係はフリー・ウェイ・ゾーンの範囲内にあり、正しい関係となる。しかしここでフリー・ウェイ・ゾーンに全く幅がない場合は、1mmでもワックスを追加すると口腔内でブロックが開いてしまい、この上下関係も正しくはなく、図III-3-1の⑩に移行することになる。
①顆頭は回転し嵌合していても下限に入っている
②この状態でワックス・ブロックを作る（クーブ・マシン上）
③①とは反対に顆頭はすぐ回転し、ブロックは離開する
④現在の嵌合位でなく本来あるべき下顎位を採るための咬合採得をする
⑤クーブ・マシン上で下顎のマウントをしなおす
⑥再度、フリー・ウェイ・ゾーンを計測して、計測が可能ならば、ここを出発点とする。もし駄目なら④の位置が間違えていることになる

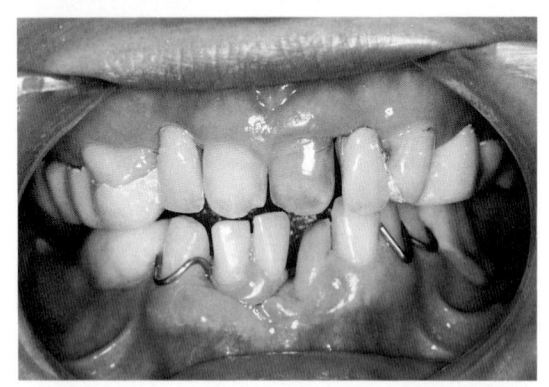

図III-3-64 この症例の場合、新たに咬合採得をし、フリー・ウェイ・ゾーンの計測を行なった結果、新しい顎位はゾーンの範囲内であることが確認されたため（図III-3-1の⑨の場合）、通法に従ってソフトのスプリント、レジンスプリントと移行していった。図はレジンのスプリントが装着されている状態である（製作法は後述）。

3．フリー・ウェイ・ゾーンの計測

図Ⅲ-3-65　図は一見すると崩壊咬合を呈し、図Ⅲ-3-53に似ているが、現在の状態でもフリー・ウェイ・ゾーンを有している口腔である。ただし、その幅は非常に狭く、この段階ではフリー・ウェイ・ゾーンを計測することはできなかった。すなわち図Ⅲ-3-1の⑧の場合である。

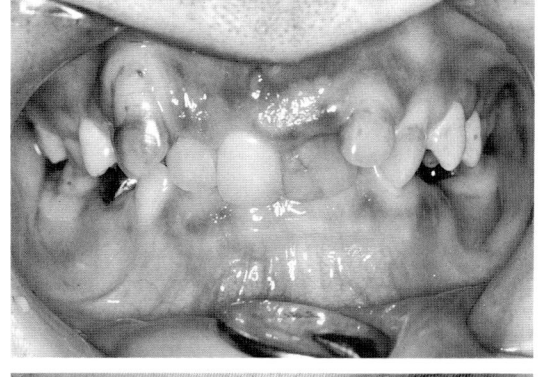

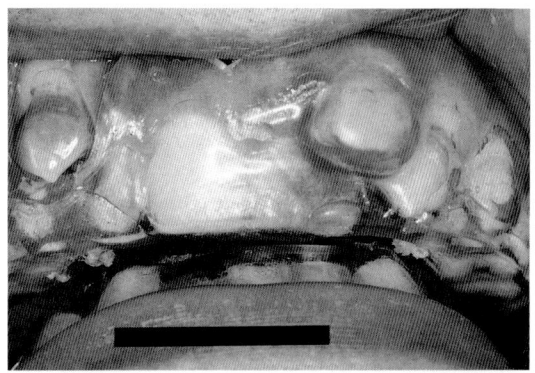

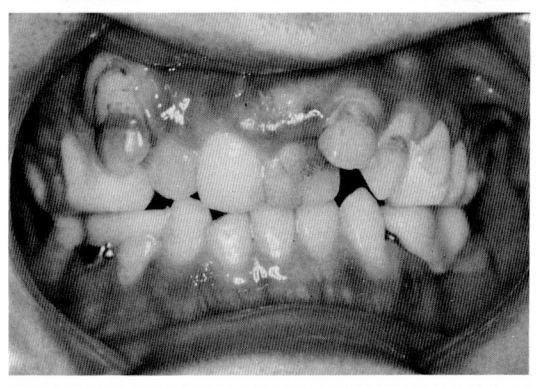

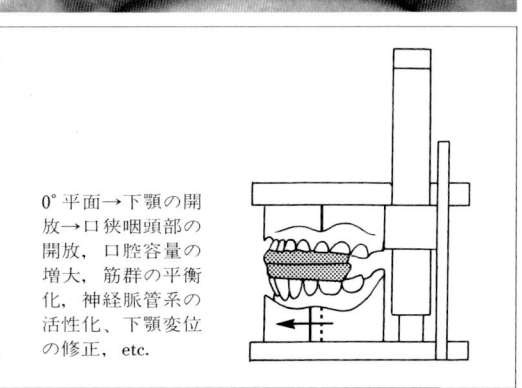

図Ⅲ-3-66　通法に従ってフリー・ウェイ・ゾーンの計測をし、その範囲内でソフト・スプリントを装着し、さらにフリー・ウェイ・ゾーンを増量し、

図Ⅲ-3-67　レジンの2スプリントへと移行した。
　このように、フリー・ウェイ・ゾーンの幅はないがソフト・スプリントを装着することによってその量を増すことができる場合は、この口腔はフリー・ウェイ・ゾーンの範囲内にあるということになるが、もし、これによっても、フリー・ウェイ・ゾーンの増大が図れない場合は、既にフリー・ウェイ・ゾーンの下限に入っていることになり、図Ⅲ-3-1の⑦へ移行することになる。

図Ⅲ-3-68　参考例としてある患者の習慣的開閉路とブロック装着者の下顎の移動をMKGを通してみてみる。ワックス・ブロックを口腔内に入れると下顎は様々な動きを示す。これはブロックがHIP-Planeと平行であり、さらに0°平面によって下顎が様々な束縛から解かれるためであり、単に咬合が挙上されたからというものではない。この下顎の動きは、下顎の習慣的開閉路に一致するわけではなく、0°の水平面をガイドとして下顎が本来あるべき位置へ移動していると考えられる。図は下顎が0度平面に対して移動した量を示す（点線が最初のCGラインの位置）。

0°平面→下顎の開放→口狭咽頭部の開放、口腔容量の増大、筋群の平衡化、神経脈管系の活性化、下顎変位の修正，etc.

93

Ⅲ. 各 論

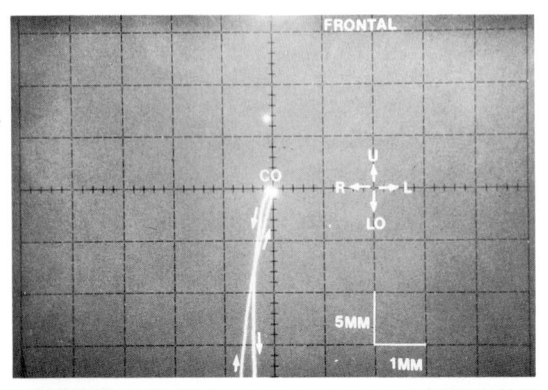

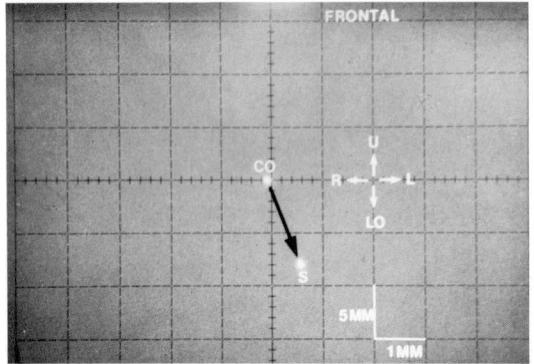

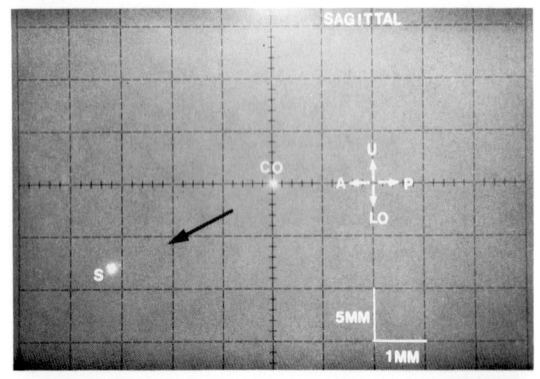

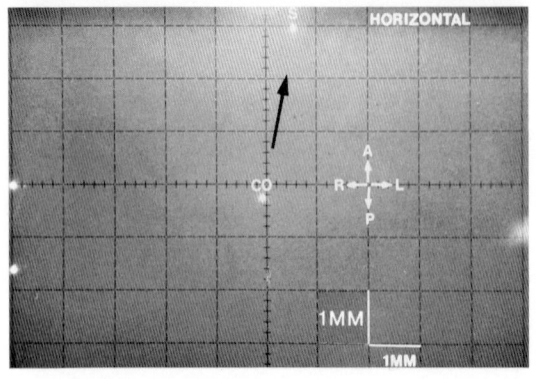

図Ⅲ-3-69　下顎切歯点の習慣的開閉路は図のように右側へ0.5mm程正中からズレている。アナトミック・キャストの評価でも下顎は右側へ2.5mm程偏位しており、このまま咬合高径を増すだけなら下顎切歯点は習慣的開閉路の中の挙上された位置(右側)へ移動しそうである。

図Ⅲ-3-70　ブロック装着後CO(最初の嵌合位)からS(ブロックを入れた位置)への移動は左側へ約0.5mmであり、予想されたものとは反対の結果が出ている。ちなみに、クープ・マシン上での咬合高径の増加は5.5mmであったが、切歯点では図にみられるように約8mmとなっている。下顎の動きの支点が顆頭部にあり、前方へ行く程その運動範囲が大きくなったためである。

図Ⅲ-3-71　図でみるようにCOからSへ前方に約3mmの下顎の移動がみられる。これは下顎が解放された結果であるが、その分、切歯点の上下間の移動も大きくなるわけである。

図Ⅲ-3-72　水平面からみると下顎は約3mm前方へ、そして約0.5mm左側へ移動していることが分かる。このような変化は、スプリント直後から起こることもあれば、長期間を要することもあり、症例によって様々であるが、ブロックを入れた状態と入れない状態では下顎の位置に大きな違いがあることが分かった。基準を持たないでスプリントを作っても、本来の位置とは違う下顎位が設定されかねないのである。

6. 小児の場合

図Ⅲ-3-73 近年、小児、児童に顎口腔系由来の病態が増えているようである。これも上下顎の三次元的崩壊（齲蝕の有無に関係なく）が原因と思われるものが少なくない。小児に対するアプローチは本書の本題から離れているようであるが、そのアプローチの中で、どうしてもフリー・ウェイ・ゾーンを計測していく必要があるので簡単に述べてみる。
　図は近年、口腔衛生の普及に伴い少なくなった小児の崩壊咬合。

図Ⅲ-3-74 代わって、図のように一見問題なさそうな顎を有する小児に様々な病態が見られるようになってきた。小児における様々な病態は、問診と、アナトミック・キャストの評価、そして診査のためのイミディエート・ケアー・スプリントで判断ができるが、その処置方針が成人と大きく違う点は、小児は顎を含めて成長期にあるということである。当然、発育のための環境因子を備えた装置が必要となる。
　図は術前の口腔内。

図Ⅲ-3-75 イミディエート・ケアー・スプリントを短期間装着し、その病態が顎口腔系由来の病態かどうか診査してみる。顎口腔系由来の病態と診断ができたら、フリー・ウェイ・ゾーンの範囲内で、口腔状況を正常に戻してやる必要がある（イミディエート・ケアー・スプリントについてはⅢ章4節を参照）。

図Ⅲ-3-76 フリー・ウェイ・ゾーンの計測、この結果得られた資料により、上下関係を修復すべき装置が装着される。もし、フリー・ウェイ・ゾーンを超えて、そのような装置が装着されるとそれによっていわゆる顎関節症様症状を引き起こしたり、下顎の回転運動の中での永久歯との交換により、開咬を生じさせたりする原因となる。

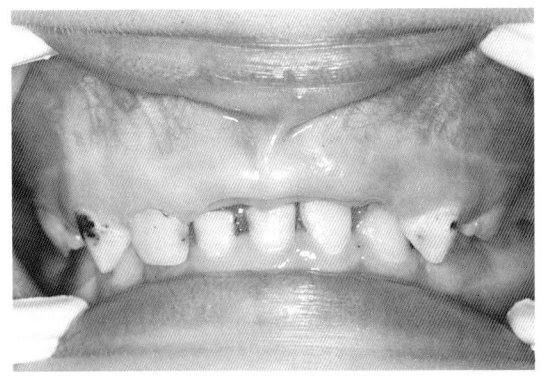

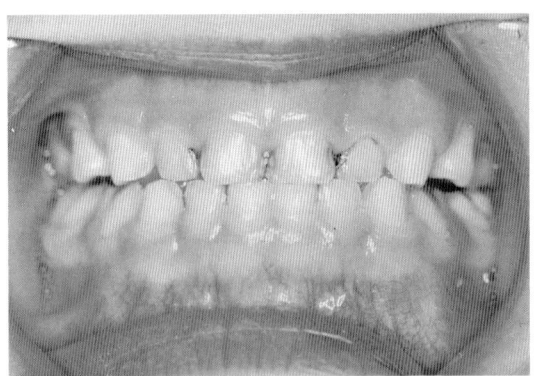

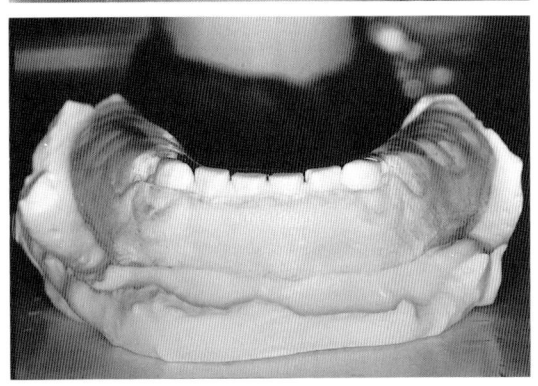

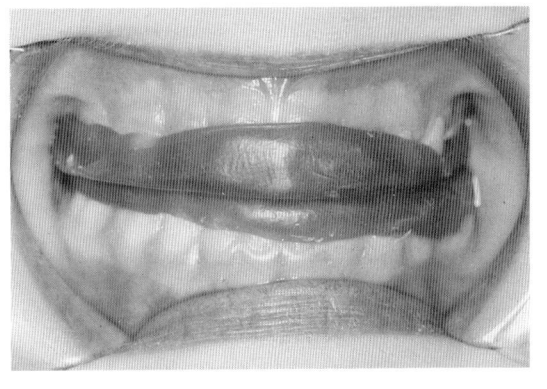

III. 各論

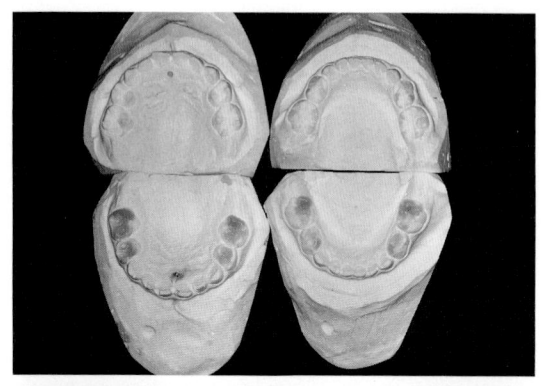

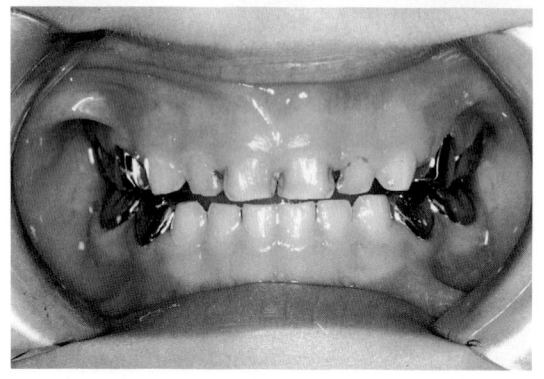

図III-3-77 クーブ・マシン上で、HIP-Plane に対し平行で、しかも咬頭を持った乳歯列をワックス・アップしていく。これによって上下、左右、前後、と本来の下顎の位置づけをしていくことになる。

図III-3-78 術後の口腔内、患者に対しては、規則正しい生活サイクルと食生活を営ませること、さらによく嚙んで食べさせ、よく磨くこと、そしてよく遊ばせることを指導する。遊びは、特に小児においては管理された遊びではなく、自由で、創造性を高めるような遊び（運動）を教えることは筋力アップと同時に、情緒発達の面からも重要である。

　以上フリー・ウェイ・ゾーンの計測について述べてきた。総論で述べた理論的展開も、また、この各論における一連の術式についても、一見非常に分かりづらく煩雑である。勘に頼ってスプリンティングをしたくなるが、もし、フリー・ウェイ・ゾーンの範囲を超えて行なうと、下顎の自由性を奪うばかりでなく、顎関節、筋に対して生理的限界を超えたインパクトを与えることになり、非常に危険である。しかもこのフリー・ウェイ・ゾーンの測定は、単に三次元の中の高さのみならず、下顎の移動の方向と量までを情報として与えてくれるのである。この情報は逆に言うと現在の下顎の変位量ということになり、重要な診断の一部門となる。

　そしてこのような診断資料に基づいて、系統だったスプリントが製作されていくことになる。もちろんフリー・ウェイ・ゾーンの量の中の高さの部分については、それを決定するのに、長い時間がかかるが、マイオドンティク・スプリントを適用された患者はこのフリー・ウェイ・ゾーンという生活空間の中でさらにその量を増し、快適なものとしながら、個体本来の正常な三次元的位置を決めていくことになる。

4 イミディエート・ケアー・スプリント
Immediate Care Splint

　このスプリントはソフト・タイプのスプリントの一種である。ソフト・スプリントには、これから述べるイミディエート・ケアー・スプリントと、後述するHIP-Planeが与えられたソフト2スプリントの2種類がある。

　イミディエート・ケアーとは、緊急治療といった意味で、主として顎口腔系由来の病態を主体とし、その症状が緊急性を要する場合に、チェアー・サイドで製作されるものである。特に筋群の拘縮、痙攣等のため、開口障害を起こしている場合、あるいは、復位を伴わない関節円板の前方転移による開閉口障害に有効であり、またそれらの現症とともに問診によって得られる様々な病態が、顎口腔系に由来するものであるかどうかの診断にも使用される。

　イミディエート・ケアー・スプリントの目的は下顎をバイトロック(緊縛された咬合状態)より解放することにあり、通常は下顎を印象し、下顎の模型のみで作られるが、極めて緊急性が高く、印象もとれない場合のスプリントとしても使われる。

　しかしながらイミディエート・ケアー・スプリントは、症状を軽減させてはくれても、正常状態に戻るわけではなく、むしろ対症療法的なものである。当然、十分に印象採得ができる状態になったら、次は基準平面であるHIP-Planeを設定したソフト2スプリントへと移行することになる。

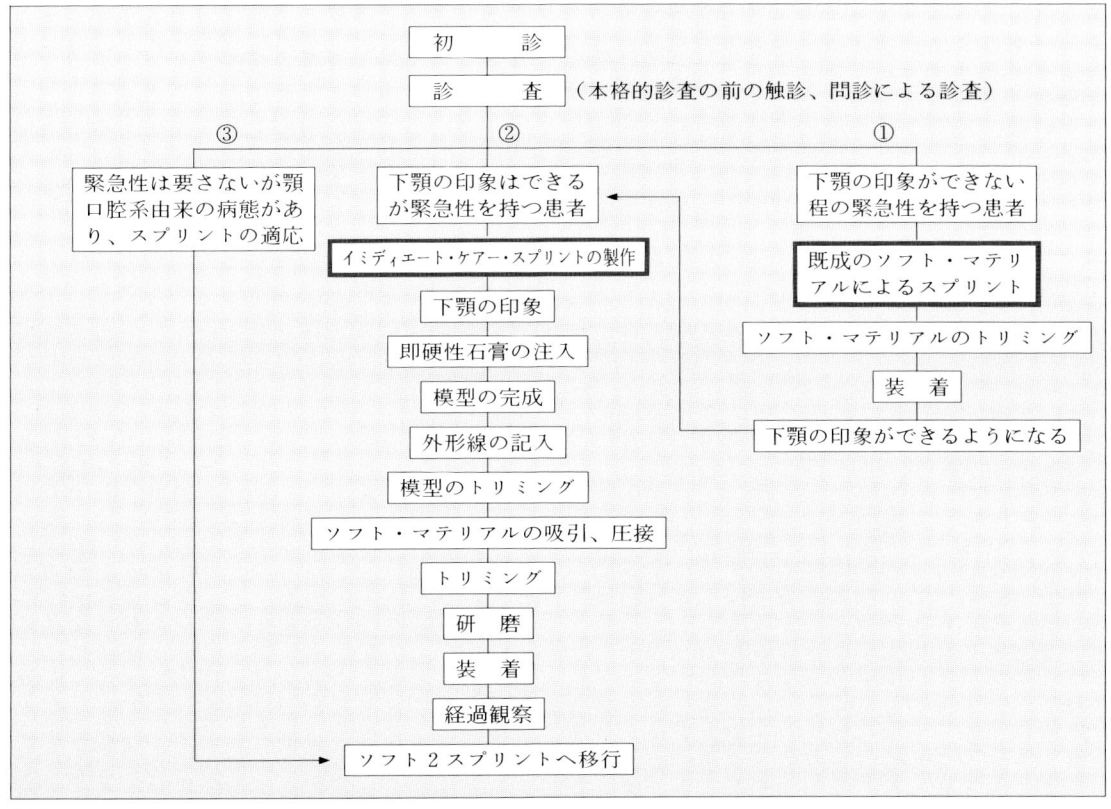

図Ⅲ-4-1

III. 各論

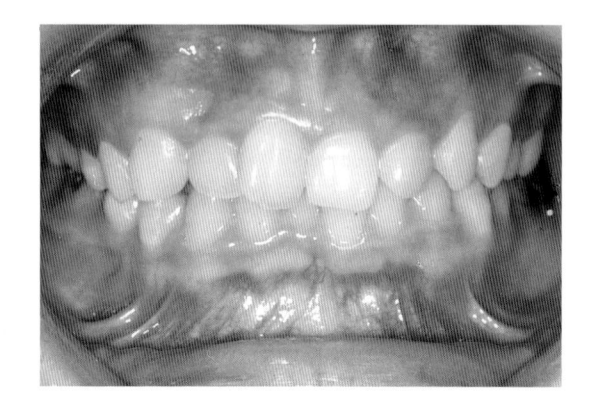

1. 既成のマテリアルによるスプリント

図III-4-2 印象ができないほど口が開かない。あるいは、嘔吐反射が強く、下顎の印象すらできないような患者に対し、前処置として装着する既成のソフト・ベース・マテリアルを馬蹄型に切っただけのスプリントについて述べる。これは図III-4-1の①の術式である。図は術前の口腔内。

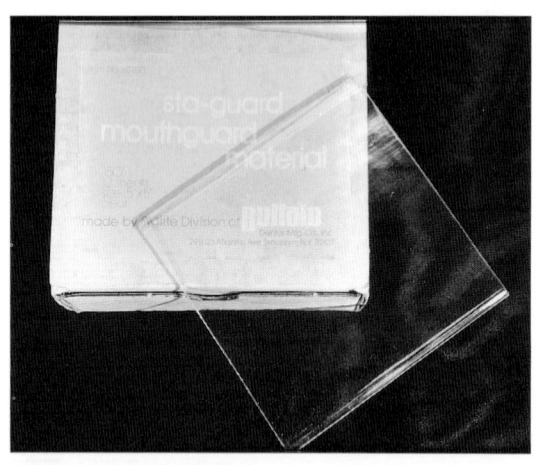

図III-4-3 図は既成のソフト・ベース・マテリアル。なお、最初からこの目的のために作られた馬蹄型のスプリントもある。

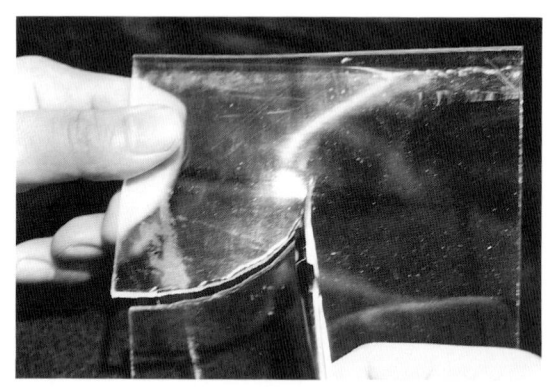

図III-4-4 おおよその検討をつけ、下顎歯列弓に合うようにソフト・ベースを金冠バサミで切っていく（顎の大小により、トレーとか、その患者の下顎に近い大きさの模型を使うと操作しやすい）。

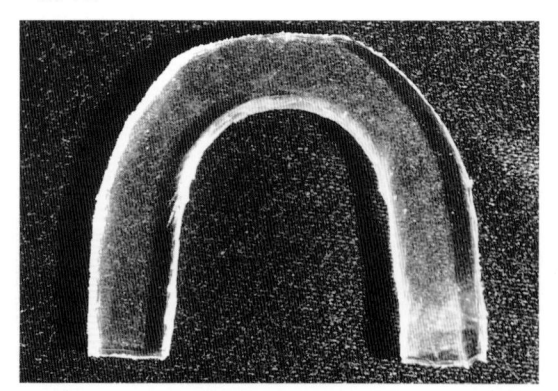

図III-4-5 切り終わったソフト・ベース・マテリアル。

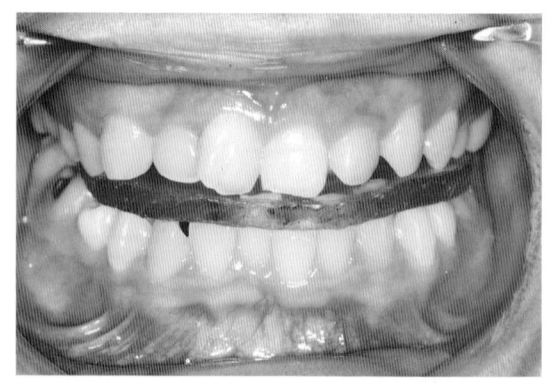

図III-4-6 口腔内に静かに挿入し、歯列に合っているかどうかを確認する。

4. イミディエート・ケアー・スプリント

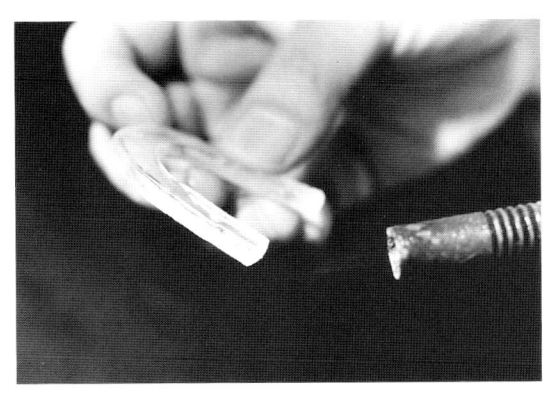

図Ⅲ-4-7 確認できたら、ハサミで切ったあとを図のようにトーチで丸く仕上げる。火であぶることによりソフト・ベースは簡単に研磨できる。

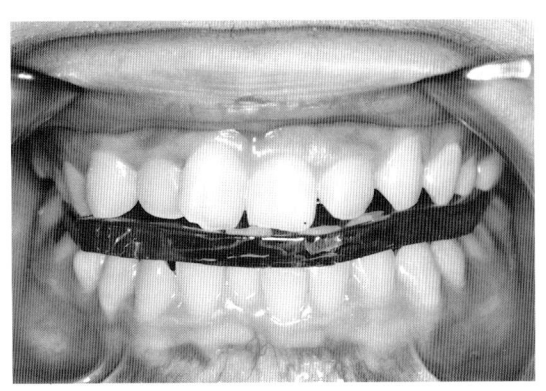

図Ⅲ-4-8 口腔内に装着する。このスプリントは、装着するというよりは上下歯列間に介在させて、日常できるだけ噛ませるように指示を与えるものである。通常、数日～1、2週間で下顎の印象がとれる状態となるので、その時点で下顎を印象し、本来のイミディエート・ケアー・スプリントに移行する。

2. イミディエート・ケアー・スプリント

図Ⅲ-4-9 次にイミディエート・ケアー・スプリントの製作について述べる。図Ⅲ-4-1の②の術式である。
　まず下顎の印象を行ない、即硬性の石膏で模型を作製する。馬蹄型のスプリントから移行してきた場合は、普通の石膏を用い翌日装着してもよいが、本来この装置は初診時、チェアー・サイドで行なわれ、当日装着されるものである。

図Ⅲ-4-10 適合のよいソフト・スプリントを作るには、バキューム操作によって確実にソフト・ベースが模型に密着することが重要であり、そのために歯肉頬移行部の最下点を残して模型をトリミングし、歯肉頬移行部のめくり上がりを修整し、舌側も大きくトリミングする必要がある。なお、口腔底部の石膏の中央部に5mm程度の円形の穴を開け吸引する方法もある。

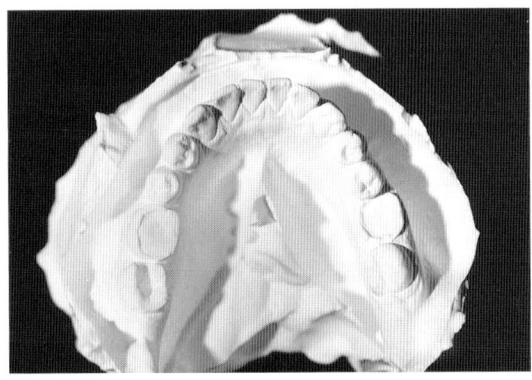

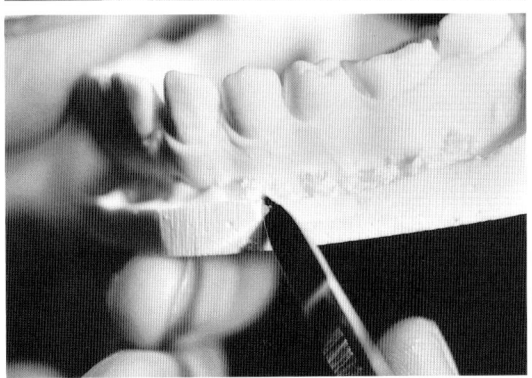

III. 各論

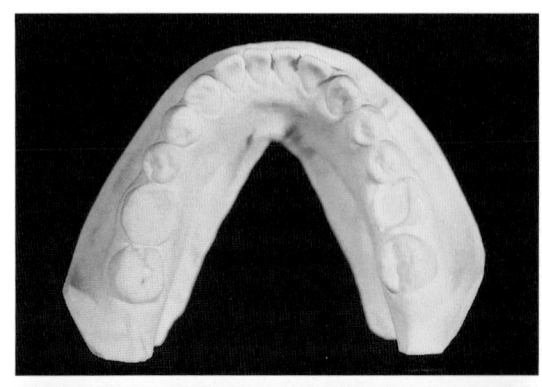

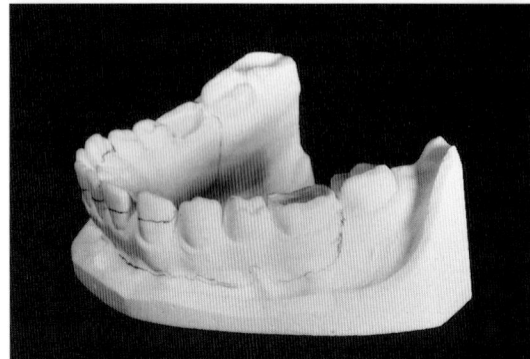

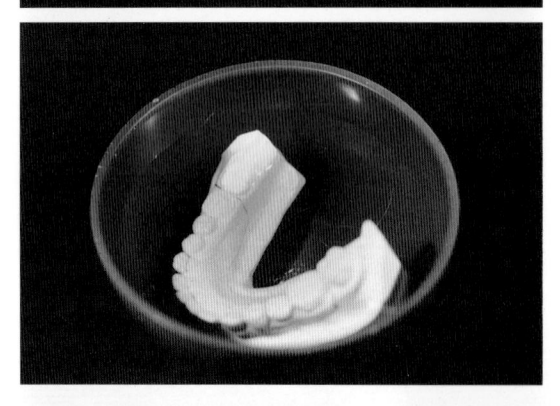

図III-4-11 トリミングし終わった作業模型。
模型の底面も平らにトリミングしておかないと、模型破折の原因となる。

図III-4-12 模型に外形線を記入する。外形線は、頬側では歯肉頬移行部、舌側では口腔底移行部までとし、後縁は $\overline{6|6}$ の遠心までとする。また、$\overline{3+3}$ の切端部は抜いて表に出すため、唇舌面の½を抜いたように記入する。これは $\overline{3+3}$ も含めて臼歯部からすべてにスプリンティングされると、単に高径が上がっただけで、下顎の自由性が損なわれ、下顎位に変化をもたらすことができない理由による。

図III-4-13 作業模型は、水につけて湿潤させておく。この操作を忘れると、熱せられたソフト・ベース・マテリアルと石膏がくっついて失敗する。

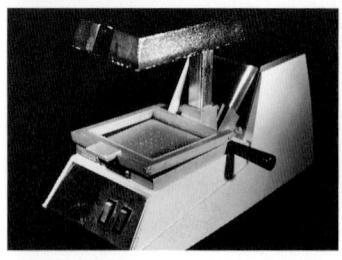

図III-4-14 スターパックを用意する。

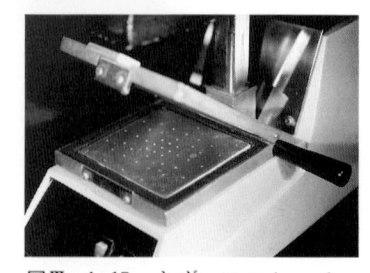

図III-4-15 まず、ソフト・ベース・マテリアルをセットするために上蓋を上げ、

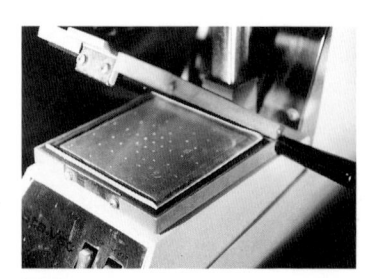

図III-4-16 ソフト・ベース・マテリアルをセットし、

4．イミディエート・ケアー・スプリント

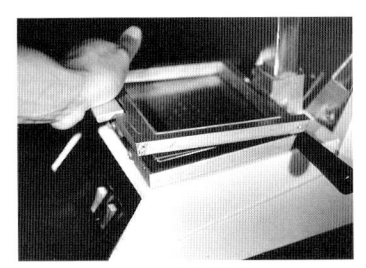

図Ⅲ-4-17　上蓋を閉じ、

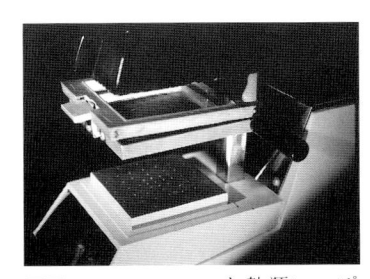

図Ⅲ-4-18　アームを熱源いっぱいに近づける。

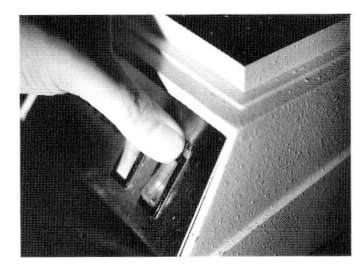

図Ⅲ-4-19　熱源のスイッチをONにし、

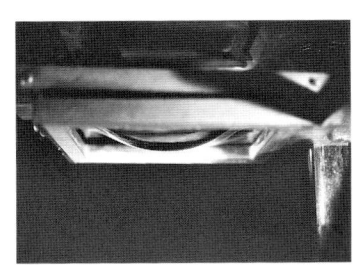

図Ⅲ-4-20　ソフト・ベース・マテリアルが図のように熱によって垂れ下がってきたら、

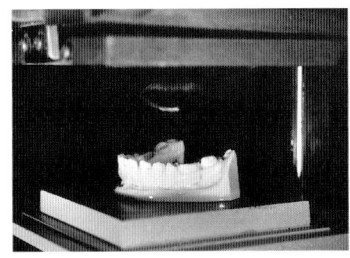

図Ⅲ-4-21　湿潤してあった模型を圧接板の中央にセットし、

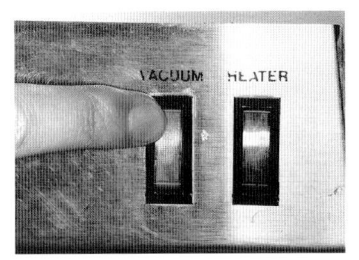

図Ⅲ-4-22　バキュームのスイッチをONにし、

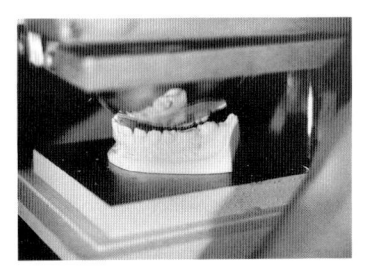

図Ⅲ-4-23　静かにアームを下げていく。これは、一気にアームを下げるのではなくゆっくりと圧接されるのを確認しながら行なう。

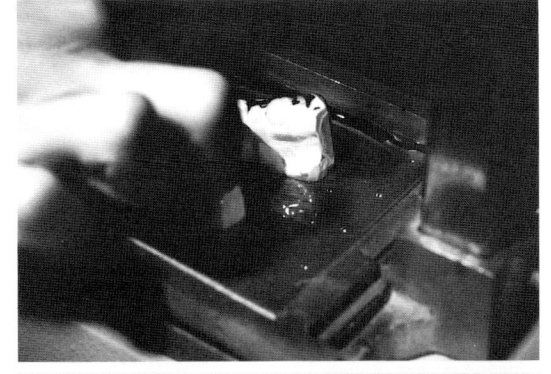

図Ⅲ-4-24

図Ⅲ-4-24　バキュームができたら熱源のスイッチをOFFにし、バキュームを入れたまま、模型辺縁を指で圧接し、確実に密着させる。

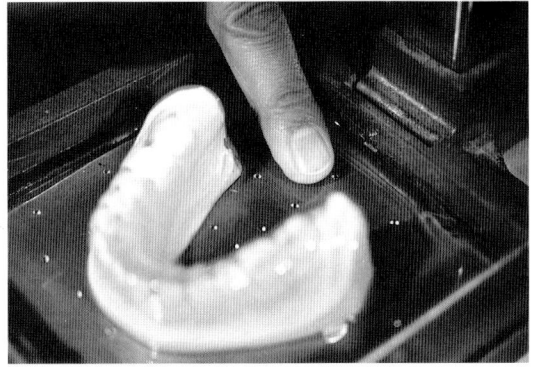

図Ⅲ-4-25　熱せられたソフト・ベースを指で触れてペトつきがなくなるまで、バキュームは入れっぱなしにする（15〜20秒）。

Ⅲ. 各 論

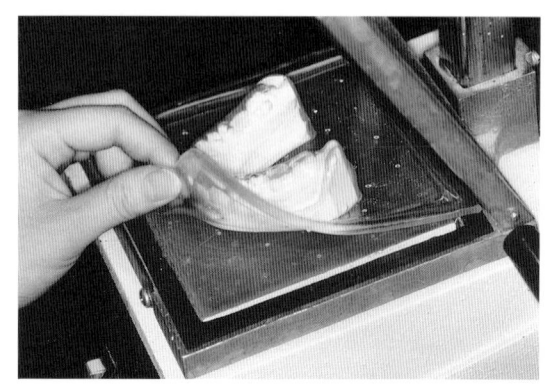

図Ⅲ-4-26 バキュームのスイッチをOFFにし、吸引の終わったソフト・ベースを模型と一塊にして、スターパックよりはずす。

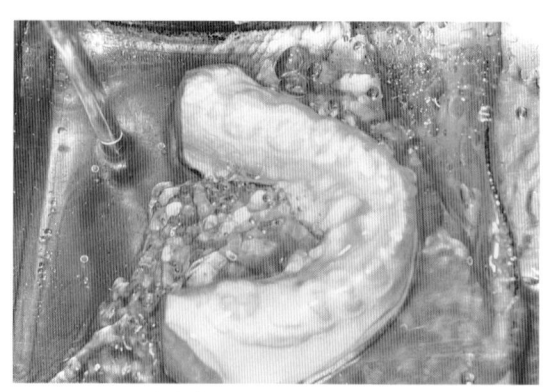

図Ⅲ-4-27 冷水中でさらにベースを冷却する。早急に模型をはずすと適合のよいスプリントは作れない。

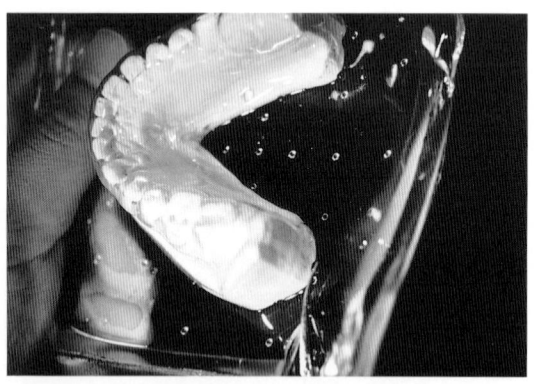

図Ⅲ-4-28 完全に冷えたことを確認したら、まず、大まかに模型の回りを金冠バサミで切りとる。

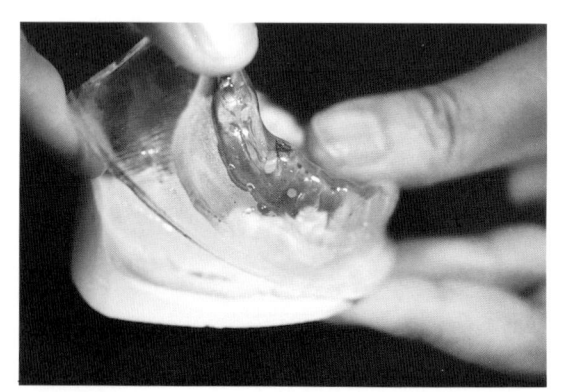

図Ⅲ-4-29 ソフト・ベースを模型より慎重にはずし、辺縁は、外形線に沿って切りとっていく。

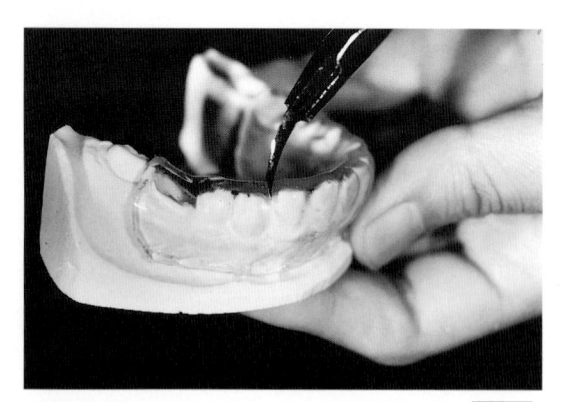

図Ⅲ-4-30 次にソフト・ベースを模型に戻し、$\overline{3+3}$ の切端を切り抜くために $\overline{3|3}$ の遠心に切り込みを入れる。

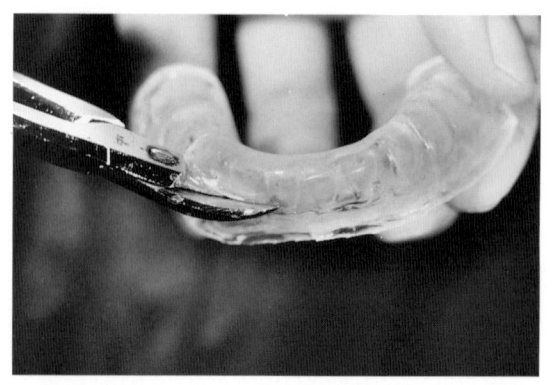

図Ⅲ-4-31 ソフト・ベースを模型よりはずし $\overline{3+3}$ の唇舌面1/2のところを切り抜いていく。

4．イミディエート・ケアー・スプリント

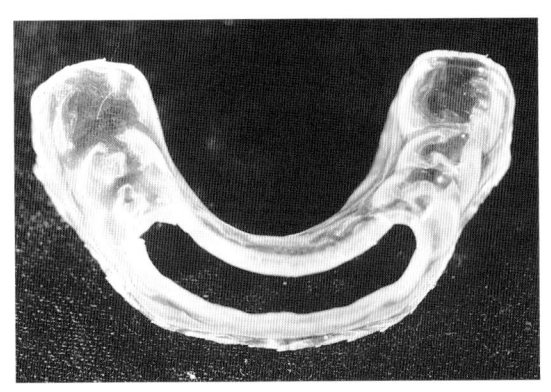

図Ⅲ-4-32　外形線に沿って切り終わったソフト・ベース。

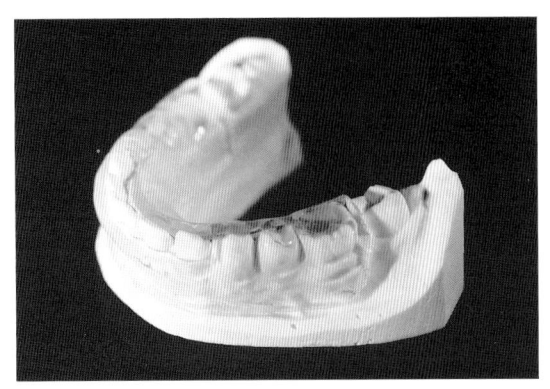

図Ⅲ-4-33　模型に試適し、外形線に合っていることが確認されたら、

図Ⅲ-4-34　辺縁の研磨をブロー・トーチにて行なう。これは辺縁のみを細い火で行なう。全体に熱が回ると緩くなってきてしまう。また、$\overline{3+3}$の切り抜いた部分は圧接し、薄く仕上げるようにする。なお圧接によって指紋がついた場合は軽くトーチで熱すれば消失する。

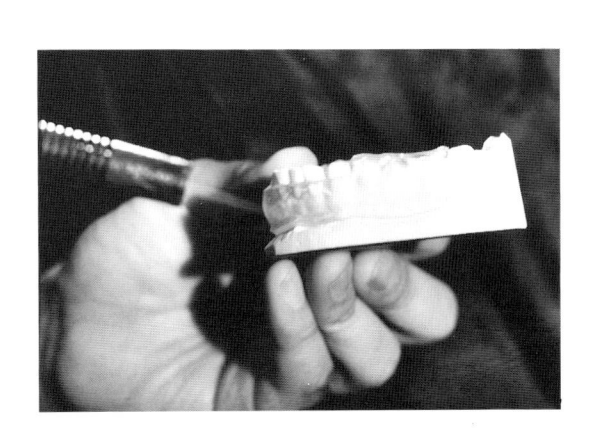

図Ⅲ-4-35　口腔内に装着し、頬、舌を運動させ、各小帯がソフト・ベースにぶつかってないかを確認し、注意事項の説明を行なう。指示内容は、できるだけ長時間入れておくこと、夜も入れるようにすること、発音しづらいこと、最初は頭部、頸部に痛みが出たり、疲れたりすることがあるということ、食事時ははずしてよいが、何日かすると食事がしづらくなること（顎位の変化による）、ブラッシングを励行すること等である。

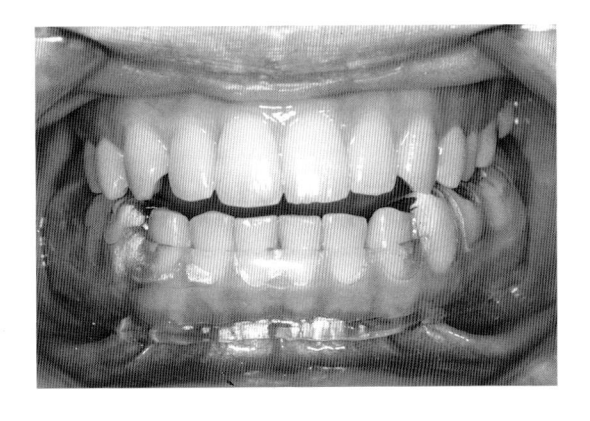

Ⅲ. 各論

5　ソフト 2 スプリント
Soft 2 Splints

イミディエート・ケアー・スプリントにより緊急性のある症状が消退したら、あるいは図Ⅲ-4-1の③のように緊急性はないが、顎口腔系の病態を持ち、スプリントが必要とされる場合はこの HIP-Plane が設定されたソフトの2スプリントに移行する。この場合は当然、前段階としてアナトミック・キャストの製作、評価、フリー・ウェイ・ゾーンの計測、マイオドンティクス診断診査項目、レントゲン診査、一般診査等を行なっておく。

HIP-Plane を設定する目的は、イミディエート・ケアー・スプリントでは得られなかった下顎本来のあるべき姿勢を探り出し、また急激な咬合高径の増加に伴う顎口腔系へのインパクトをソフトな材料によって和らげるものである(イミディエート・ケアーの必要ない場合においても同様)。

すなわち、乱れた咬合平面を水平面に戻し、左右筋群の平衡を得ると同時に、0°平面により下顎の姿勢を正し、下顎の生理的前方移動と口腔容量の増大を図り、気道の確保を行なうために装着されるスプリンティングの最初の段階としてのソフトなスプリントである。

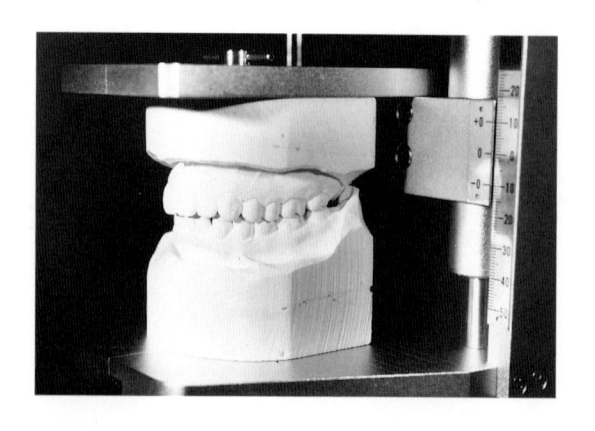

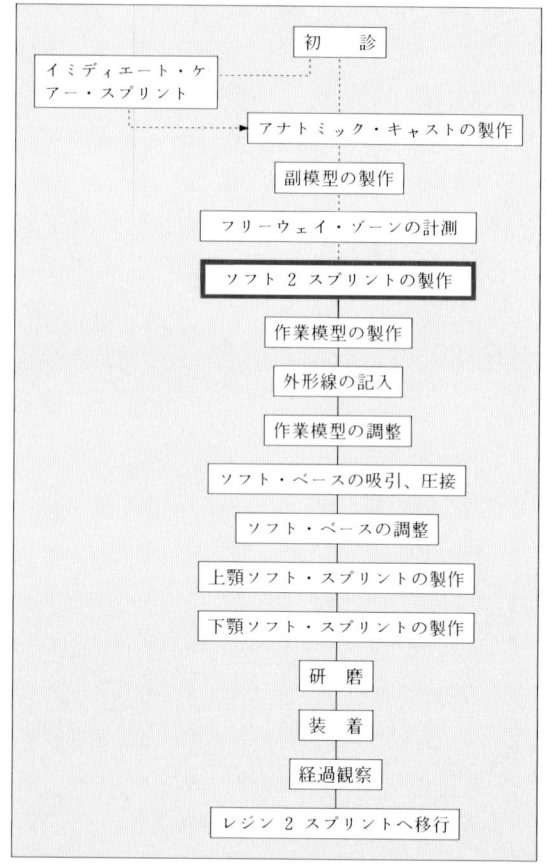

図Ⅲ-5-1

このスプリントはハードなスプリント(レジン、メタル)を入れる前には必ず使用されるものであり、さらに筋柔軟訓練、筋抵抗訓練を併用していく。

1. 作業模型の製作・調整

図Ⅲ-5-2　術前のオリジナル・キャスト

5. ソフト2スプリント

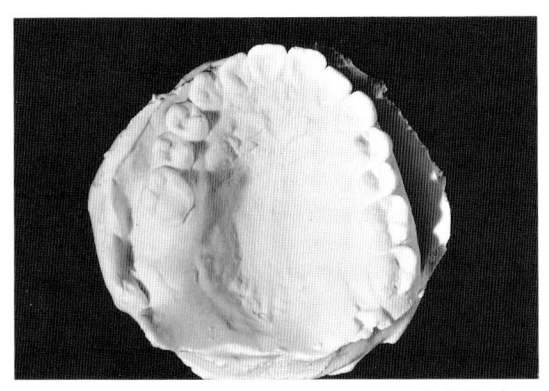

図Ⅲ-5-3 作業模型を製作する。この作業模型はソフト・ベースを歯列に圧接するための模型である。ソフト・スプリントを製作していくのはアナトミック・キャスト上となる。通常、この模型はアナトミック・キャストを印象して製作される。図は上顎の作業模型。

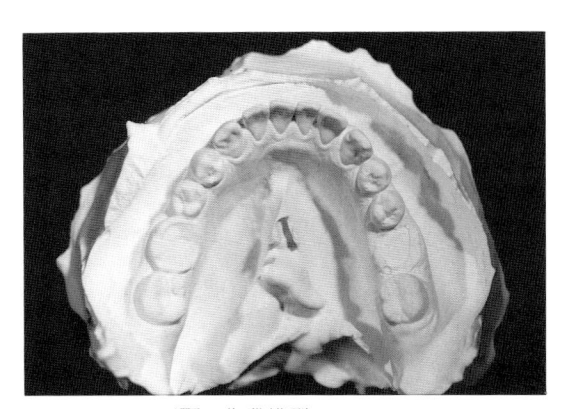

図Ⅲ-5-4 下顎の作業模型。

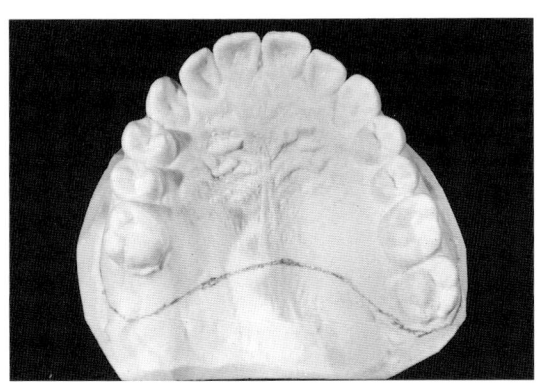

図Ⅲ-5-5 作業模型の調整を行なう(ソフト・ベースが吸引されやすいように歯肉頬移行部等をトリミングしておく)。

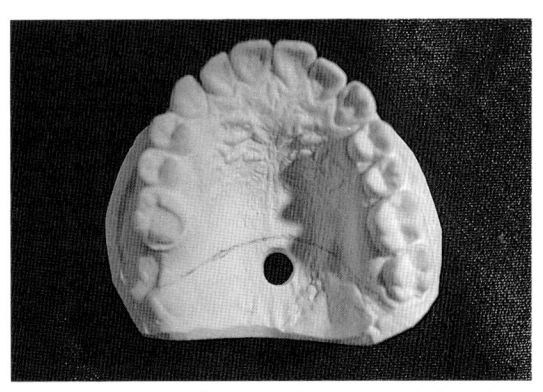

図Ⅲ-5-6 外形線は、上顎においては頬側は歯肉頬移行部、後方は上顎結節を含み、口蓋側は硬口蓋の中央部を弧を描くよう外形線を記入し、さらに外形線外で口蓋部に直径5mm程度の穴を空け、ソフト・ベースが吸引されやすいようにする。

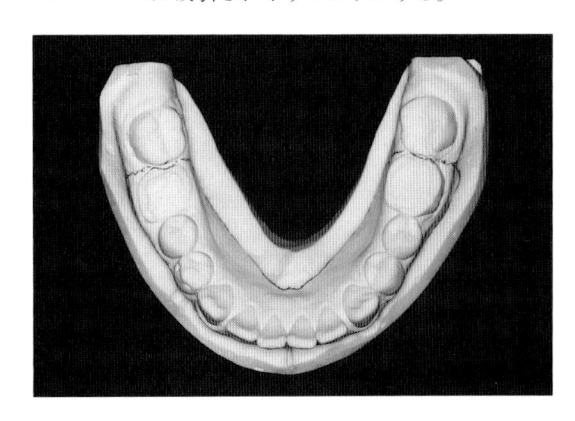

図Ⅲ-5-7 下顎も同様に調整する。特に口腔底部の石膏は吸引のじゃまになるので、図のようにトリミングし、外形線は頬側では歯肉頬移行部、舌側は口腔底移行部までとする。

105

Ⅲ. 各 論

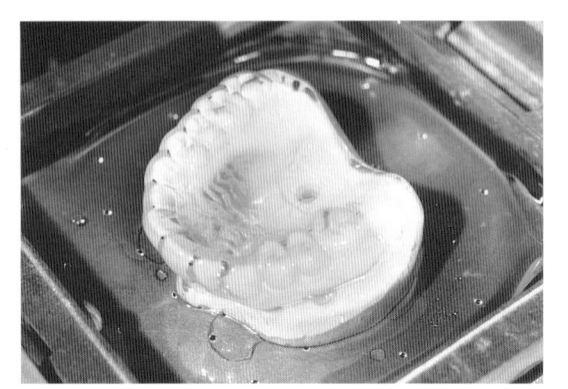

図Ⅲ-5-8 模型を十分に湿潤し、スターバックにて上下を各々吸引、圧接する(図Ⅲ-4-13～27参照)。図は上顎作業模型に圧接されたソフト・ベース。

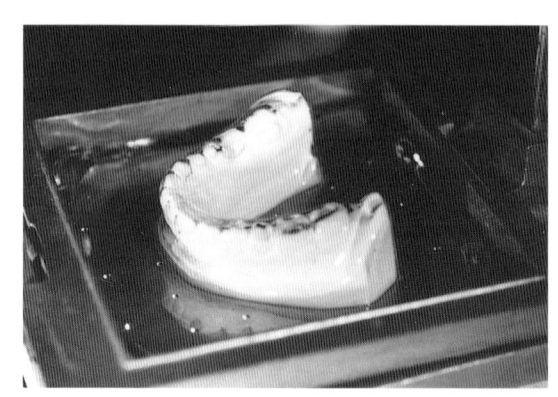

図Ⅲ-5-9 下顎作業模型に圧接されたソフト・ベース。

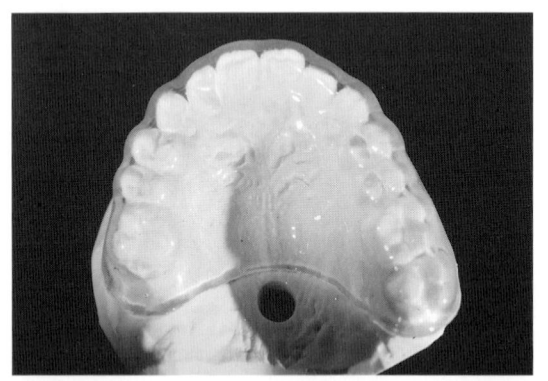

図Ⅲ-5-10 ソフト・ベースを十分冷却した後、模型をはずし、外形線に沿って金冠バサミで切っていき、再度作業模型に戻し、点検する。図は上顎(図Ⅲ-4-28～29参照)。

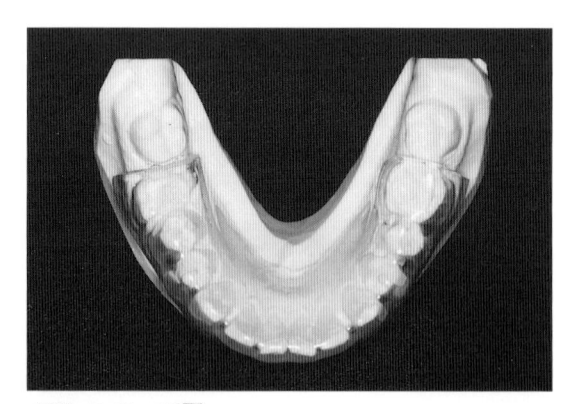

図Ⅲ-5-11 下顎。

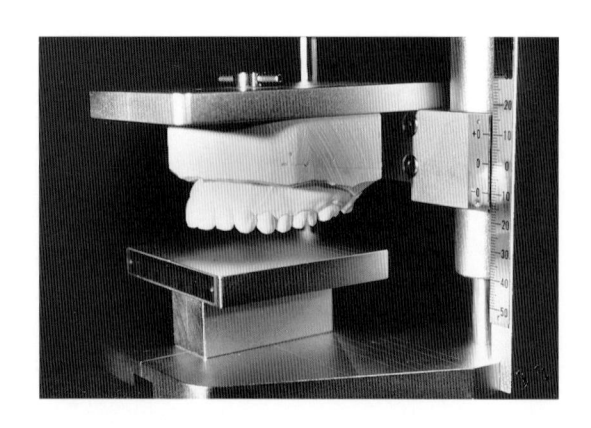

2. 上顎ソフト・スプリントの製作

図Ⅲ-5-12 クープ・マシンに上顎のアナトミック・キャストをセットし、下顎のベースにはオクルーザル・ベースをセットする。

5. ソフト2スプリント

図Ⅲ-5-13 あらかじめ計画されたmm数＊にミリメーター・スケールをアジャストする。
＊ 計画されたmm数とは、フリー・ウェイ・ゾーンの計測で得られた空間の中で上限に近い高い位置である。ゾーンに幅がない時はなるべくイミディエートでゾーンを増量する必要があり、また、挺出の強い歯牙等は処置の必要な場合もある。特殊な場合、ゾーンを超えたものになることもある。

図Ⅲ-5-14 できあがったソフト・ベースを上顎のアナトミック・キャストに装着し、静かに上顎のベースを閉じる。

図Ⅲ-5-15 この時、図のようにソフト・ベースが、オクルーザル・ベースとぶつかって上顎のベースとクロス・バーの間が空いてしまうようなら合致するようにソフト・ベースを修整する。

図Ⅲ-5-16 この場合、|56部がオクルーザル・ベースとぶつかっており、上顎のベースとクロス・バーの間が空いてしまっている。

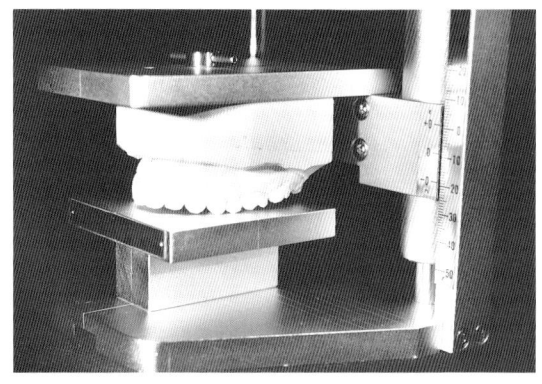

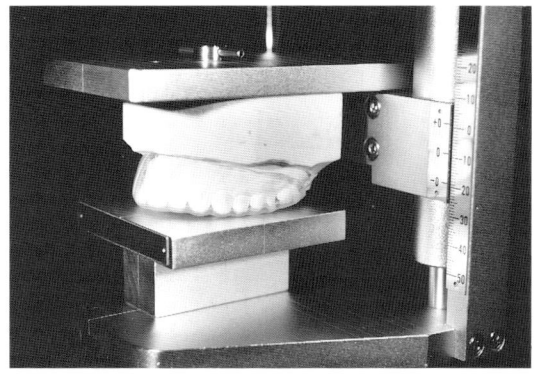

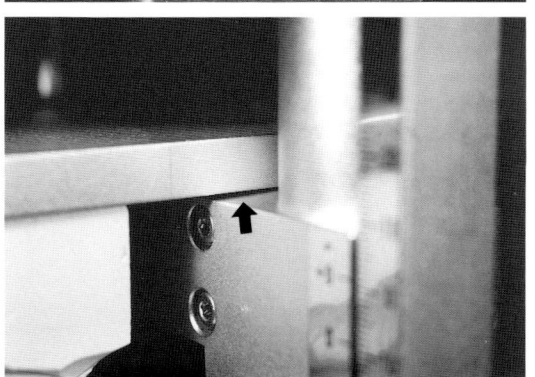

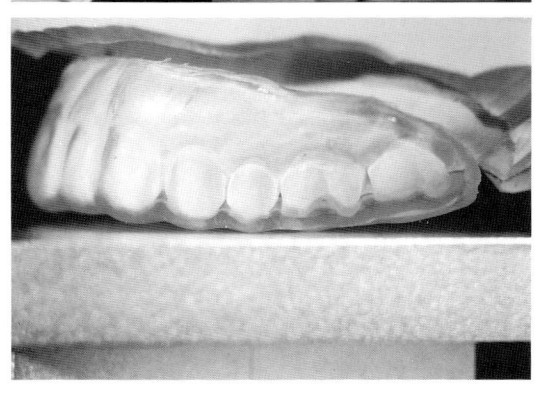

Ⅲ. 各論

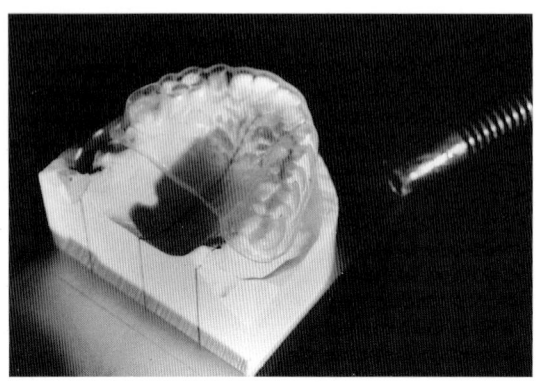

図Ⅲ-5-17 ぶつかっていた箇所(|5̄6̄部)をブロー・トーチで熱し(泡が出るほど熱しないよう注意する)、

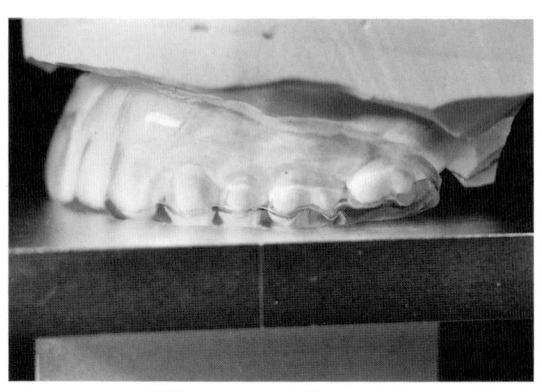

図Ⅲ-5-18 上顎のベースを閉じ、クロス・バーの空隙が閉じるまで圧接する。

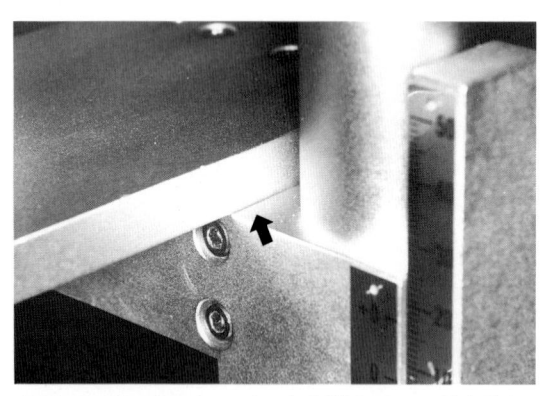

図Ⅲ-5-19 クロス・バーと上顎のベースが合致したことを確認する。

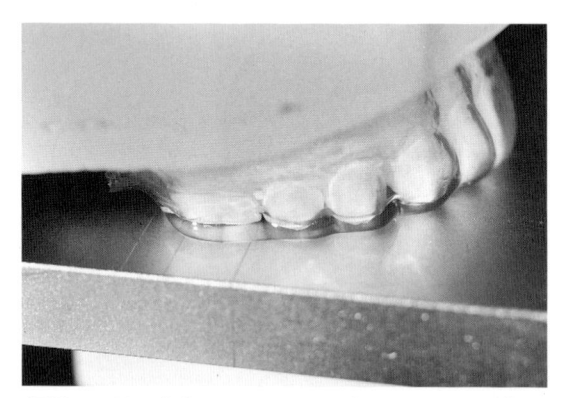

図Ⅲ-5-20 さらに、オクルーザル・ベースに達していない部分(HIP-Plane に不足している部分)にソフト・ベースを盛って平面を整える。以下、その方法について下顎を使用して説明する。

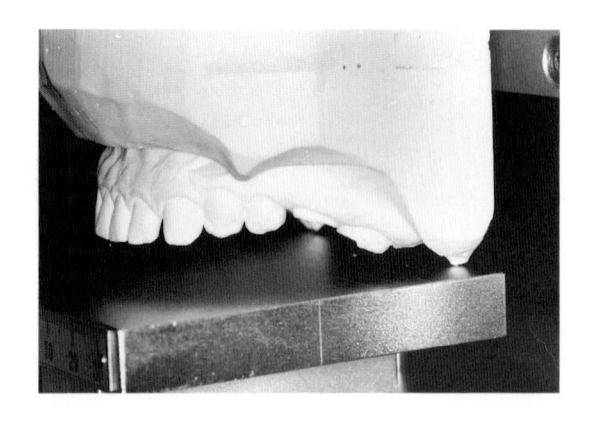

3. 下顎ソフト・スプリントの製作

図Ⅲ-5-21 下顎では、オクルーザル・ベースに後臼歯三角部がぶつかってしまい、このままでは、目的のmm数でスプリントを製作することができない。

5. ソフト2スプリント

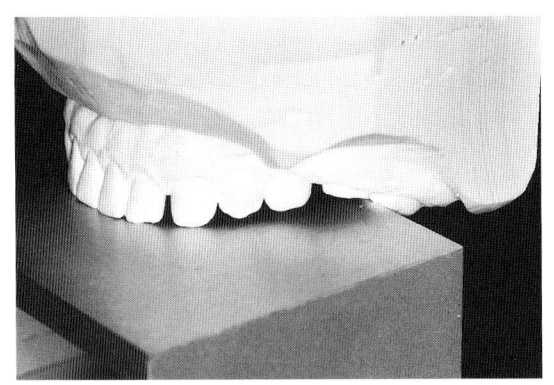

図Ⅲ-5-22 そのために移動式のオクルーザル・ベースを使用して目的のmm数になるように設定する。

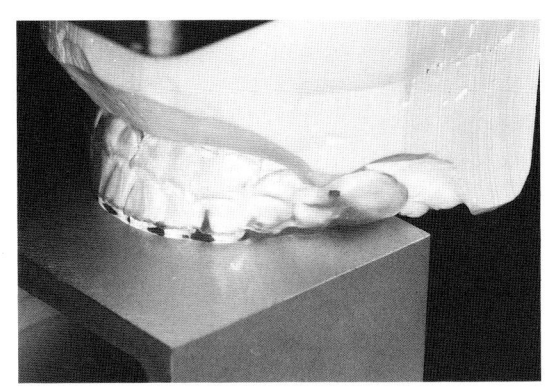

図Ⅲ-5-23 図Ⅲ-5-14〜18で行なったようにソフト・ベースが目的のmm数より高い部分をトーチで修整する。

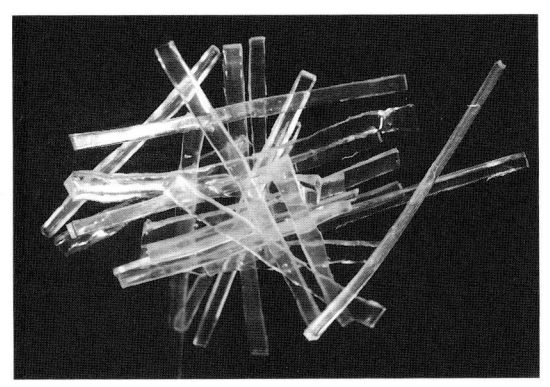

図Ⅲ-5-24 次に不足している部分にソフト・ベースを足していく。この作業のために使用済になったソフト・ベースの端の部分を幅5mm程度に切って用意しておく。

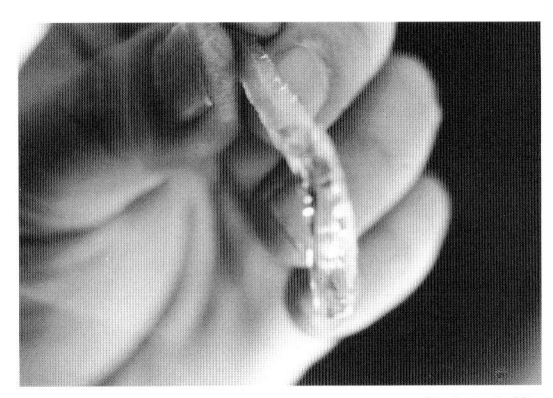

図Ⅲ-5-25 ソフト・ベースはトーチで熱すると簡単に融けて軟かくなるが、熱しすぎると、泡立ち、茶色に変色するので注意する。まず、切りそろえたソフト・ベースの一端をトーチで熱する。

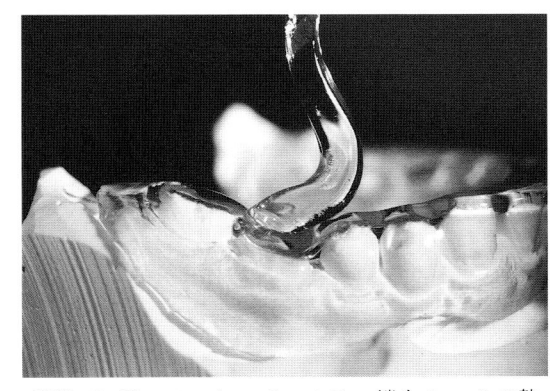

図Ⅲ-5-26 ソフト・ベースの一端をトーチで熱し、不足分の量を考えながら足していく。この時、足す方も足される方も十分熱しておくと、きれいに融着する。まず、後方臼歯部に、熱して溶け始めたソフト・ベースをおき、

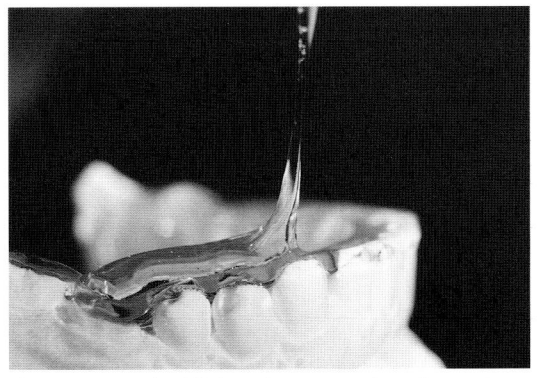

図Ⅲ-5-27 歯列前方に向かって一気に盛るようにし、目的のところまできたら、水あめを切る要領で糸を引かせ、細くなった部分にトーチを当てて切る。

III. 各論

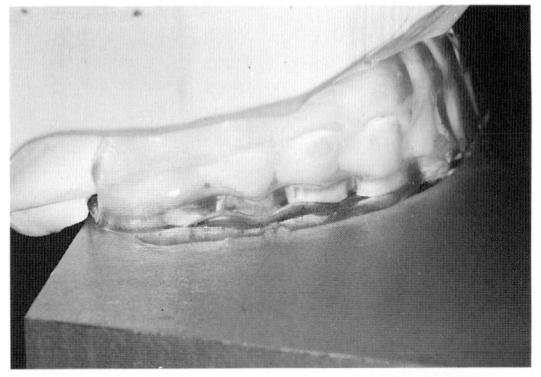

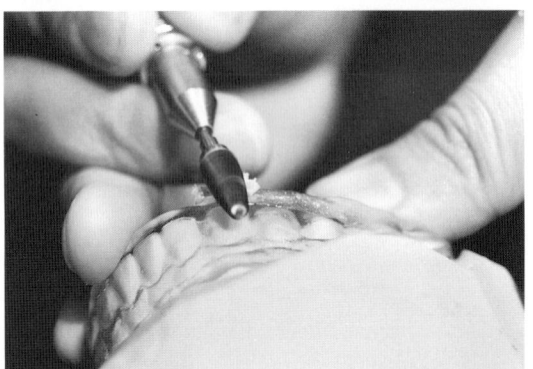

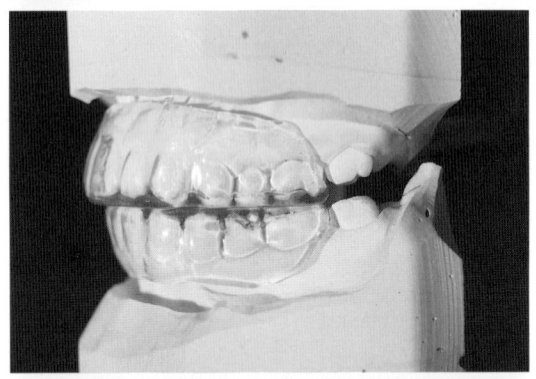

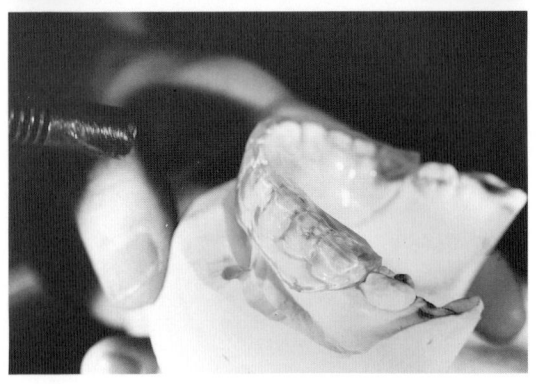

図III-5-28 冷えないうちに手早く上顎のベースを閉じ圧接する。この時絶対に上顎のベースとクロス・バーの間が空いてはいけない。もし空いてしまったら、再度ソフト・ベース表面を軟化して圧接する。ソフト・ベースに何度も火をかけると全体に熱を持ち、広がり始めて緩いスプリントができてしまうので、なるべく一回でやるようにする。

4. 研磨・装着

図III-5-29 咬合平面に不足している部分がなくなったことを確認したら、研磨を行なう。
　研磨はまず歯列より大きくはみ出した部分をスタンプ・バーにて削除する。

図III-5-30 さらに上下顎とも歯牙の最大幅径位の幅で修整していく(ソフト・スプリントは咬合面積を大きくして仕上げる)。不足している部分があれば、ソフト・ベースを足す。
　後方は 6|6 および 6|6 の遠心までが HIP-Plane と平行な面となり、それより以後は移行的に仕上げる。

図III-5-31 トリミングが終わったら、全体をトーチで軽くあぶりながら仕上げ研磨を行なう。

5．ソフト2スプリント

図Ⅲ-5-32 でき上がったソフト2スプリントの上顎。
　最初に予定されたものと同じmm数になっているかどうかをチェックする。

図Ⅲ-5-33 同じく下顎。この症例では、$\overline{7|7}$ があらかじめ設定された咬合平面より大きく挺出していたため、ソフト・ベースをのせることができず、カットしてある。もし予定された咬合平面に達してない場合は、安定性の面から $\overline{7|7}$ もソフト・ベースで覆った方がよい（咬合平面自体は、あくまで $\overline{6+6}$ および $\overline{6+6}$ の範囲で設定する）。

図Ⅲ-5-34 完成したソフト2スプリント。
　予定された高さ(mm数)になっているかを必ず確認する。

図Ⅲ-5-35 口腔内に装着されたソフト2スプリント。フリー・ウェイ・ゾーンの上限を超えていないかをチェックする。

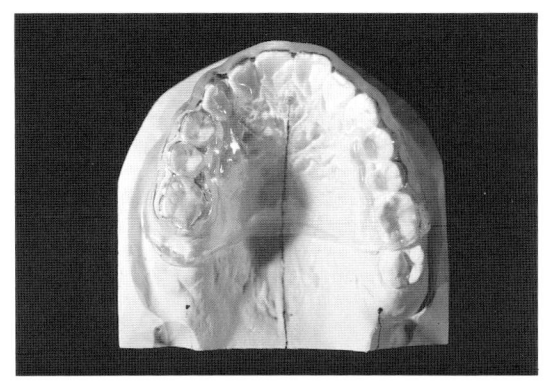

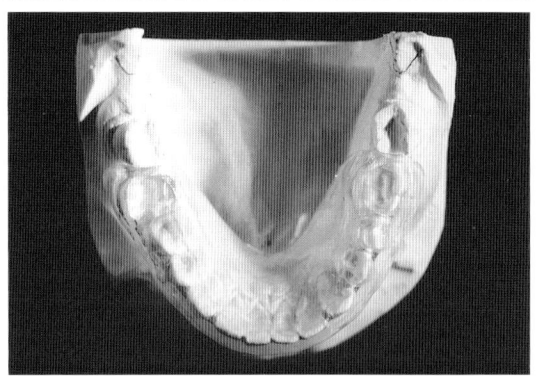

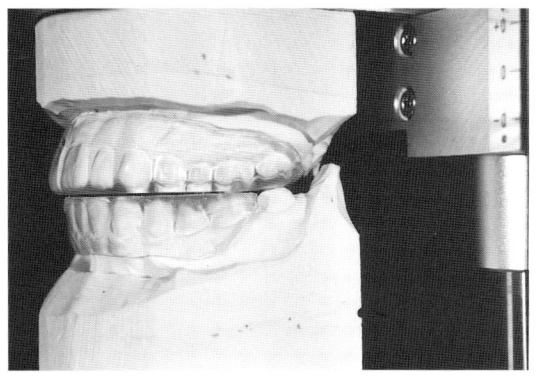

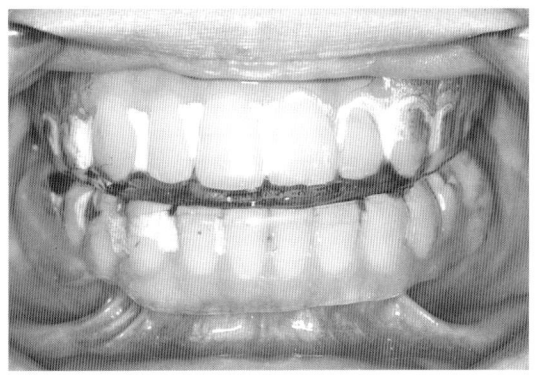

III. 各論

　以上ソフト2スプリントについて述べた。このスプリントは通常数週間使用され、顎口腔系由来と思われた病態が解消するか、あるいは軽減した時点でレジン・スプリントに移行することになる。

　装着時、患者に対しては、食事、会話以外はなるべく装着するように指示し、また、病状の記録（日誌）をつけてもらうよう指示する。これは、術者が患者に出ている症状を列記して、それらが日によってどのように変化していくかを記録するものである。症状以外の徴候は、患者来院の都度、術者が診査をしていく。そのためにも、診断診査項目は重要である。

　ソフト2スプリントは症状の軽快に伴い患者が離すことができなくなり、よく使い込んだものは黄変してくる。また、スプリントをすることによりフリー・ウェイ・ゾーンは増大されていくので、病態によってはさらにソフト・ベースを追加し、全体量を増していくことになる。逆に症状が軽快すれば、レジン・スプリントに移行する前に少しずつ低くしていき、レジン・スプリントの高さを決めていくことになる。

　マイオドンティク・スプリントを装着した生体が運動を学習し、スプリントの高さを決めていくようになると視床とボリューム調整が進み脳幹網様体や大脳基底核などに効果が現れ運動学習し、熟練運動を習得することでこの装置が機能装置となり得た事になる。この習得には、小脳や大脳基底核を含む錐体街路系が深く関わっている。これはフィードバック機構の関与も次第に無意識な系による調節統合へと機能領域の移行転化が行われることになる。これもスプリントを通して大脳皮質のできばえを確かめながら運動を修正、制御をしているためと考えられている。

6 レジン 2 スプリント（可撤式）
Resin 2 Splints —— Removal Type

ソフト2スプリントで様々な病態が消失してくると、次は食事のできるハード・タイプのスプリントとしてのレジン2スプリントに移行することになる。

レジン2スプリントは、ソフト・スプリントにより顎口腔系由来と判断された病態を日常生活で機能させながら、さらに顎口腔系をリアクションさせ、レスピラトリー・ウェッジ（respiratory wedge）としての作用に加え、イントラオーラル・ファンクショナル・アプライアンス（intra-oral functional appliance）として機能させていくものである。ここで述べる可撤式のレジン2スプリントは、レジン・スプリントの基本であり、固定式を行なう際もまず最初はこのタイプから入っていくものである。

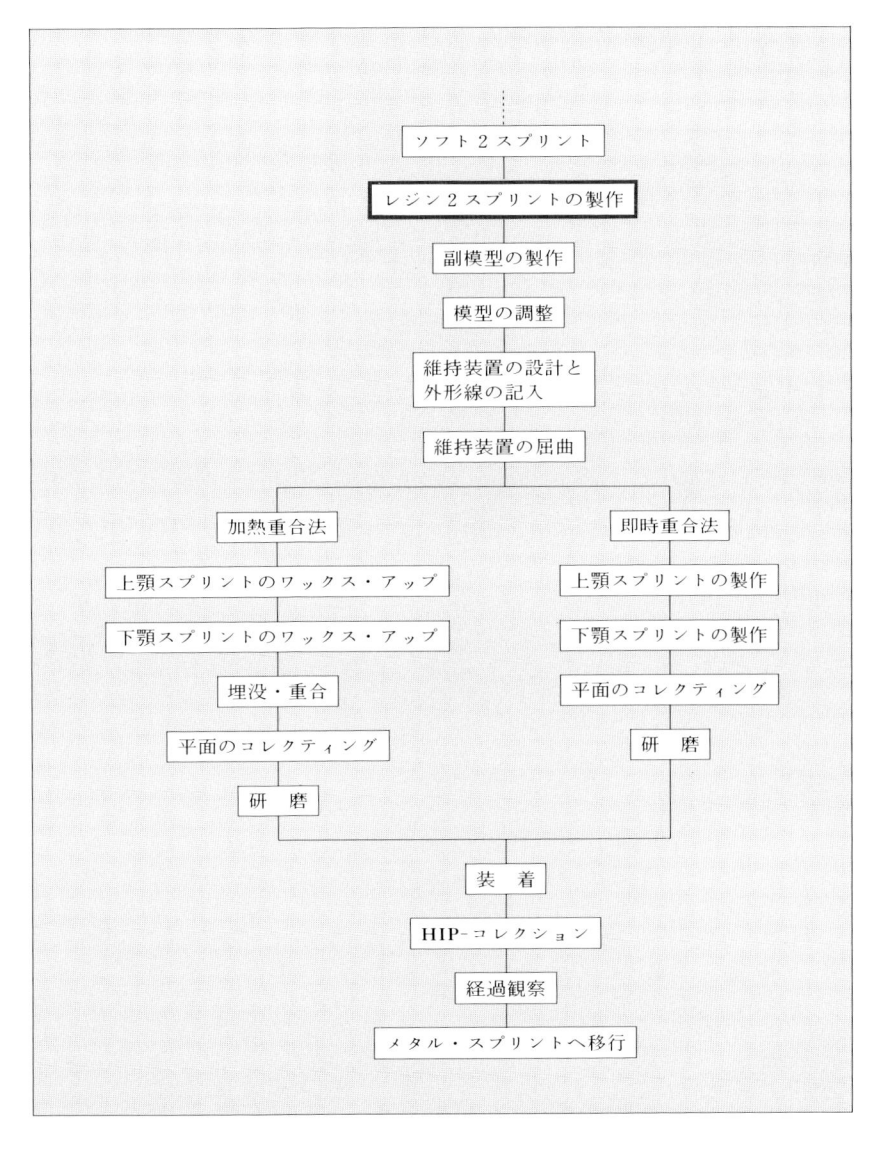

図Ⅲ-6-1 レジン2スプリントの製作

III. 各 論

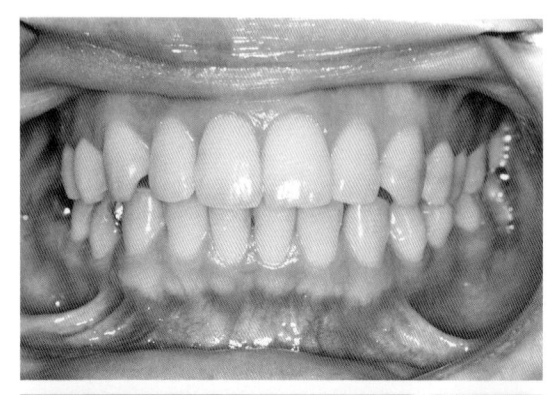

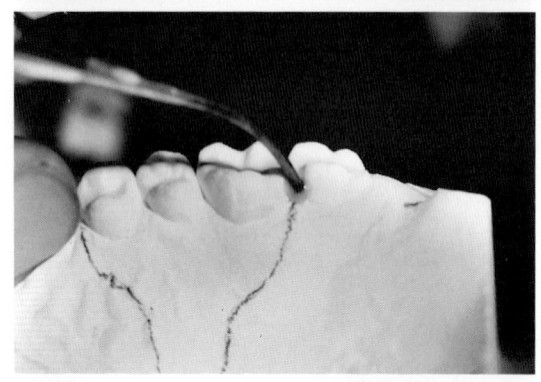

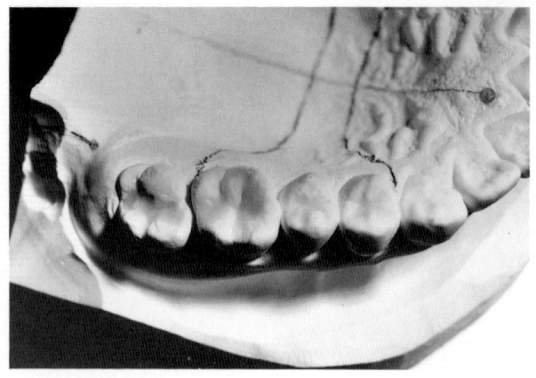

1. 副模型の製作・調整

図III-6-2　口腔内。はじめに即時重合法の術式について述べる。

図III-6-3　副模型を製作する。この副模型はアナトミック・キャストであり、作業模型である。決してオリジナル・キャストを使用してはならない。

図III-6-4　模型の調整を行なう。
　ソフト・スプリントではアンダー・カットは維持となったが、レジン・スプリントではアンダー・カットがあると装着できなくなるので、まずアンダー・カットの封鎖を行なう。欠損部がなければ、頬側へスプリントが延びることはないので、舌側、口蓋側のアンダー・カットを封鎖する。

図III-6-5　次に咬合面の調整を行なう。咬合面はスプリントが直接のってくるところなので、深い小窩裂溝、気泡を除去した跡等を緩衝しておく。この操作は、細いインストゥルメントを用い、咬合面にワックスを焼きつけるようにして行なう。咬合面全体を被覆するとスプリントが浮いてしまうので注意する。また厚く盛り過ぎてもいけない。

6．レジン2スプリント（可撤式）

2．維持装置の設計と外形線の記入

図Ⅲ-6-6　次に維持装置の設定場所を決める。つまり、スプリント平面と既存歯列の間に十分な厚みが得られるところでないと、維持装置のために平面を設定できないばかりか、高さを変える時に維持装置がなくなってしまうこともある。まずクーブ・マシンに上顎模型とオクルーザル・ベースをセットする。

図Ⅲ-6-7　スプリントの高さについては、ソフト・スプリントまでの経過の中で決められているので、予定のmm数に上顎のベースを設定する。

図Ⅲ-6-8　維持装置にはボール・クラスプかクラスプ線を使用する。通常は0.9mmを使用する。これらのクラスプは、口蓋側（舌側）から咬合面を経由して頬側に回されるものなので、歯列とオクルーザル・ベースの隙間が十分あるところを選んでマークする。通常は$\overline{63|36}$および$\overline{63|36}$の遠心に設定される。

図Ⅲ-6-9　次に外形線を記入する。床タイプでもバー・タイプでもよい。

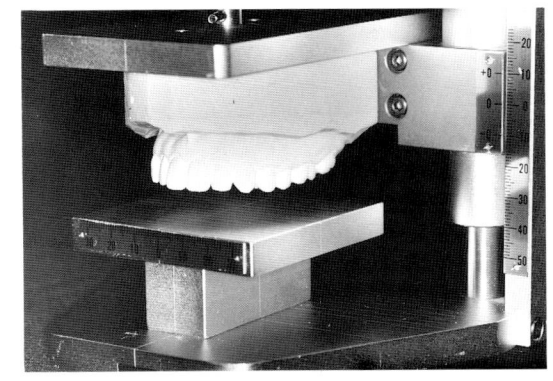

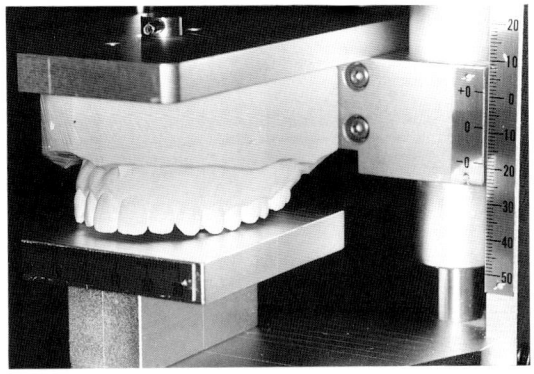

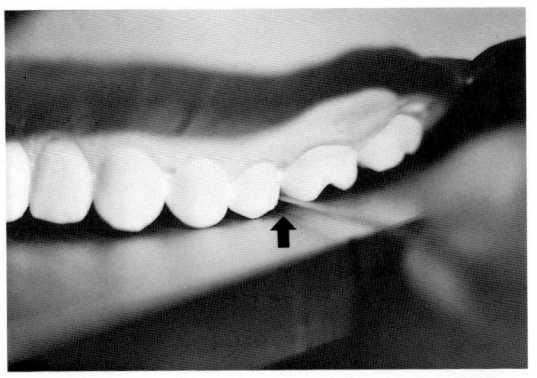

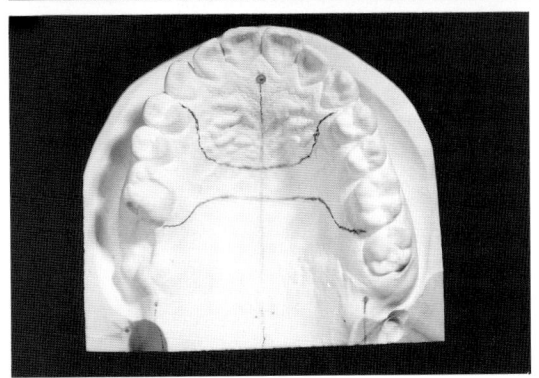

III. 各 論

3. 維持装置の屈曲

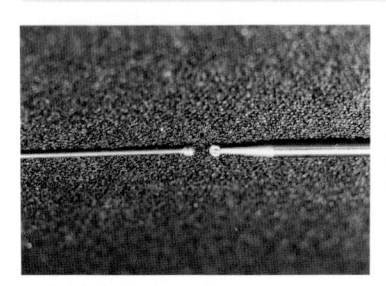

図III-6-10 次にボール・クラスプの屈曲手順を示す。
　図は、市販のボール・クラスプと、そのボールに合致するラウンド・バーである。

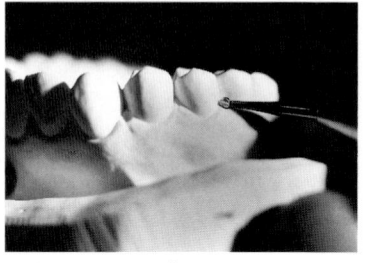

図III-6-11 まず、ボール・クラスプの設定部位が決まったら頬側の歯間三角部にボール・クラスプのボール部分が1/2程度入る小穴を＃4のラウンド・バーにて設定する。ここがボール・クラスプの維持となるところであるが、決して歯牙を削合しないようにする。

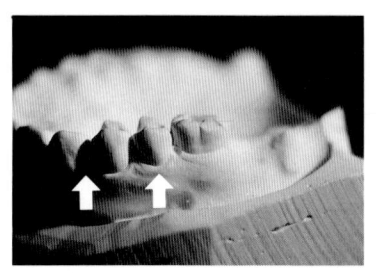

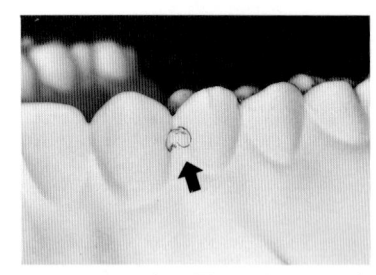

図III-6-12 ボール用のホールが設定された。

図III-6-13 もし図のようにこの穴が歯牙にかかっていると、完成したスプリントを口腔内に装着しようとした時に、セットできなかったり、歯牙が移動してしまう原因となる。

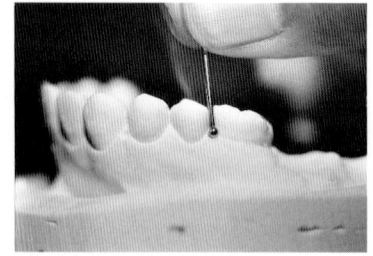

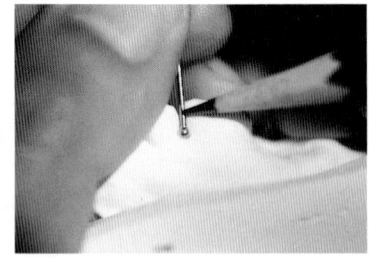

図III-6-14 小穴にボールを設定し、

図III-6-15 咬合面へ折り返す部分にマークする。

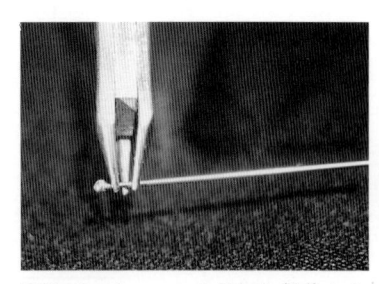

図III-6-16 マークされた部分からほぼ直角にワイヤーを曲げる。この時、後にレジンが入り込むようにいくらか隙間があったほうが良い。

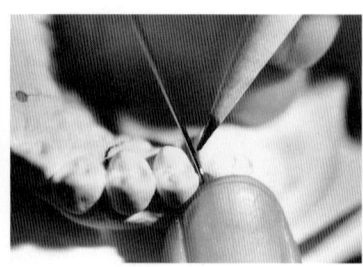

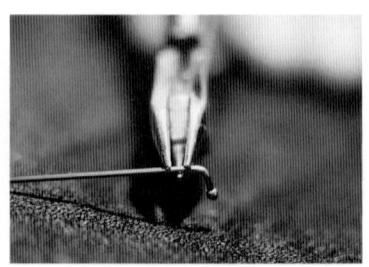

図III-6-17 模型に試適し、舌側に曲げる部分にマークをする。

図III-6-18 その位置でワイヤーを舌側に曲げ、

6．レジン2スプリント（可撤式）

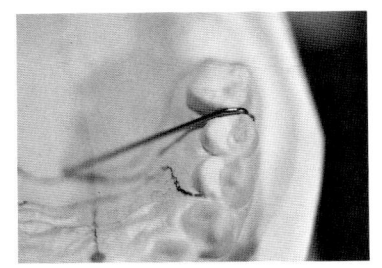

図Ⅲ-6-19 模型に試適し、

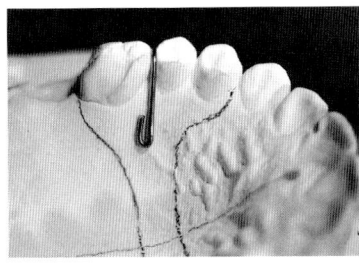

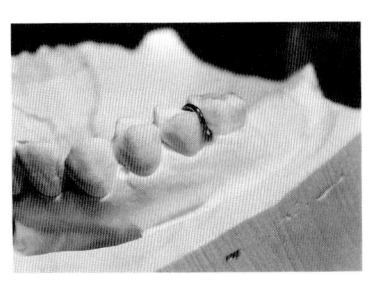

図Ⅲ-6-20 さらに外形線の中に曲げて維持を作る。

図Ⅲ-6-21 頰側のボールの部分をワックスで焼きつけて完成する。

　欠損があったり、通常のワイヤー・クラスプの方が適当と思われる時はクラスプ線を使用する。単純鉤形態で十分である。

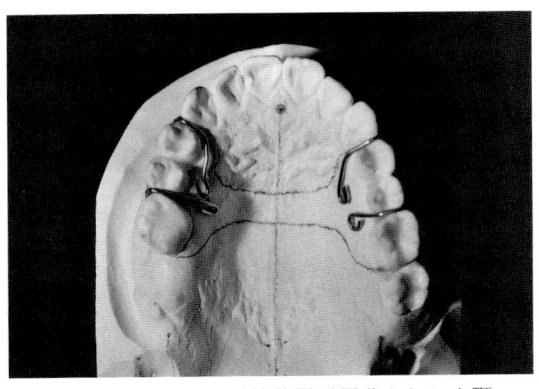

図Ⅲ-6-22 すべての維持装置が屈曲された上顎。

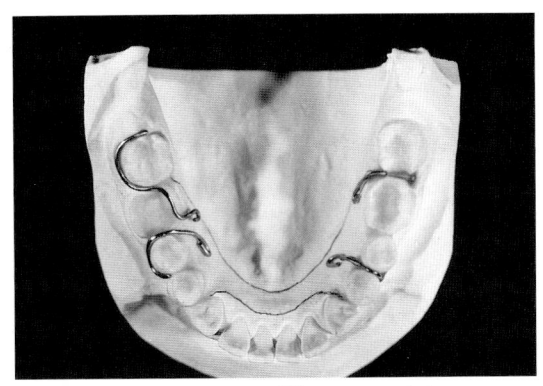

図Ⅲ-6-23 同じく下顎。6̅の歯冠が崩壊しているため、7̅5̅は維持装置として単純鉤が設定してある。

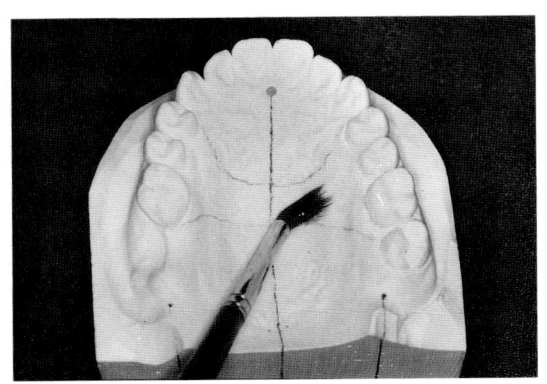

図Ⅲ-6-24 すべてのクラスプ、バー、補強線が屈曲ができたら、模型全体に分離剤を塗布する。特に咬合面を忘れないようにする。

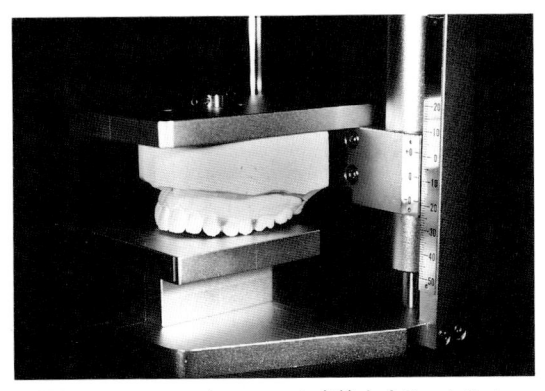

図Ⅲ-6-25 クープ・マシンの点検をする。ミリメーター・スケールが所定のmm数になっているか、クロス・バーとの間にゴミがないか等をチェックし、オクルーザル・ベースには分離剤を塗布しておく。

III. 各 論

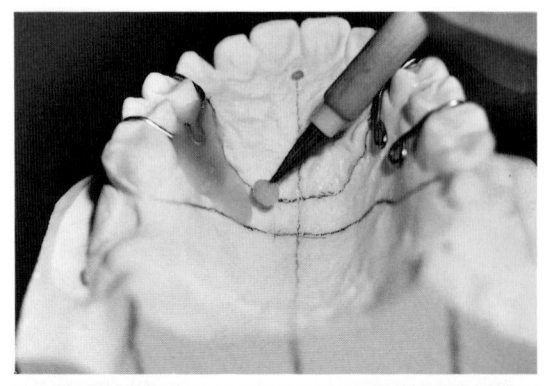

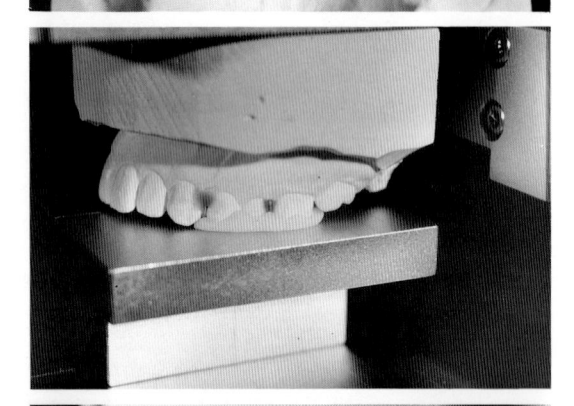

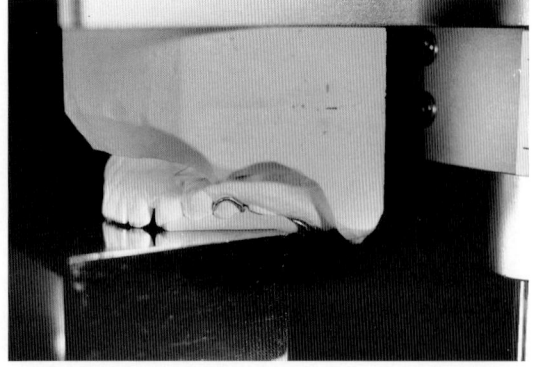

4. 即時重合法

図III-6-26 即時重合レジンを筆積していく。まず、床となる部分から築盛していく。

図III-6-27 図のように床の部分ができ上がったら次に咬合面に薄くレジンを筆積し、練和して餅状となったレジンを左右咬合面に乗せ、

図III-6-28 上顎のベースを閉じてオクルーザル・ベースに圧接する。この時、クロス・バーと上顎のベースが合致していることを確認する。

図III-6-29 次いで下顎も同様の操作をして硬化を待つ。

6．レジン2スプリント（可撤式）

図Ⅲ-6-30　硬化したら、平面をさらに確実にし、平面のコレクトをするため、クープ・マシンをコレクト・マシンにセットする。これは、レジン表面が重合収縮や、分離剤等で不均一になっているのを修整する作業である。（クープ・マシンをコレクト・マシンにセットする方法は、図Ⅱ-2-3～8参照。）

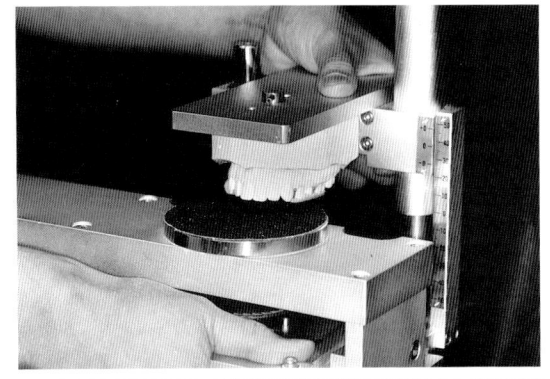

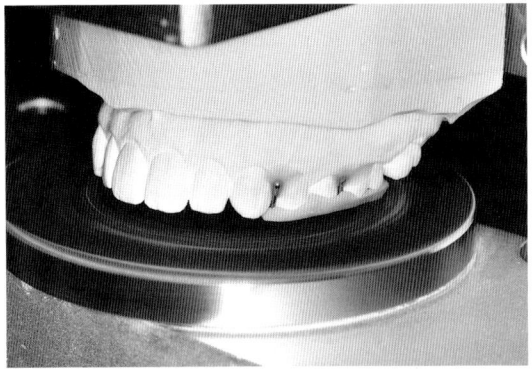

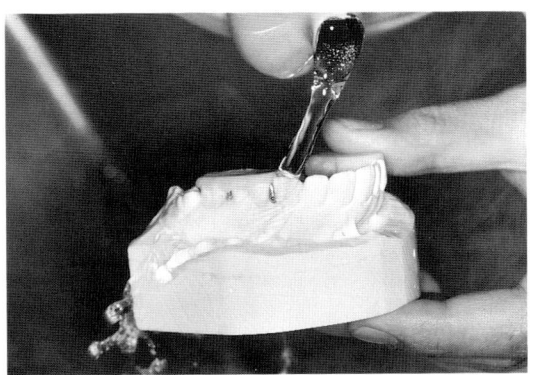

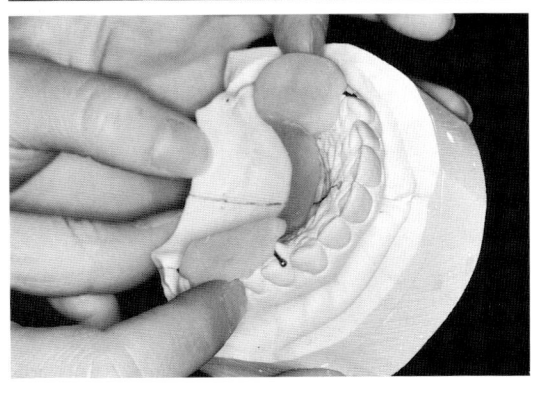

図Ⅲ-6-31　＃80のコレクト・ペーパーを使用し、ほんの一層だけコレクトして平面を整える。（図Ⅱ-2-9～13参照。）

図Ⅲ-6-32　次にクラスプを固定したワックスを熱湯で洗い流す。
　注：アナトミック・キャストを製作する際、模型の基底面に維持用のアンダー・カットを堀っておかないと、熱湯を模型にかけた時、基底部と模型が分離してしまうので注意すること。

図Ⅲ-6-33　完全に冷却させてから、スプリントが歪まないように注意して、模型からスプリントをはずす。模型も破損させないように気をつける。この模型は後にスプリントの高さを変える時必要となるので、オリジナル・キャストと共に保存する。

III. 各 論

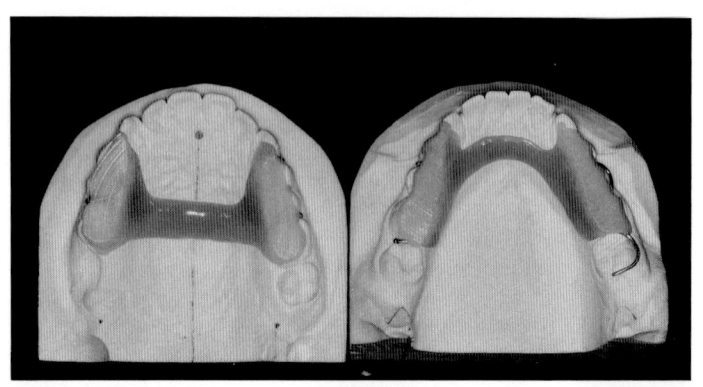

図Ⅲ-6-34 研磨をしてクープ・マシンに戻し、mm数等をチェックし、レジン2スプリントが完成する。

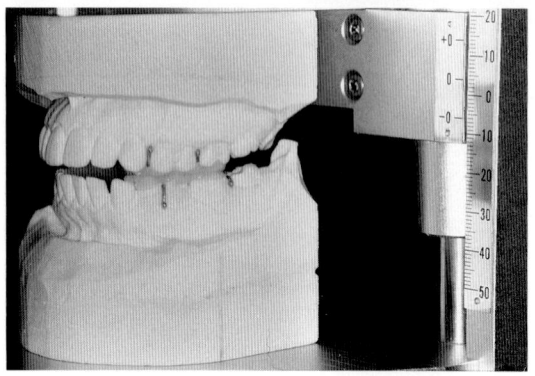

図Ⅲ-6-35 側方観、この場合も咬合平面の設定は原則として $\overline{6+6}$ および $\overline{6+6}$ の遠心とする。

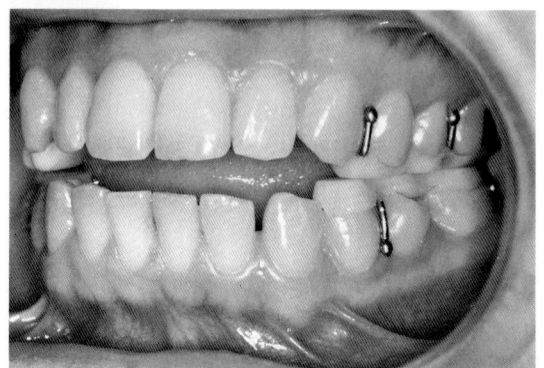

図Ⅲ-6-36 口腔内に装着し、上下スプリントが完全に合致しているかを確認する。

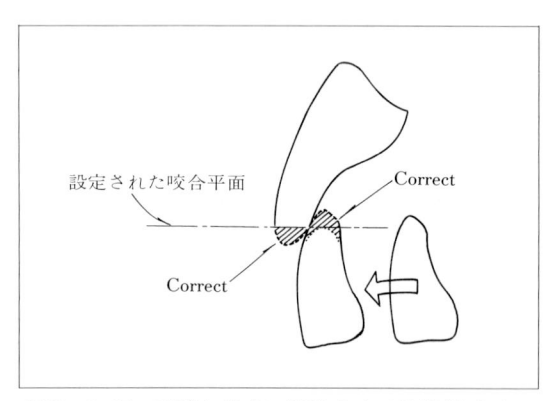

図Ⅲ-6-37 下顎を前方に移動させて前歯部がぶつかる時は、その部分の咬合調整を行なう。
　この咬合調整は、咬合平面（HIP-Plane と平行な平面）より飛び出している前歯部を調整して咬合平面を同じ高さにするもので、ヒップ・コレクト・テクニック（HIP-Correct Technique）と呼ばれるものである（斜線の部分）。ただし、咬合調整に際しては、十分に患者さんの了解を得ておかねばならない。

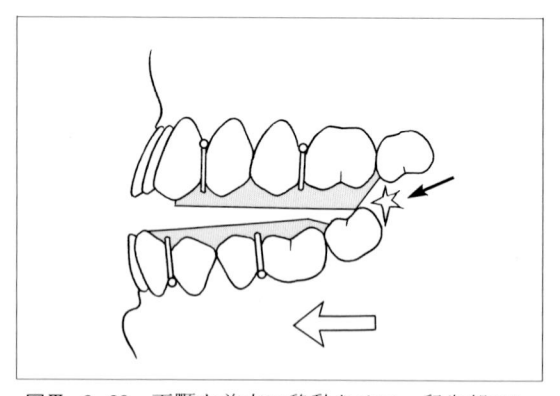

図Ⅲ-6-38 下顎を前方に移動させて、臼歯部のいずれかがスプリントとぶつかり、ロックしてしまう場合や、前歯部で上下が離開してしまう場合は、その歯牙を調整するか、スプリントを調整しぶつからないようにする。

6. レジン2スプリント（可撤式）

図Ⅲ-6-39　口腔内に正しく装着されたレジン2スプリント。
　患者に対しては、ブラッシングを徹底させるよう指導し、また、ソフト・スプリントからハードなスプリントに移って筋へのインパクトが変化するため、1～3日間位、筋群、関節部に痛みが出るかもしれないことを指示する。会話については、徐々に慣れてくることを指示する。

5．加熱重合法

図Ⅲ-6-40　次に加熱重合する場合の方法について簡単に述べる。ここでは、バータイプにしてある。既成の模型を使って説明する。
　図は上顎においてバー、クラスプが屈曲された状態である。

図Ⅲ-6-41　同じく下顎である。この模型の場合すべての歯牙が揃っているが、加熱重合する場合は、残存歯の少ないパーシャル・タイプの症例や、長期間の使用のために残留モノマーのことを考えて加熱重合にした方がよいと思われる症例の時である。

図Ⅲ-6-42　上下顎とも予定されたmm数でワックス・アップを行なう。この場合のスプリントは、全接触型とした。顎位の安定を得るという点では、全接触型のほうが良いが、症例によっては、これもできない場合もある。ワックス・アップについては図Ⅲ-6-26～29で即時重合レジンを筆積みした場合と同様である。

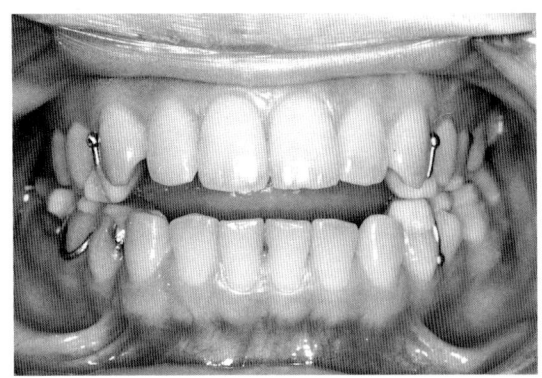

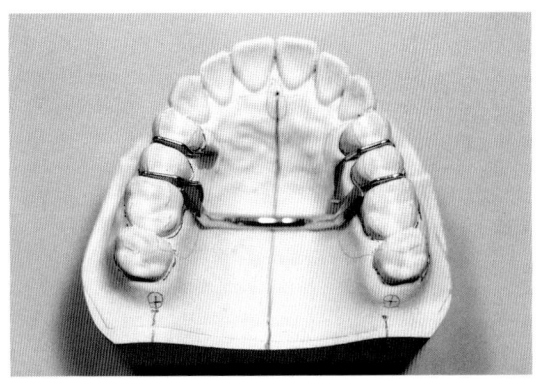

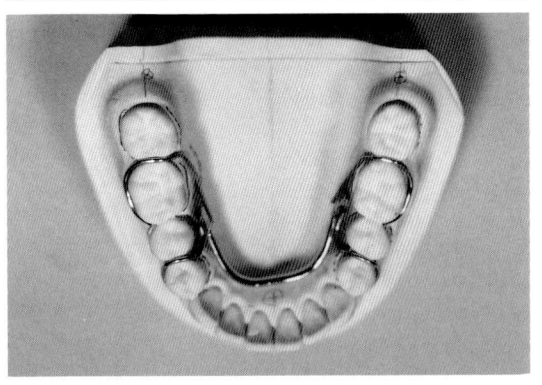

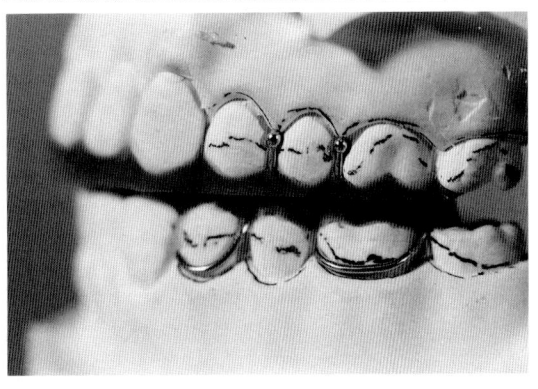

III. 各論

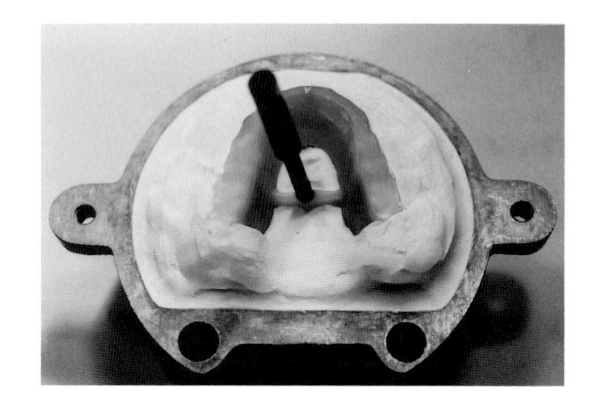

図III-6-43 通法に従ってフラスコに埋没する。マイオドンティクスでは、咬合平面が0°であり、重合誤差は、オクルーザル・ベースと合わせることで簡単に判明してしまうため、すべて、模型全部が埋没できる大型フラスコを使用する（作業行程を減らして誤差を少なくするためである。これは後述の総義歯の場合も同じである）。図は専用の大型マイオドンティク・フラスコに下顎を埋没したところ。

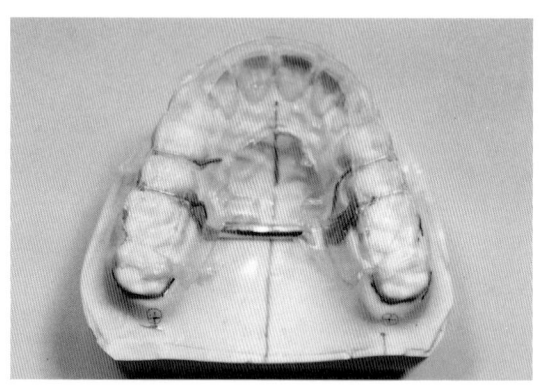

図III-6-44 重合の終了した上顎。

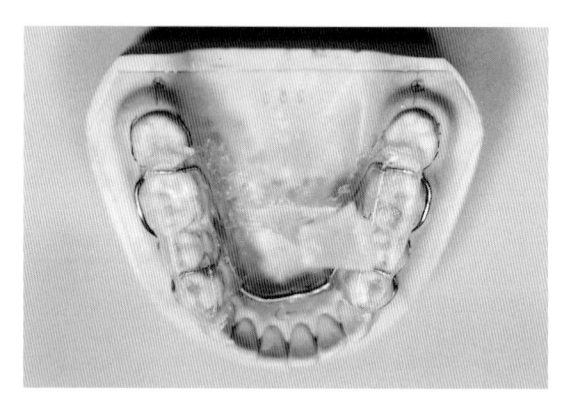

図III-6-45 同じく下顎。

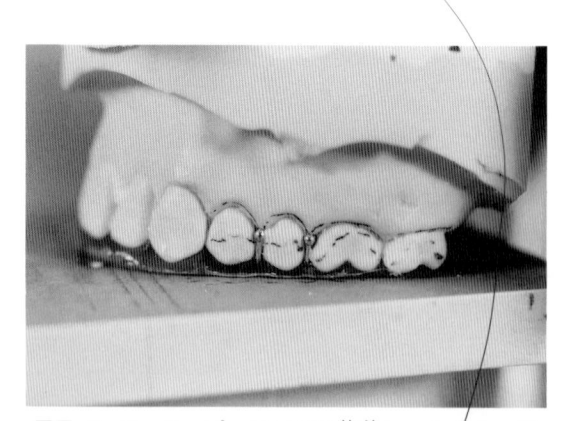

図III-6-46 クープ・マシンに装着し、オクルーザル・ベースと合せて目的のmm数になっているか、また、不足している部分や、咬合平面の乱れがないかをチェックする。

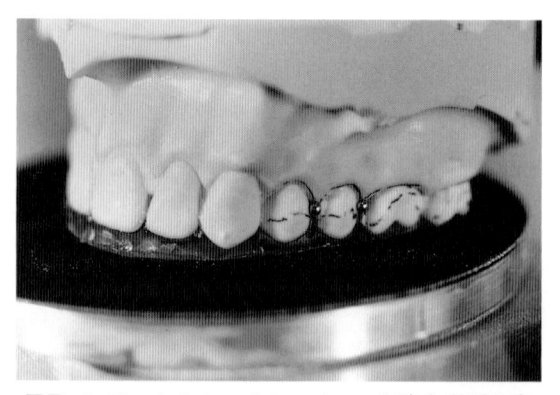

図III-6-47 オクルーザル・ベースと咬合平面は完全に合致することが必要であり、そのためにコレクト・マシンにより平面の修整を行なう（重合収縮により目的のmm数より低く仕上がった場合は、増量してやる必要がある）。

6. レジン2スプリント(可撤式)

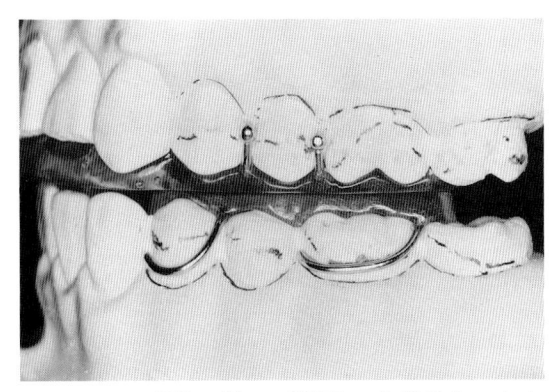

図Ⅲ-6-48 通法に従って研磨し、加熱重合タイプによるレジン2スプリントが完成する。

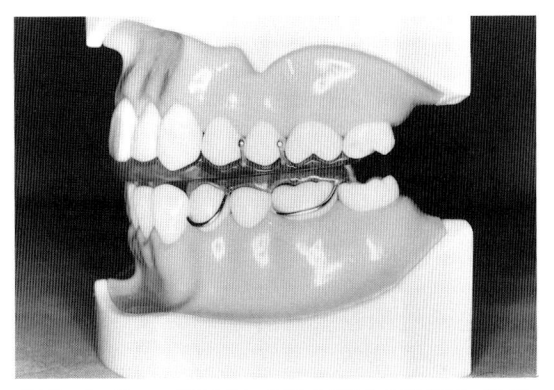

図Ⅲ-6-49 口腔内(この場合既成の模型)に装着し、図Ⅲ-6-39で示したように患者に指示を与え、経過観察に移る。

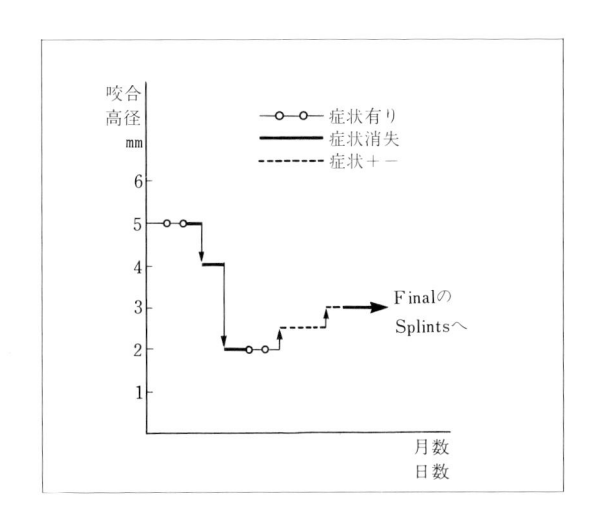

図Ⅲ-6-50 図中のFinalのスプリントとは正常を維持していくためのスプリントである。

　以上、レジン2スプリントについて述べた。レジン2スプリントは通常数ヵ月～1年位使用されるものであり、リコール時にハイスポット等があればそれを調整していくことになる。また、図Ⅲ-6-39で述べた筋、関節等の痛みについては、急激にスポーツをした時に出る痛みで説明し、今まであまり使用していなかった筋が、急に活動をするようになるためというと納得し、痛みが出ても患者は安心するものである。また、会話についても自分で思うほど人は変に感じてないものである。

　スプリントの高さについては病態が消失していった時点で低くしていき、病態の発症しない最も低い位置を探し出していく(図Ⅲ-6-50)。

　スプリント製作に使用したアナトミック・キャストは、オリジナル・キャストとともに保存し、監視期間中に高さを変化させる場合や、修理の時に使用する。

7 レジン 2 スプリント（固定式）
Resin 2 Splints——Fixed Type

口腔内の状況、特に歯冠の崩壊のひどい場合は、可撤式のスプリントから冠形態のスプリントに移行しなければならなくなる。いわゆる固定式のレジン2スプリントである。固定式のスプリントには二つの目的がある。

一つには本来のスプリントとしての作用であり、一つには崩壊してしまった歯牙・歯列の形態を修復し、機能を与えることである。形態と機能を回復することは、歯牙支持組織に対しても失っていた生活力を賦活することであり、歯周疾患の治療においても、第一義的に考えられなければならないことである。歯冠や歯列の崩壊がひどい場合などは、外科、保存療法がある程度終了するまでは、可撤式のスプリントを使用し、その後、この固定式に移行し、歯周疾患に対する処置と併せて、経過を観察していくことになる。

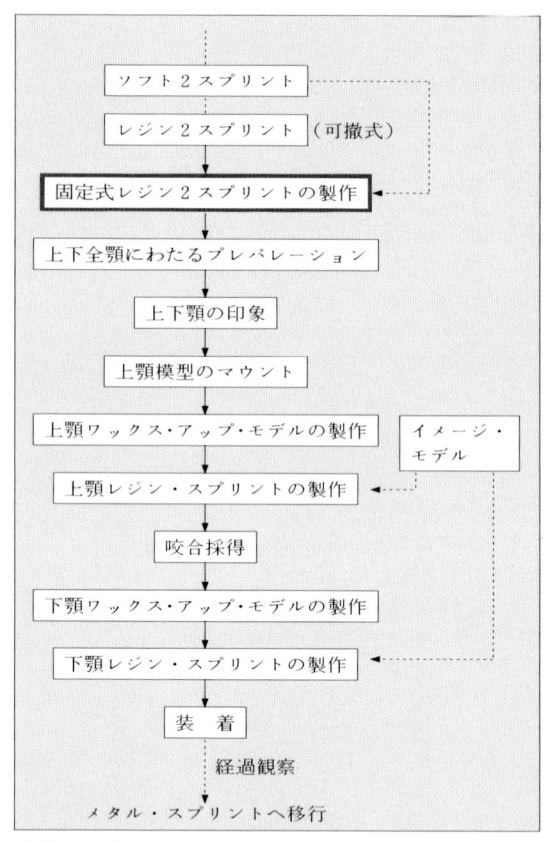

図Ⅲ-7-1

1. 上顎ワックス・アップ・モデルの製作

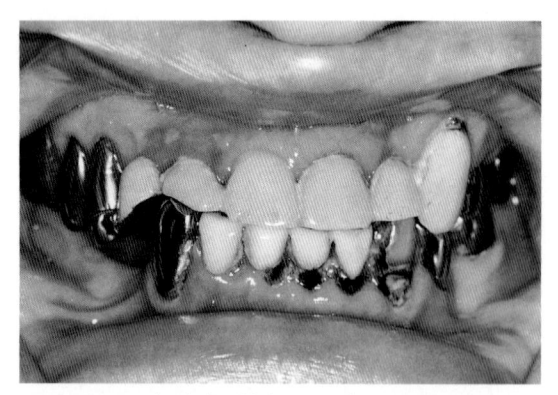

図Ⅲ-7-2 初診時口腔内、この後、アナトミック・キャストを製作し、各種診査、フリー・ウェイ・ゾーンの計測、ソフト・スプリント、レジン2スプリント（可撤式）と進み、その後、これから述べる固定式の2スプリントに移行する。

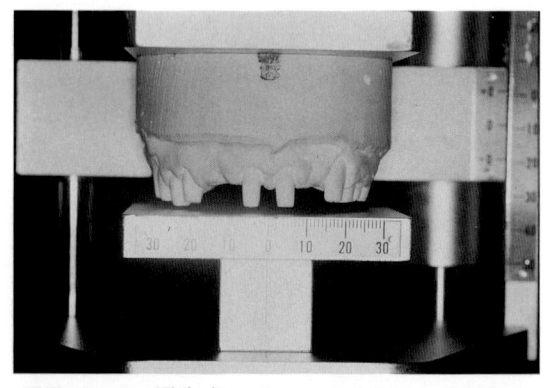

図Ⅲ-7-3 固定式レジン・スプリントのためのワックス・アップ・モデルを製作する。これは条件が同じなら、後述するイメージ・モデルをワックス・アップ・モデルのかわりに使用しても構わない。

まず通常は一般治療（外科、保存等）の終了した上下顎を形成、印象し次に上顎をクーブ・マシンにマウントする。

7. レジン2スプリント（固定式）

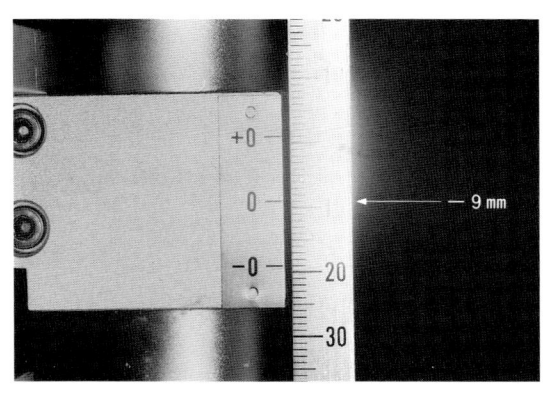

| 図Ⅲ-7-4 | 図Ⅲ-7-5 |
| | 図Ⅲ-7-6 |

図Ⅲ-7-4 レジン2スプリントの上顎を製作した時のmm数にミリメーター・スケールをセットする。下顎のベースにはオクルーザル・ベースをセットする。この症例では－9mmが上顎咬合平面の高さである。

図Ⅲ-7-5 全歯列にわたってワックス・アップを行なう。アーチはできるだけ理想的に仕上げていく。

図Ⅲ-7-6 上顎ワックス・アップ・モデルの完成。

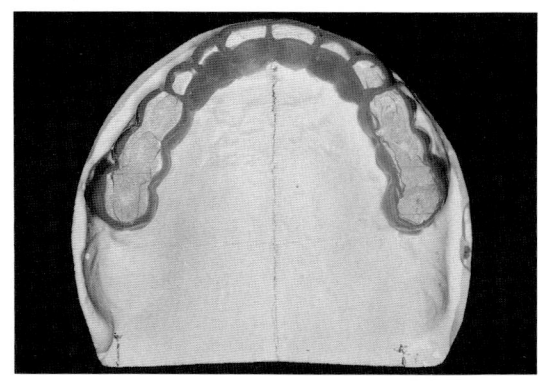

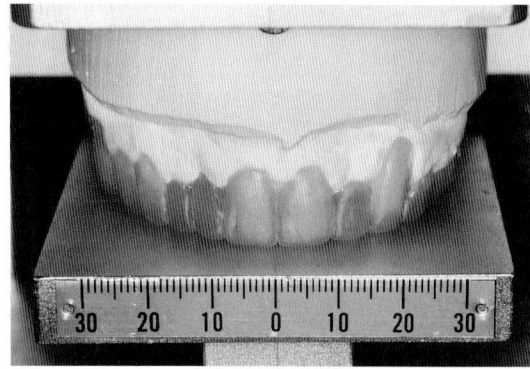

2．上顎レジン・スプリントの製作

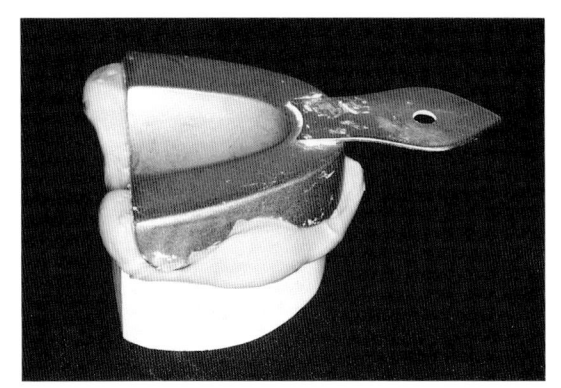

図Ⅲ-7-7 次にワックスをレジンに置き換えるためにワックス・アップ・モデルを印象する。
　＊ワックス・アップ・モデルを埋没して、加熱重合法でレジンに置き換えてもよい。
　＊イメージ・モデルを使用する場合は、ワックス・アップ・モデルは製作せず、イメージ・モデルを印象することになる（第Ⅳ章参照）。

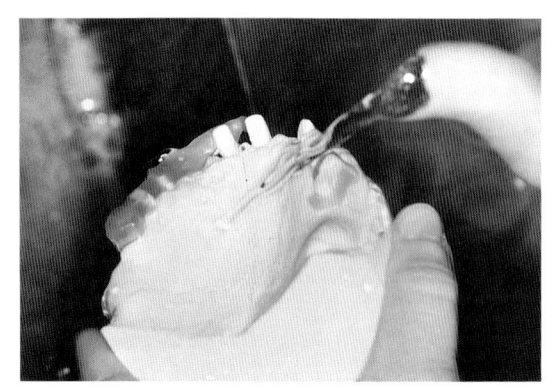

図Ⅲ-7-8 印象が終わったら、ワックス・アップ・モデルをお湯で洗い流す。

Ⅲ. 各 論

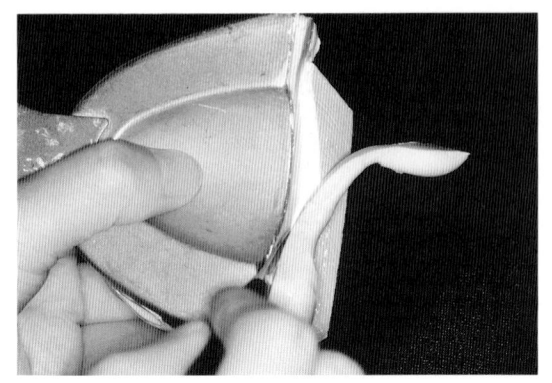

図Ⅲ-7-9 ワックスが洗い流された模型に先程印象したものを合わせて、完全に合致することを確認し、後の操作のために、戻す位置を印象面から模型面に線引きするため印象材の歯列以外の部分を少しカットする（これは、模型に印象が完全に戻るかどうかをみるために重要な操作である）。

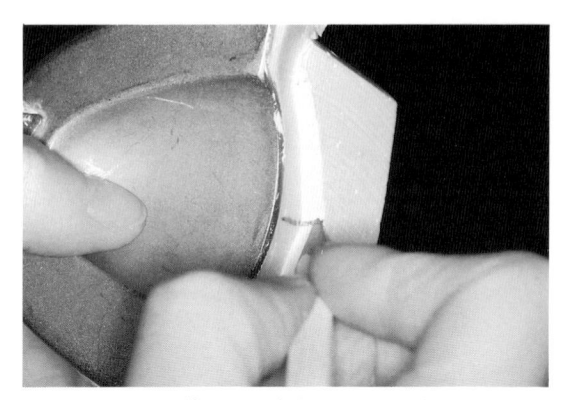

図Ⅲ-7-10 調整された印象を模型に戻し、カットした部分が模型と密着していることを確認する。次にその部分の印象から模型にかけてラインを3ヵ所ほど記入する。

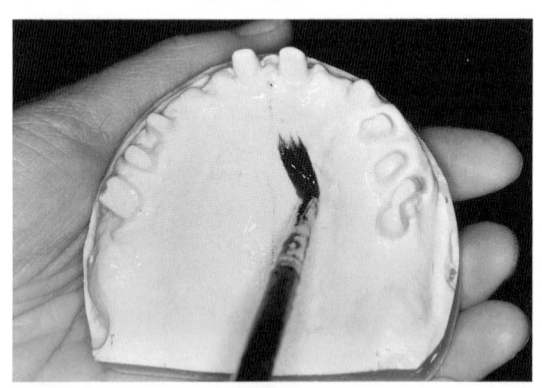

図Ⅲ-7-11 模型全体に分離剤を塗布する。

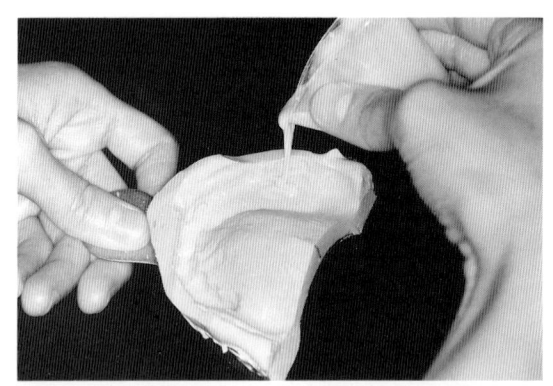

図Ⅲ-7-12 即時重合レジンを練和し、手早く印象内面の歯列部分へ流し込む。

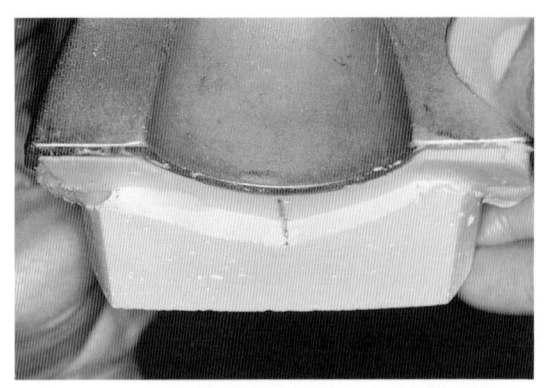

図Ⅲ-7-13 模型を印象面に戻し、先程線を引いた部分が合致しているかを確認する（レジンが溢れて確認できない時はそのレジンをとり去り確認する）。

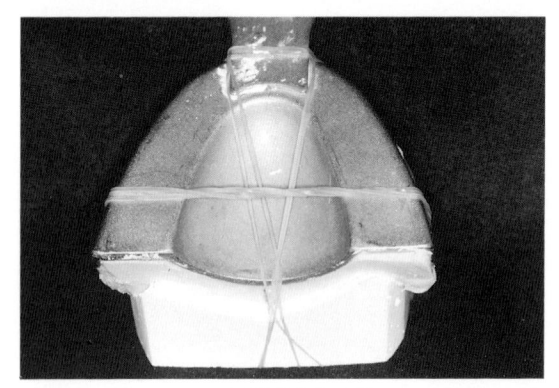

図Ⅲ-7-14 トレーと模型全体を輪ゴムで固定し硬化を待つ（固定した後も必ず合致しているかどうかを確認する）。

7．レジン2スプリント（固定式）

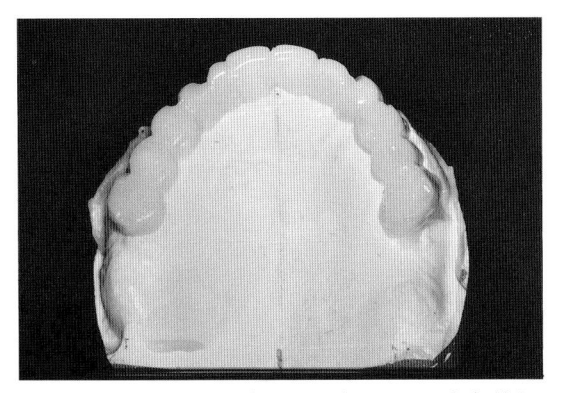

図Ⅲ-7-15 レジンが完全に硬化してから印象材を模型よりはずす。模型上には、ワックスより置き換えられたレジンが残る。

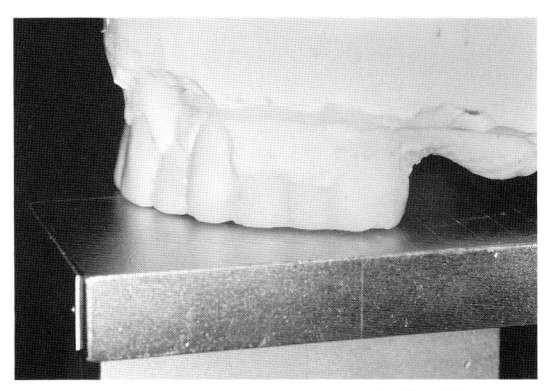

図Ⅲ-7-16 クープ・マシンにこの模型を戻し、オクルーザル・ベースに合わせてみる。この場合、最初、設定されたmm数より0.5mm程高く仕上がっている。

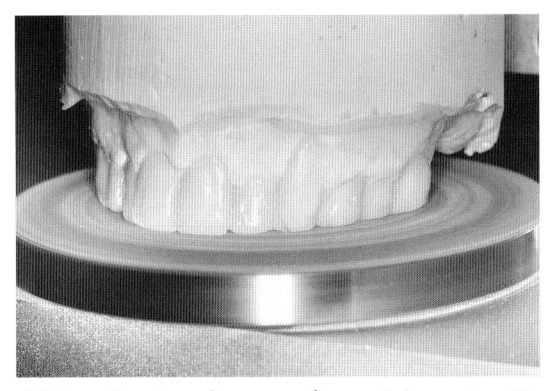

図Ⅲ-7-17 クープ・マシンをコレクト・マシンにセットし、0.5mm削合する。

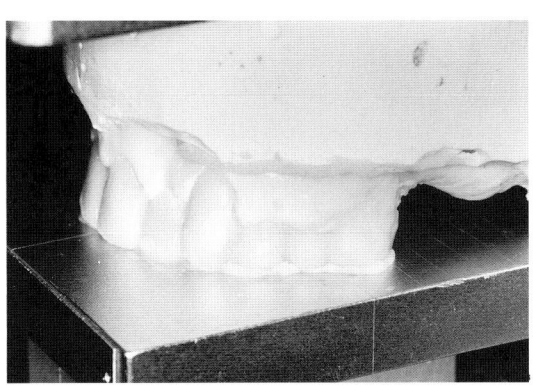

図Ⅲ-7-18 再度オクルーザル・ベースに合わせて不足している部分があればレジンを足す。

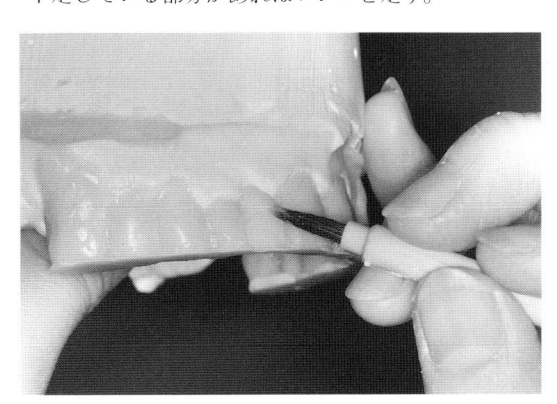

図Ⅲ-7-19 次にレジンが不足した歯頸部や、気泡等に即時重合レジンを筆積みし、硬化したら上顎のスプリントを模型からはずして研磨する。

III. 各 論

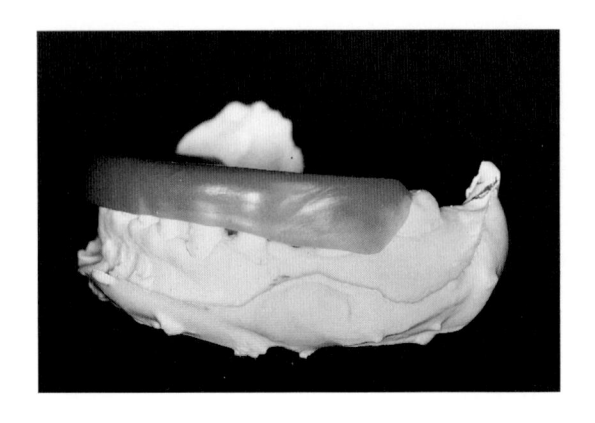

3. 咬合採得

図III-7-20 咬合採得のために下顎の模型上で蠟堤を製作する。高さの目安は最初に可撤式のレジン・スプリントを製作した時の後臼歯三角部である。
＊ 咬合採得の仕方にはいくつかの方法があるがここでは下顎に蠟堤を作り、咬合採得する方法について述べる。それ以外の方法についてはこの節の終わりに述べる。

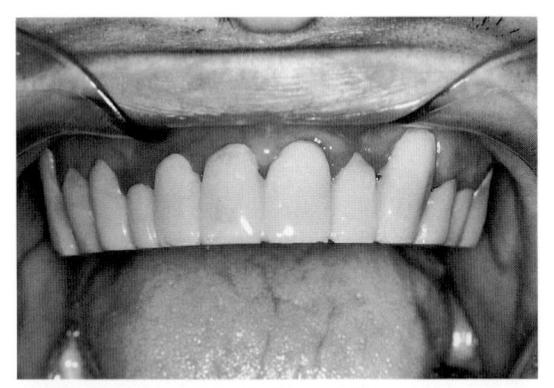

図III-7-21 先程でき上がった上顎のスプリントを口腔内に試適し、完全に合うかどうかを確認する。

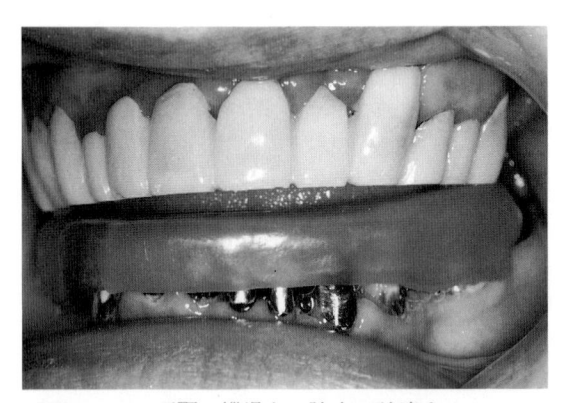

図III-7-22 下顎の蠟堤を口腔内に試適する。

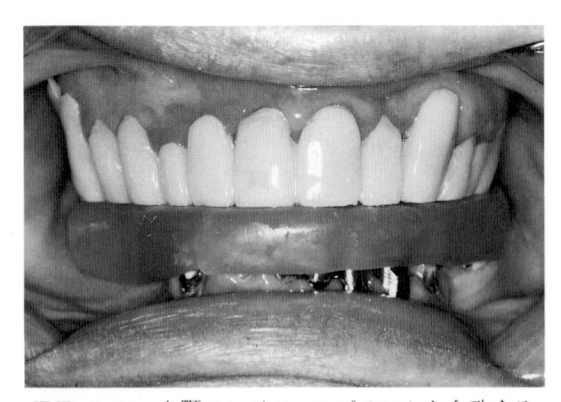

図III-7-23 上顎のレジン・スプリントと合致するように蠟堤を修整する。

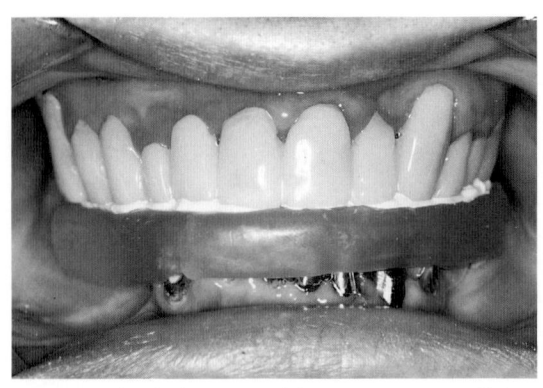

図III-7-24 合致したら上顎のスプリントと下顎の蠟堤を固着し、口腔外へ一塊として取り出す。

128

7．レジン2スプリント（固定式）

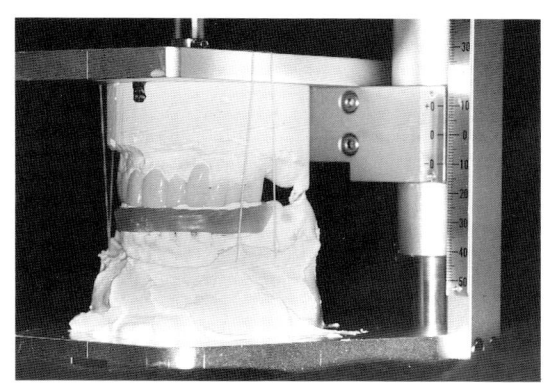

図Ⅲ-7-25　上顎のスプリントを模型に戻し、蠟堤に下顎の模型を合わせ、下顎のマウントを行なう（ミリメーター・スケールは0でセットする）。

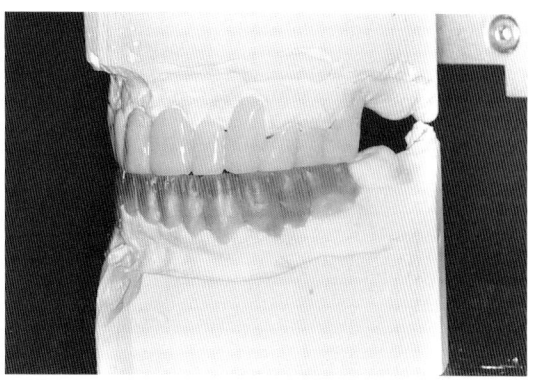

図Ⅲ-7-26　下顎のワックス・アップ・モデルを製作する。

図Ⅲ-7-27　上顎の場合と同様の方法で下顎のスプリントを製作し、研磨をして完成する。図は完成した固定式のレジン・スプリント。
　7～4|は欠損していたので、まず固定部分を製作し、次いでパーシャル・タイプの7～4|の部分を作った。クラスプは3|3に設定してある。

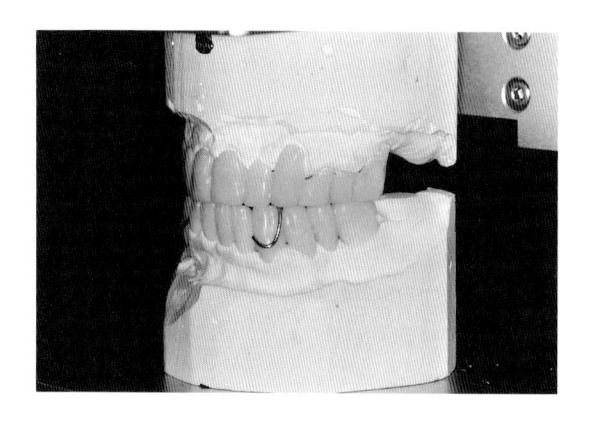

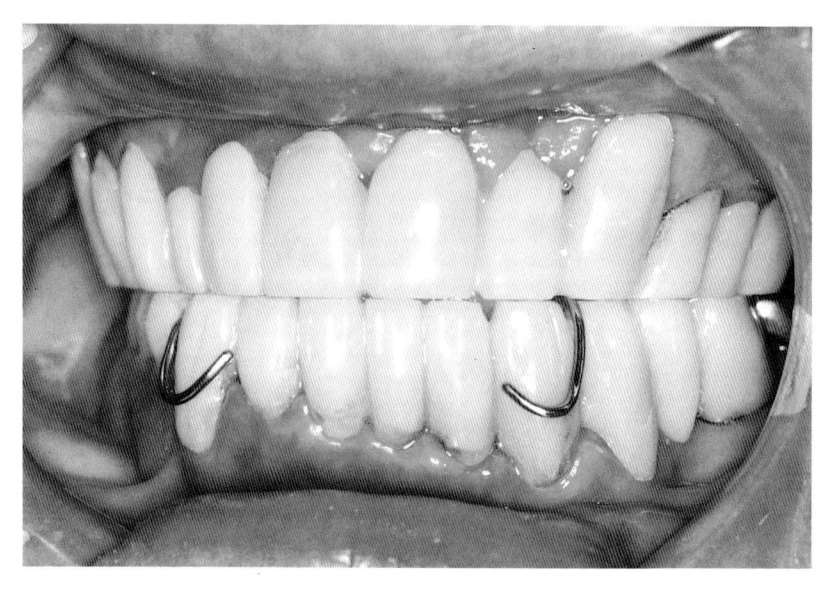

図Ⅲ-7-28　口腔内。

Ⅲ. 各論

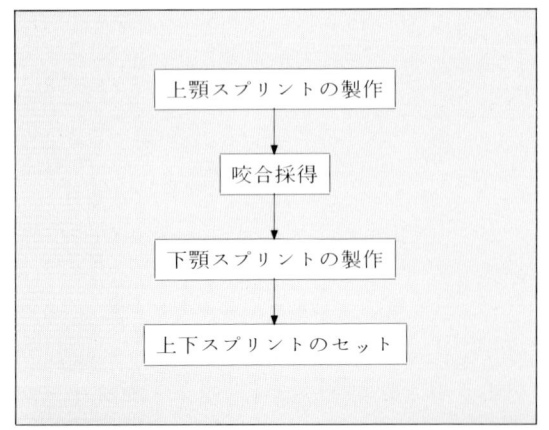

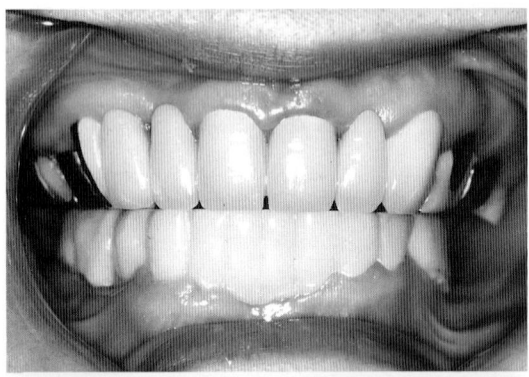

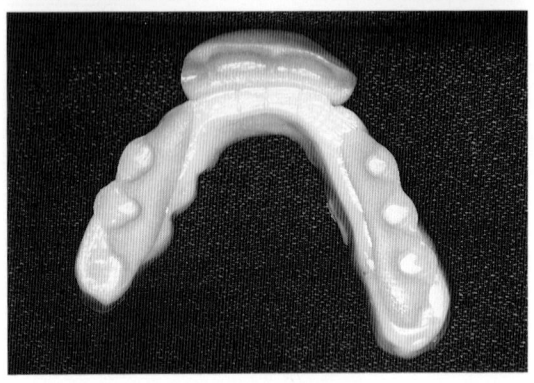

図Ⅲ-7-29 固定式スプリント製作の原則。上下を一度に作らず、必ず上顎を作り、それを口腔内に試適して下顎の咬合採得をする。下顎のスプリントは、上顎のスプリントをクーブ・マシンに戻し、それに対して作られるので、上下が完成してから、一度にセットされることになる。

図Ⅲ-7-30 上顎には固定式のメタル・スプリント、下顎は固定式のレジン・スプリントである。これは、図Ⅲ-3-54と同じ症例である。

図Ⅲ-7-31 下顎のスプリントにワセリンを塗ってレジンを盛り、咬合採得をする。前方はジグをとってある。

　以上固定式のレジン2スプリントについて述べた。
　このスプリントも治療途中のものであり、単に可撤式が固定式に変わっただけである。当然、製作に使われた模型は保存され、高さを変化させる際に使用していくことになる。注意事項、その他指示することは可撤式の場合とまったく同じである。また、経過観察は十分に行なう必要があり、その期間中、歯周疾患に対する指導、処置も併せて行なっていく。
　図Ⅲ-7-29に示したように固定式のスプリントを製作する場合、重要なことは、上下を一度に作るのではなく、上顎を決めてから咬

7. レジン2スプリント（固定式）

図Ⅲ-7-32　咬合採得されたスプリントを2つに割る（左右が別々の場合はそのままでよい）。

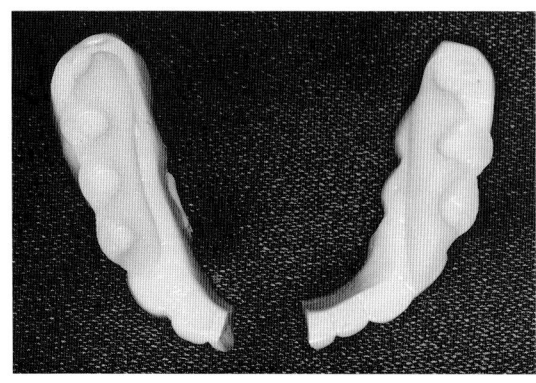

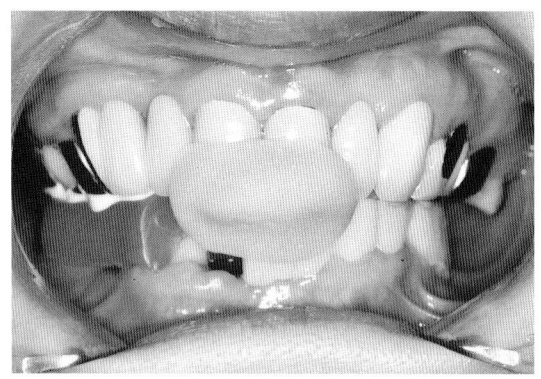

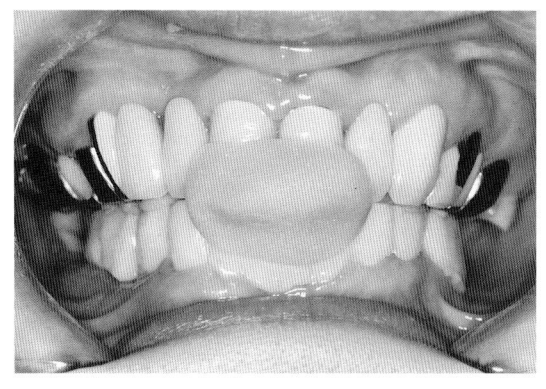

図Ⅲ-7-33　割ったものを口腔に戻し上下合致することを確認し、まず、右側をはずして咬合採得をする。ジグと左側の2点で顎位を安定させる。

図Ⅲ-7-34　次に割ったものを口腔に戻し、ジグで確認してから左側をはずす。

合採得を行ない、下顎を製作することである。

上顎はその高さえ決まっていれば、上顎の模型をクープ・マシンにマウントするだけでスプリントを製作することが可能であり、そのスプリントを咬合採得時の上顎の蠟堤がわりにすれば、高さを間違えたりすることがない。これは最終的に行なう固定式のメタル・スプリントの場合も同様である。

現実には、図Ⅲ-7-30～34で示した方法が現在の口腔状況をトランスファーするのにはより良い方法といえる。この方法は、そのまま固定式メタル・スプリントの咬合採得となる。すなわち、上顎がすべて完成した時点で固定式のレジン・スプリントを使用して咬合

Ⅲ. 各 論

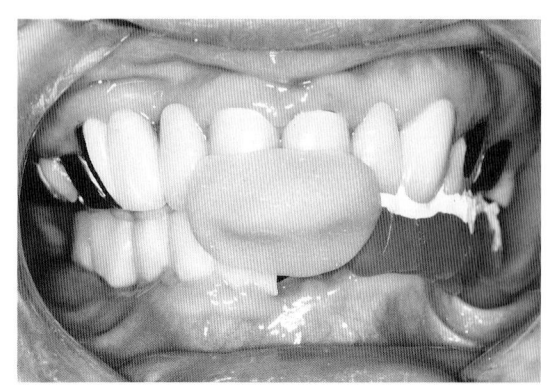

図Ⅲ-7-35　左側の咬合採得をする。

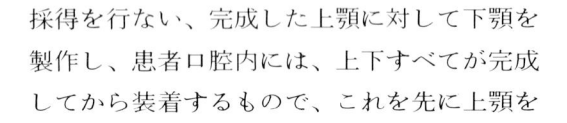

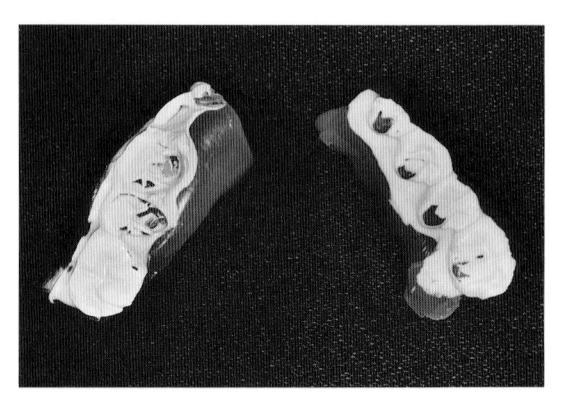

図Ⅲ-7-36　採得できたワックスバイト。スプリントに盛ったレジンを除去し、割ったスプリントを修理して上顎のレジン・スプリントとともに口腔に戻す。

採得を行ない、完成した上顎に対して下顎を製作し、患者口腔内には、上下すべてが完成してから装着するもので、これを先に上顎をセットして次に下顎というふうに作ると失敗することがある。

8 メタル 2 スプリント
Metal 2 Splints

レジン2スプリントによって顎口腔系由来の病態が消失したら、より機能が営め、変形の少ないメタル・スプリントに移行する。これは正常を維持していくためのスプリントである。

ここでは可撤性のものの製作手順を説明する。固定式のものは製作法、残存歯の状態、数、フルブリッジ様のものからパーシャルまでと種々の状態のものがあり、各ステップを掲載していくことが困難なため、前述のカラーアトラスを参照されたい。作り方、考え方は、今まで述べてきたものと全く同じで、治療の流れも同じである。

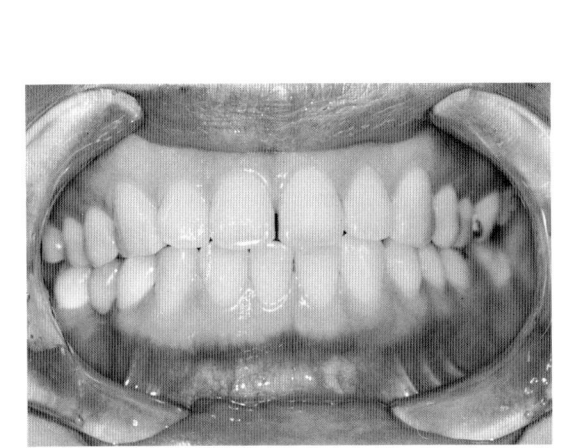

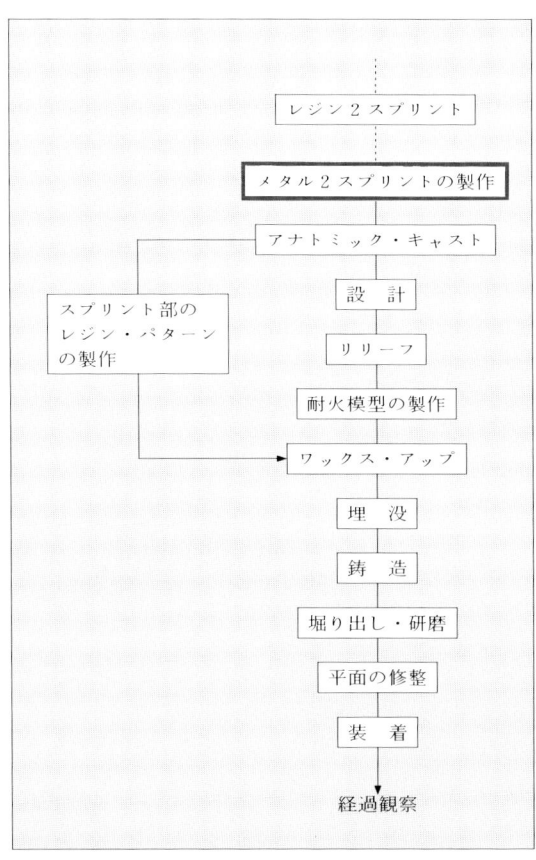

図Ⅲ-8-1

図Ⅲ-8-2 術前口腔内。

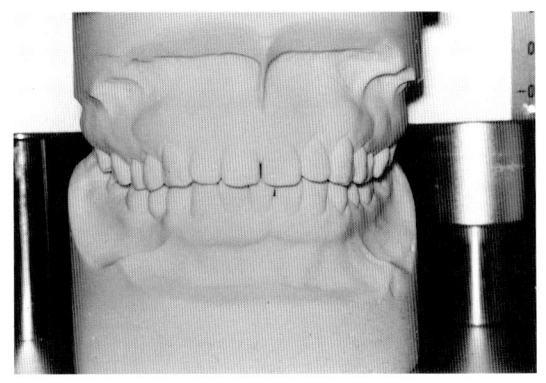

図Ⅲ-8-3 アナトミック・キャスト（副模型）。
この模型を使って設計、リリーフ、耐火模型の製作を行なうが、咬合面に乗るスプリント部は耐火模型がアナトミック・キャストとなっていないため、耐火模型上で製作することができない。そこで、このアナトミック・キャスト上で製作し、後に連結子、維持装置がワックス・アップできた耐火模型上でドッキングさせることになる。

III. 各論

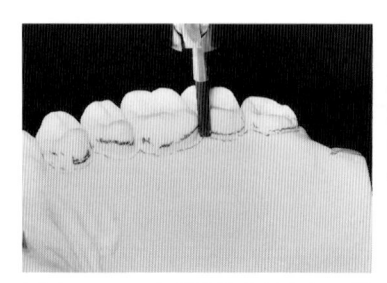

図III-8-4 まず設計を行なう。図はサベーイング。

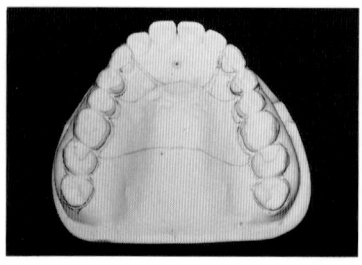

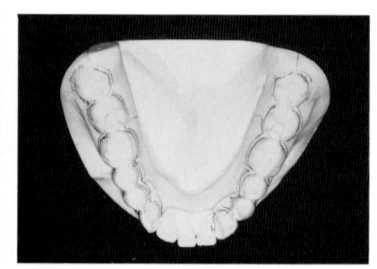

図III-8-5 設計の終わった上顎のアナトミック・キャスト。

図III-8-6 同じく下顎のキャスト。

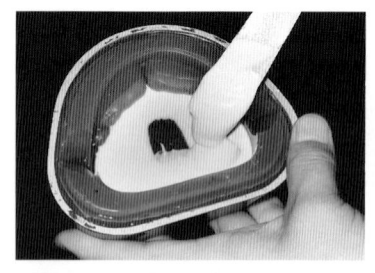

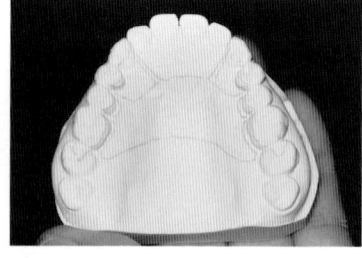

図III-8-7 寒天印象にて耐火模型を製作する。

図III-8-8 でき上がった耐火模型。上顎。

図III-8-9 同、下顎。

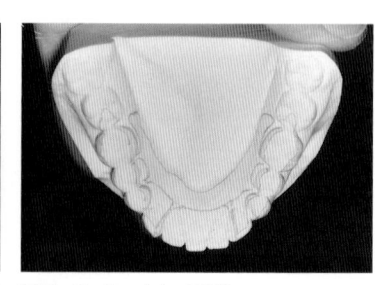

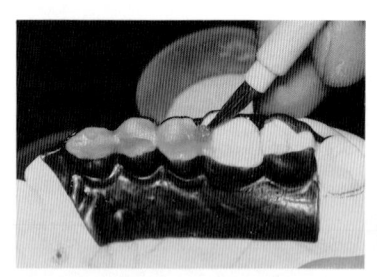

図III-8-10 アナトミック・キャスト上に分離剤を塗布し、スプリント部をパターン・レジンにて築盛する。図中の黒い部分はシート・ワックス（パターン・レジンがアンダー・カットに流れるのを防ぐ）。

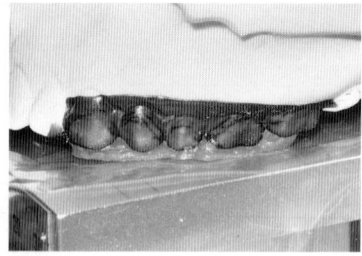

図III-8-11 パターン・レジンは硬化する前に決められたmm数のところでオクルーザル・ペースに圧接され、HIP-Planeと平行な平面が与えられる。

図III-8-12 パターン・レジンが硬化したら、キャストからはずし、辺縁を研磨して仕上げる。

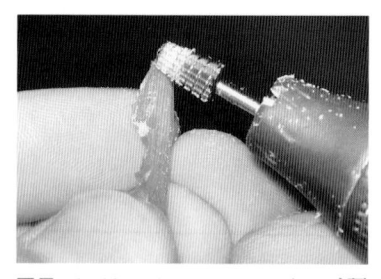

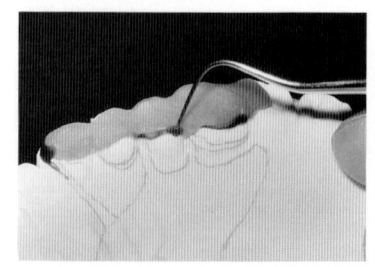

図III-8-13 耐火模型にパターン・レジンで作られたスプリント部をドッキングさせる。

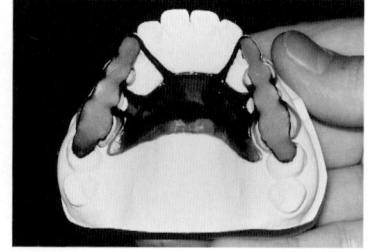

図III-8-14 連結子（または床）、維持装置をワックス・アップする。図はワックス・アップの終わった上顎。

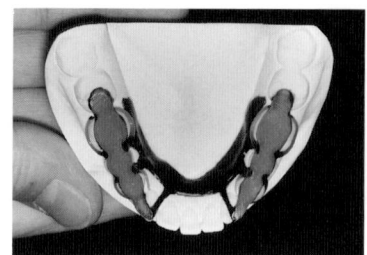

図III-8-15 同、下顎。

134

8. メタル2スプリント

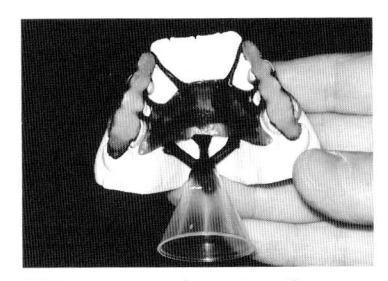

図Ⅲ-8-16 スプルーイング。

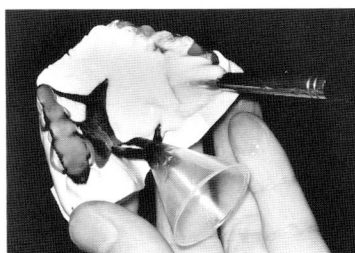

図Ⅲ-8-17 一次埋没。

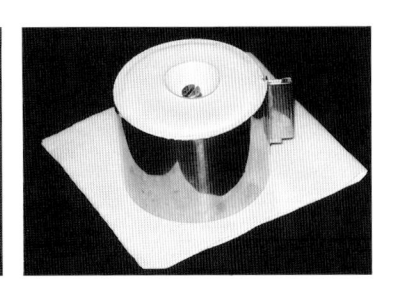

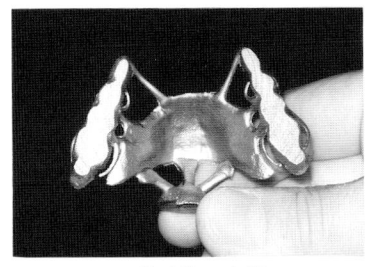

図Ⅲ-8-18 埋没。

図Ⅲ-8-19 鋳造後の上顎。

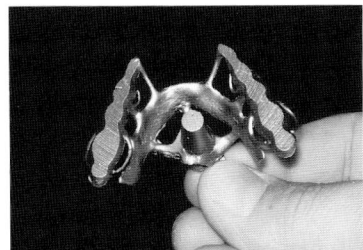

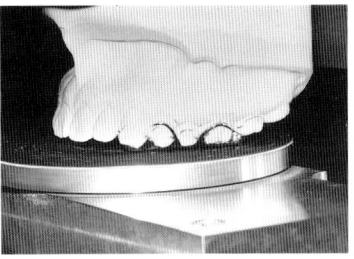

図Ⅲ-8-20 同、下顎。

図Ⅲ-8-21 アナトミック・キャストにでき上がったメタル・スプリントをセットし、平面の修整をコレクト・マシンにて行なう。

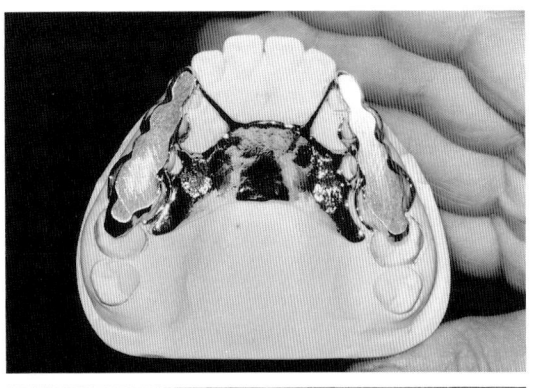

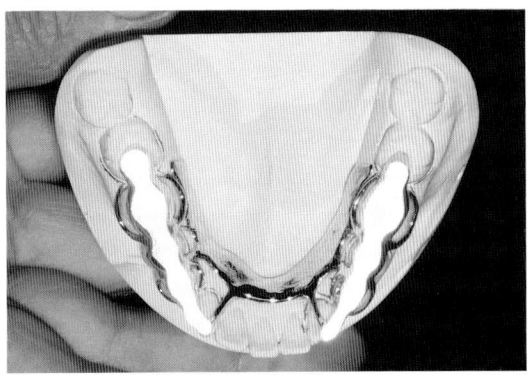

図Ⅲ-8-22 完成したメタル・スプリント。
　グラインディングされた端は鋭縁となっているので十分研磨する。

図Ⅲ-8-23 同、下顎。

135

Ⅲ. 各 論

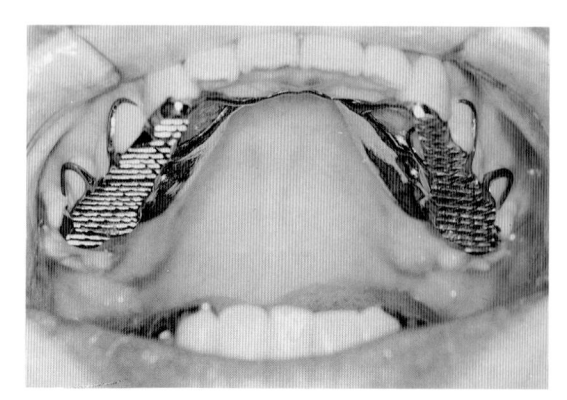

図Ⅲ-8-24 口腔内、上顎面観。

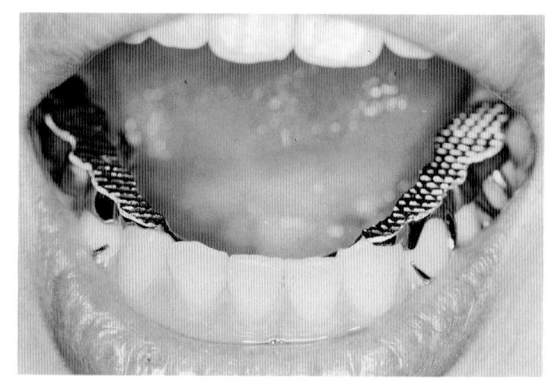

図Ⅲ-8-25 同、下顎面観。

　以上、可撤式のメタル2スプリントについて述べた。前述したようにメタル・スプリントには、可撤式のものから固定式のものまで種々あり、その選択は、症例によってすべて違ってくる。症例による違いとは、全歯列的な歯冠の崩壊程度、残存歯の数、咬合高径の増量の程度、患者の経済的な理由等である。

　しかしながら、本来は、随時高さの変更ができる可撤式のメタル・スプリントが原則であり、次に上顎が固定式で下顎を可撤式にし、そこで高さの調節ができるようにするタイプ、そして上下が固定式のものとなる。上下固定式では、高さの変更はやり直しということになり、高さの決定には十分期間を与えるべきである。なお、固定式の作り方は、前節で述べた固定式のレジン2スプリントと同様であり、レジンが鋳造歯冠修復物等に変わっただけである。

　可撤式のメタル2スプリントは、歯牙の上にスプリントが乗るという、いわば2階建てになるため、ブラッシング指導については、特に注意して指導することが肝要であり、それをおこたったために、かえって歯列を崩壊させてしまうことがあるので注意する。

9 レジン 1 スプリント
メタル 1 スプリント
Resin 1 Splint, Metal 1 Splint

アナトミック・キャストを作って咬合平面の診断をしていくと上顎がさほど HIP-Plane に対して狂っていない場合がある。このような時は下顎のみに 1 スプリントを適用することができる。

しかしながら上顎の咬合平面の高さが低い場合には、2 スプリントにすべきである。特にこの 1 スプリントでは、上顎の歯列を HIP-Plane に平行に基準平面とするための HIP-コレクト・テクニックを使用しなければならず、熟練を要する。

また、1 スプリントであっても、ソフト・スプリントは 2 スプリントを使用し、上顎のソフト・スプリントを低くしていっても消失した病態が出現しない場合に使用できるスプリントである。

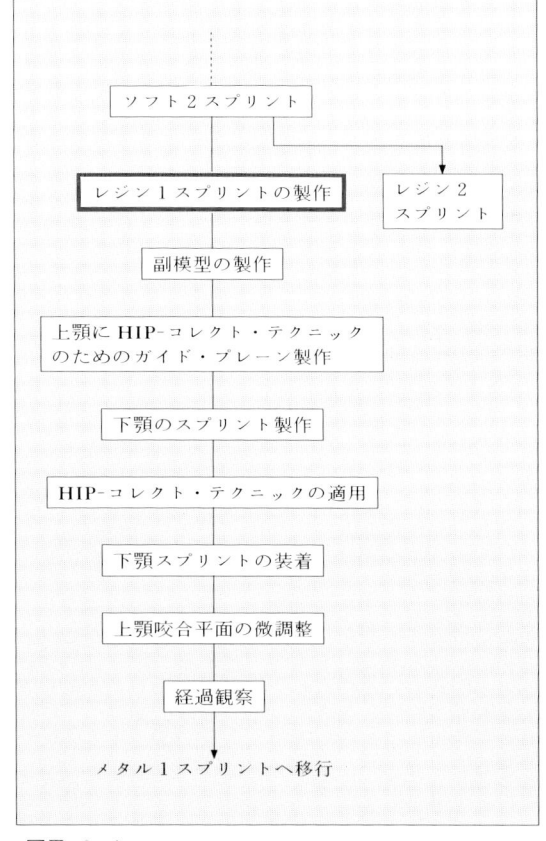

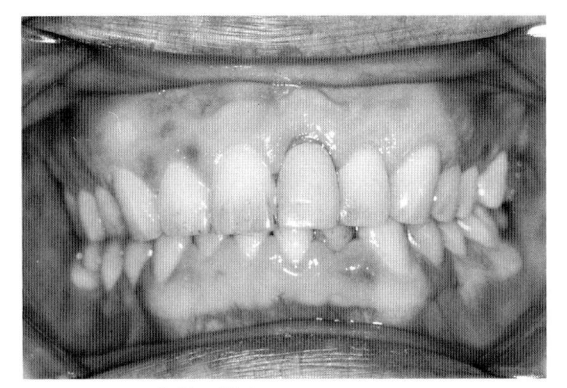

図Ⅲ-9-1

図Ⅲ-9-2　術前口腔内。

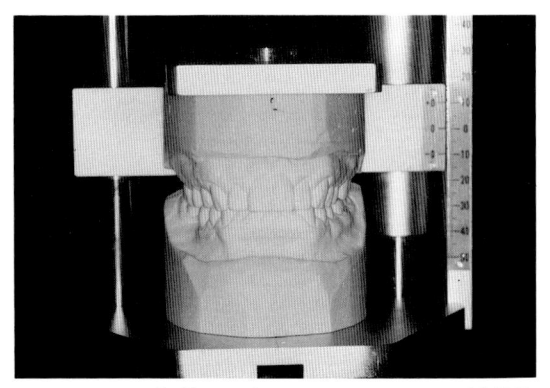

図Ⅲ-9-3　まずオリジナル・キャストから副模型を製作し、クープ・マシンにマウントする。

Ⅲ. 各論

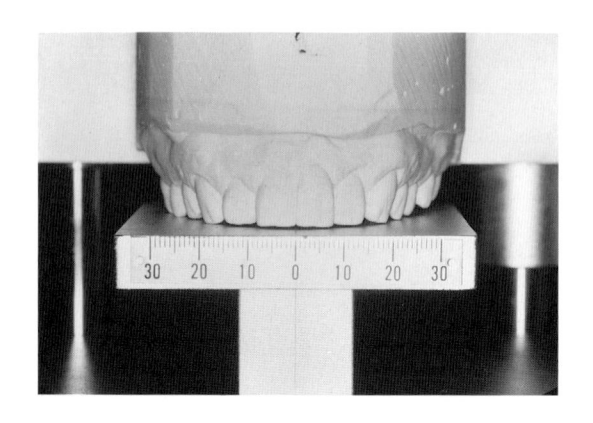

ガイド・プレーンの製作

図Ⅲ-9-4 1スプリントの症例は図のように上顎の咬合平面がHIP-Planeに対して乱れていない状態の場合に適用となる。最初に、HIP-コレクト・テクニックのためのガイド・プレーンを製作する。
まず、上顎のベースを下ろし、上顎歯牙のいずれかがオクルーザル・ベースに接触する直前にミリメーター・スケールを調節する。オクルーザル・ベースには分離剤を塗布しておく。

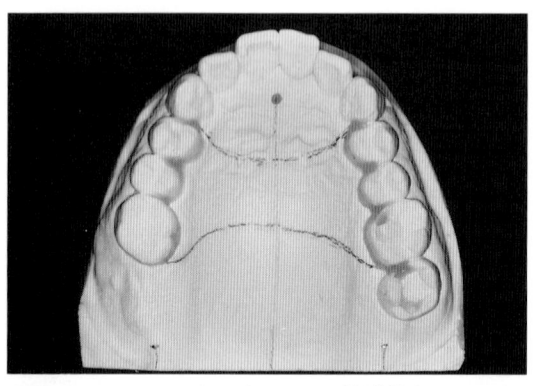

図Ⅲ-9-5 ガイド・プレーンの外形線とリリーフする部分を示す。外形線にかかる部分のアンダー・カットを防いでおき、ワセリンを塗布する。

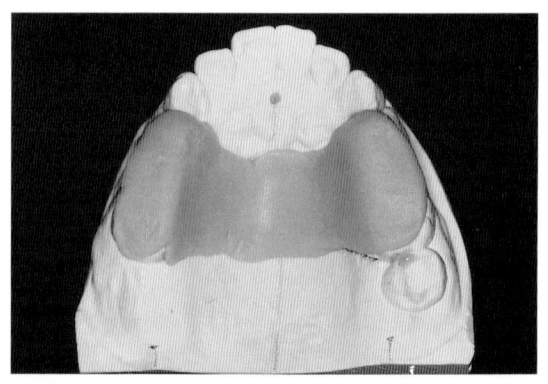

図Ⅲ-9-6 練和された即時重合レジンを外形線に沿って咬合面を含めて圧接する。

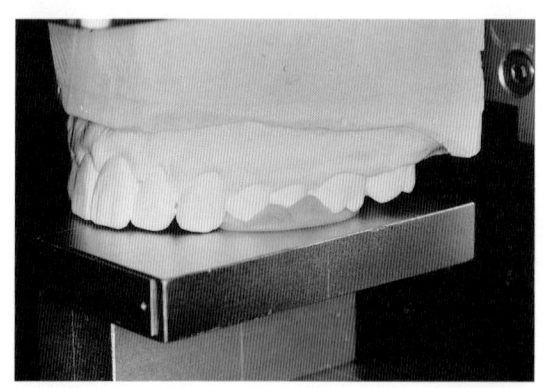

図Ⅲ-9-7 上顎のベースを閉じ、レジンの硬化を待つ。

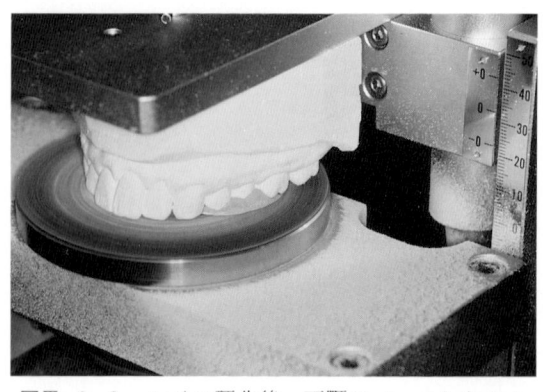

図Ⅲ-9-8 レジン硬化後、下顎のベースからオクルーザル・ベースをはずし、コレクト・マシンにセットし、上顎咬合平面の目標の高さまで削合する（ガイド・プレーンを設定した高さと、上顎咬合面の目標の高さまでの差が何ミリあるか前もって計算しておき、その分だけ削合する）。

9. レジン1スプリント、メタル1スプリント

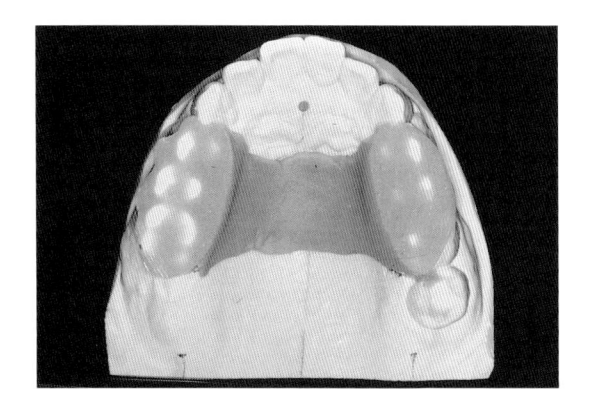

図Ⅲ-9-9 削合の終わった模型の上面。目標とした咬合平面より突出していた咬頭が削られ、ガイド・プレーンに穴が空いているのが分かる。

下顎スプリントの製作

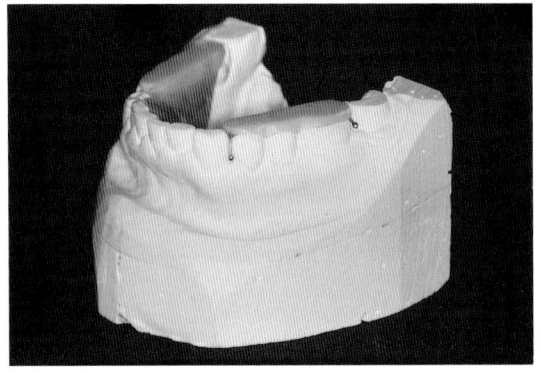

図Ⅲ-9-10 下顎のスプリントを製作する(第Ⅲ章6節のレジン2スプリントの項参照)。

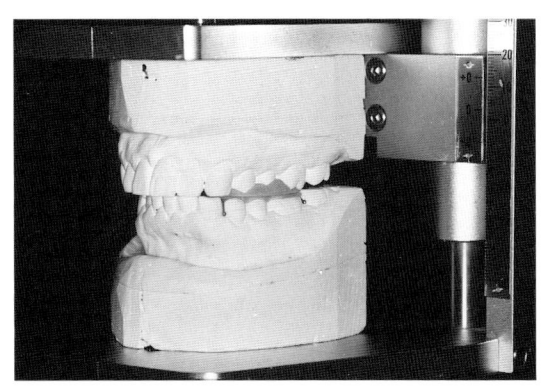

図Ⅲ-9-11 完成したガイド・プレーンと下顎のスプリント。

HIP-コレクト・テクニックの適用

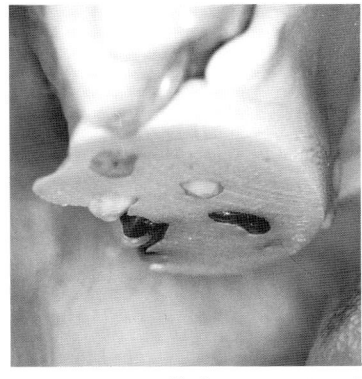

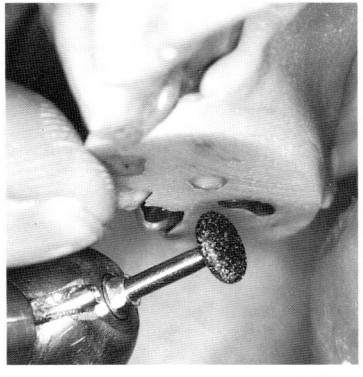

図Ⅲ-9-12 口腔内にガイド・プレーンを試適する。ガイド・プレーンに空いた穴から咬頭が突出しているのが分かる。

図Ⅲ-9-13 タービンでこの突出した咬頭をガイド・プレーンに沿って削合していく。

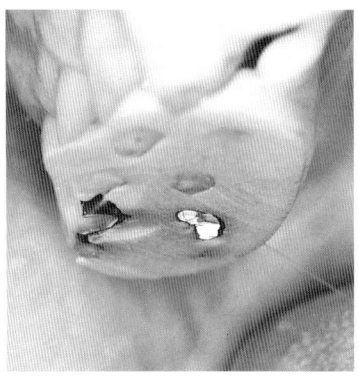

図Ⅲ-9-14 削合の終わった上顎。

III. 各論

スプリントの装着・微調整、経過観察

図III-9-15 削合が終了したら下顎のスプリントを装着し、全体的に咬合しているかどうかを確認する。フリー・ウェイ・ゾーンの範囲内で、バイトが狂ってなければ、上下は合致する。

図III-9-16 上下の接触は平均し、調和がとれていないといけない。咬合紙を嚙ませ、強く当たっているところを微調整していく。この時のガイドは、HIP-Plane に平行に製作された下顎のスプリントである（下顎のスプリントを削って調整してはいけない。現在、0°平面を維持しているのはクーブ・マシン上で作られた下顎のスプリントだからである）。

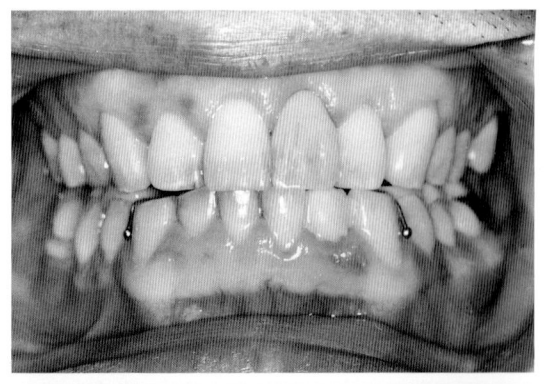

図III-9-17 微調整が終わったら削合された上顎歯牙をシリコン・ポイントで十分に研磨する。

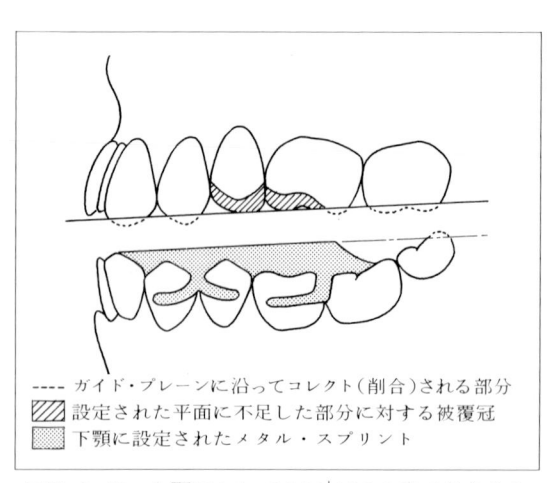

---- ガイド・プレーンに沿ってコレクト（削合）される部分
▨ 設定された平面に不足した部分に対する被覆冠
▦ 下顎に設定されたメタル・スプリント

図III-9-18 上顎において 654|456 の内で与えられた咬合平面より低位の歯牙が存在する時は図のように被覆冠で咬合平面に達するものを製作し、機能させるようにする。

9．レジン1スプリント、メタル1スプリント

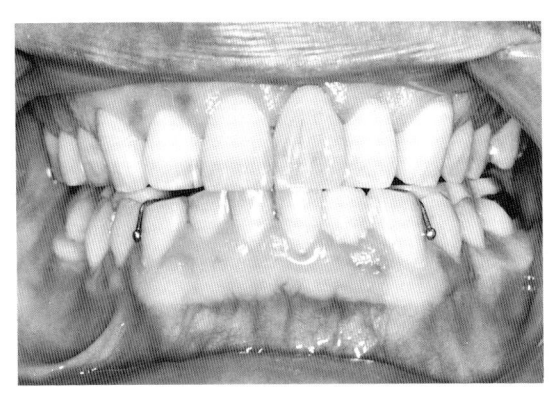

図Ⅲ-9-19　レジン1スプリントが施された口腔内。

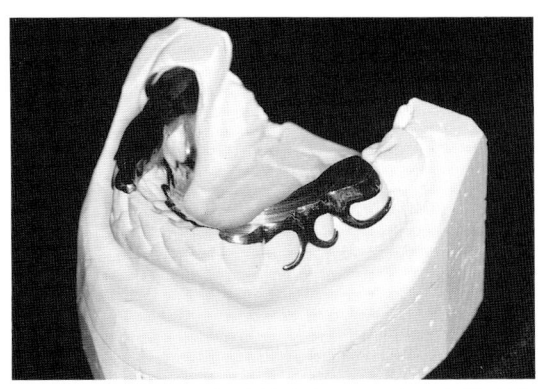

図Ⅲ-9-20　これで経過観察をしていき、病態が消失した時点でメタル1スプリントに移行する。図はでき上がったメタル1スプリント（製作法はメタル2スプリントの項を参照）。

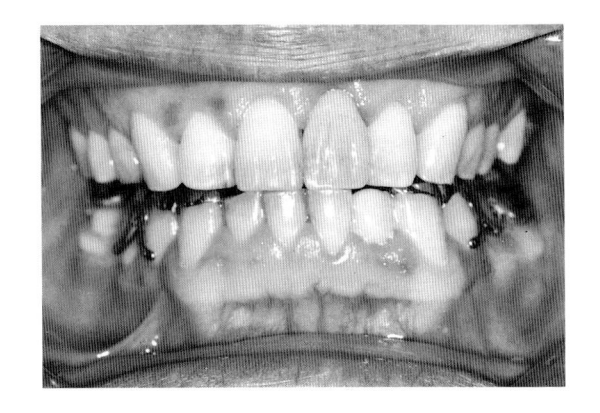

図Ⅲ-9-21　メタル1スプリントが口腔内に装着されたところ。
　メタル1スプリントもクーブ・マシン上で製作され、でき上がったスプリントを口腔内に装着し、その下顎のスプリントを基準にして上顎の微調整を図る。

　以上、1スプリントについて述べた。1スプリントの難しさは、上顎歯列に対していかに HIP-Plane を適用するかというところにある。口腔外でそれこそミクロン単位で作られる2スプリントに対し、口腔内でガイド・プレーンと、下顎のスプリントを頼りに、手作業で行なっていく作業は煩雑で熟練を要するものである。なるべく2スプリントで治療をしたいが、ケースによってはそれができない場合もある。

　この1スプリント製作のポイントは、ガイド・プレーンをしっかり作ることと、もう一つのガイドとなる下顎のスプリントを上顎に対して削合してしまうことが絶対ないようにすることである。また、歯列の中で1～2歯の歯牙が、設定された平面より低い時は、その歯牙に対して、咬合平面に達する補綴を行なうことである（図Ⅲ-9-18）。

10 旧義歯を利用したスプリント
Splint using Denture

　現代人における顎口腔系が絶えず変化・変位の中に晒されていることは、総論および各論の中で述べてきた。特にこれから述べていくマイオドンティク・デンチャーを含めた無歯顎、あるいは、それに近い状態の顎は、無歯顎になるだけの理由があって現状を呈しているのであり、筋、骨、関節、隣接諸器官は各々歴史的背景をもって三次元的に変化している場合がほとんどである。

　上下顎の位置関係についてはもちろんのことであるが、患者は、咬頭嵌合という下顎の開閉における出発点と終末点があるため、運動自体に制約を受けるのが現状であり、さらに筋機能の低下は、その状態に甘んじる結果をもたらしている。この一見習慣的な下顎の動きの中で咬合採得を行なっても、病態をコピーすることになりかねない。しかも患者は新しい環境の中で苦労を強いられることになる。

　マイオドンティク・デンチャーは無咬頭歯を使用し、セントリック・ストップもない0°平面の義歯であるが、それ自体がスプリントとして、下顎を本来の姿勢に戻していく作用も有している。もし旧来の義歯を現在装着している患者で新しい義歯のための咬合採得をして新義歯を作ると、下顎は本来の位置へ動いていくことになり、半年後には、最初の状態と変わってしまい、上下の力関係が非生理的になることさえある。マイオドンティク・デンチャーはそうした危惧を取り除くため、咬合採得後にフリー・ウェイ・ゾーンの計測を行なうが、それでも術後さらに下顎が移動することがある。

　旧義歯を利用したスプリントは、そうした

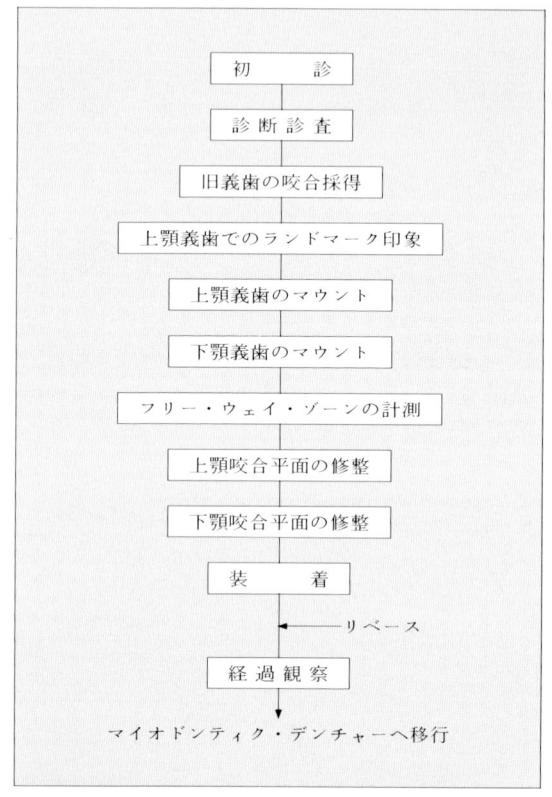

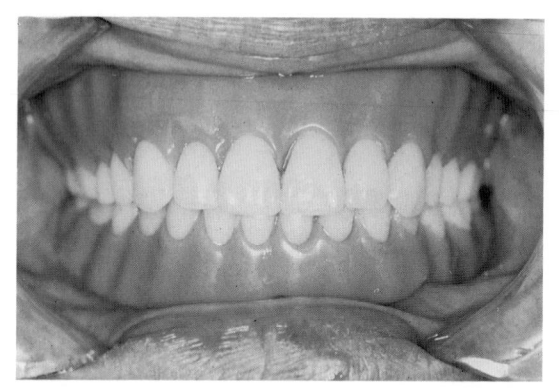

図Ⅲ-10-1

図Ⅲ-10-2　術前の口腔内。

危惧を取り除いていくもので、現在まで自分が使用してきた義歯をスプリントとして作用させていくものであり、本来あるべき姿勢を探り出し、さらに様々な病態を解決していくものである。

10. 旧義歯を利用したスプリント

図Ⅲ-10-3 旧義歯のバイトをとっておく。この時、義歯の嵌合位がはっきり分かるようなら、採得しておく必要はない。

図Ⅲ-10-4 旧義歯をクーブ・マシンにて標準化するには、上顎義歯にランドマークとなる切歯乳頭、左右鉤切痕の3点をはっきり転写する必要がある。そのために、上顎義歯の内面の3点部に印象材を各々少量盛りつけ、3点を印象する。この時印象材を義歯内面すべてに盛るのではなく、必ず3点が分かる程度に小さく印象し、義歯内側面が表に出るようにしないと、石膏をついだ後、その模型に義歯を戻そうとしても戻らないことになる。なお、鉤切痕部で床縁が短い場合等は予め即重レジン等で床縁を延長しておいてから印象する。

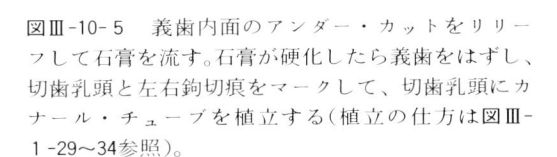

図Ⅲ-10-5 義歯内面のアンダー・カットをリリーフして石膏を流す。石膏が硬化したら義歯をはずし、切歯乳頭と左右鉤切痕をマークして、切歯乳頭にカナール・チューブを植立する(植立の仕方は図Ⅲ-1-29〜34参照)。

図Ⅲ-10-6 カナール・チューブが植立されたらクリブにとりつけ、模型をクーブ・マシンにマウントする。

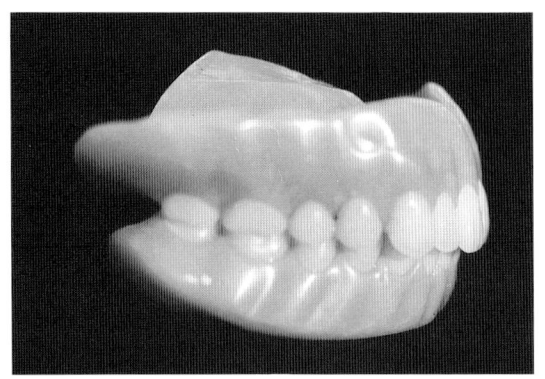

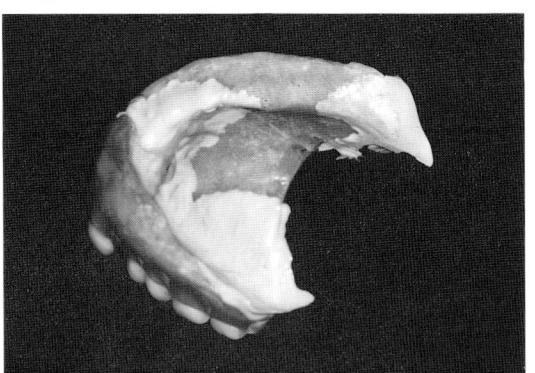

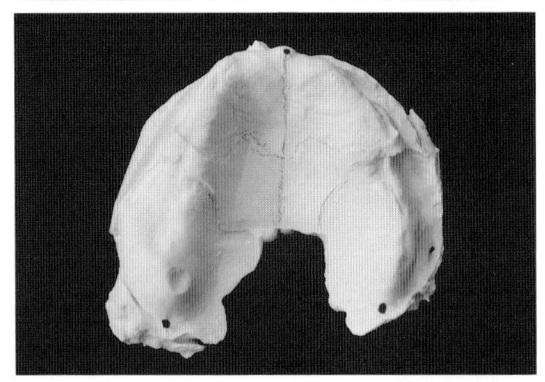

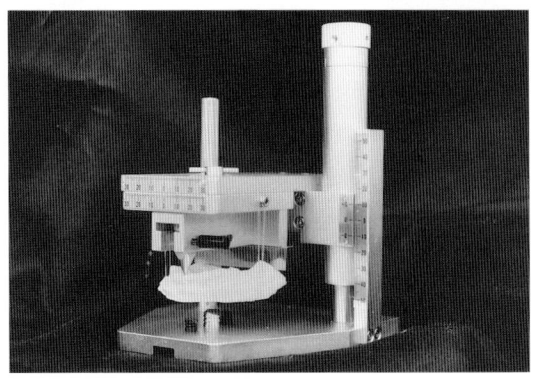

Ⅲ. 各 論

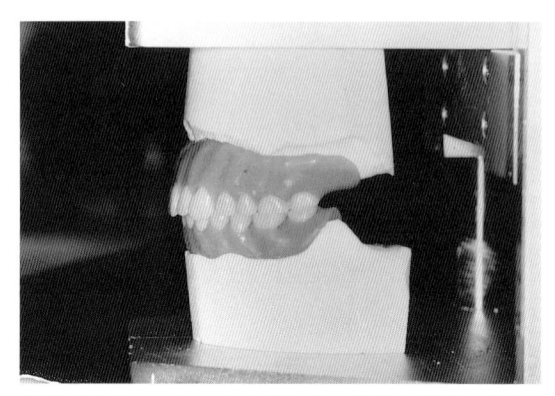

図Ⅲ-10-7 マウントできたら、模型に義歯を戻し下顎を嵌合位で合わせ、ワックスで上下義歯を固着して下顎をマウントする。
　図はでき上がった旧義歯が装着されたアナトミック・キャスト。上下顎の義歯は着脱可能な状態にしておく。

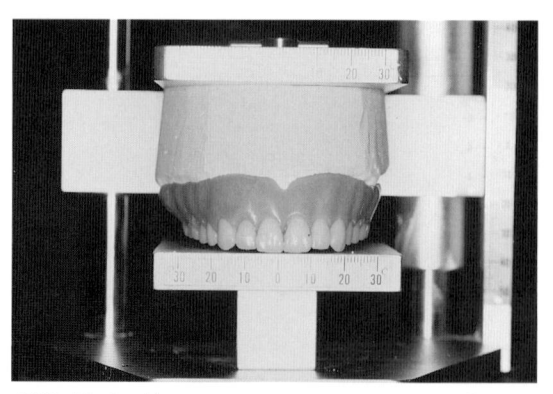

図Ⅲ-10-8 次にフリー・ウェイ・ゾーンの計測を行なう。まず上顎人工歯の中で最初にオクルーザル・ベースに接触するところにミリメーター・スケールを設定する。

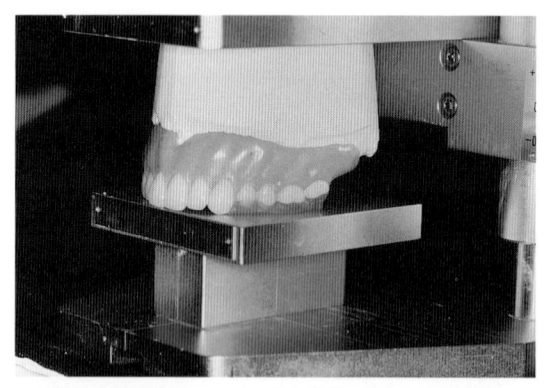

図Ⅲ-10-9 ワックスを不足部分に足す。有歯顎の時と違って義歯に直接ワックスを築盛してもよい。

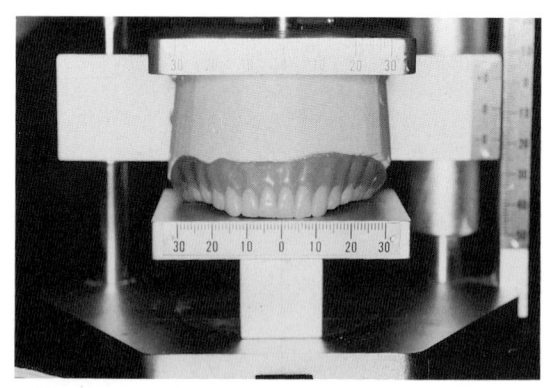

図Ⅲ-10-10 下顎咬合平面の乱れ。

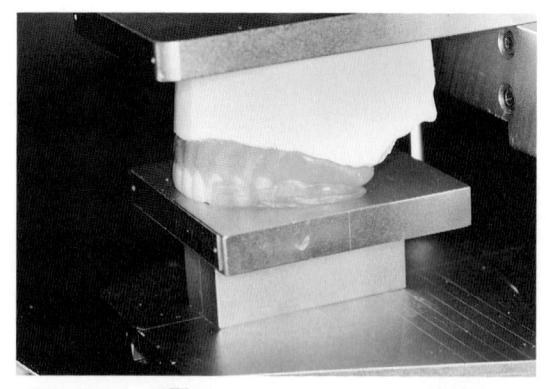

図Ⅲ-10-11 下顎のワックス・ブロックの完成。

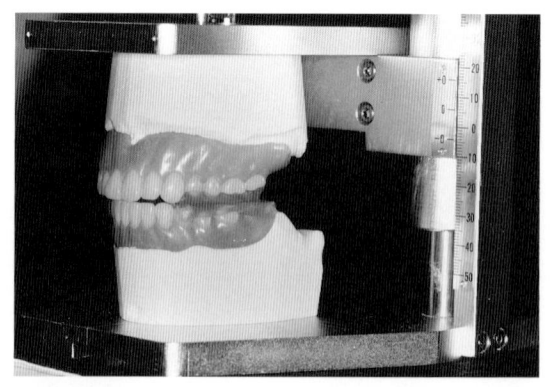

図Ⅲ-10-12 完成されたフリー・ウェイ・ゾーン計測のためのワックス・ブロック・デンチャー。

10. 旧義歯を利用したスプリント

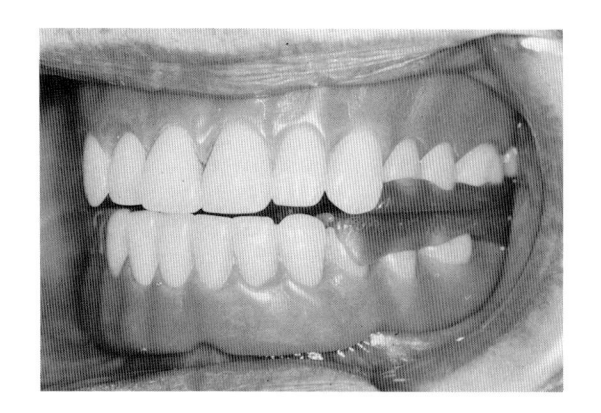

図Ⅲ-10-13 口腔内に試適し、フリー・ウェイ・ゾーンの計測を行なうとともに、発音、顔貌等のチェックを行なう。

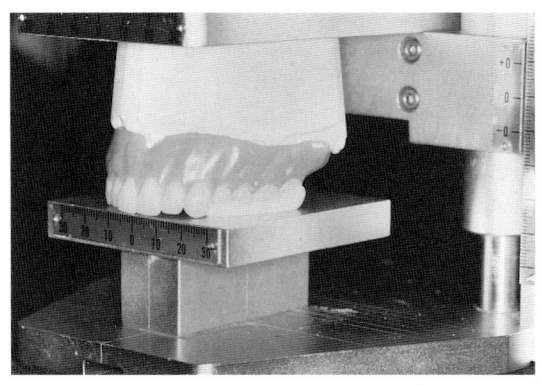

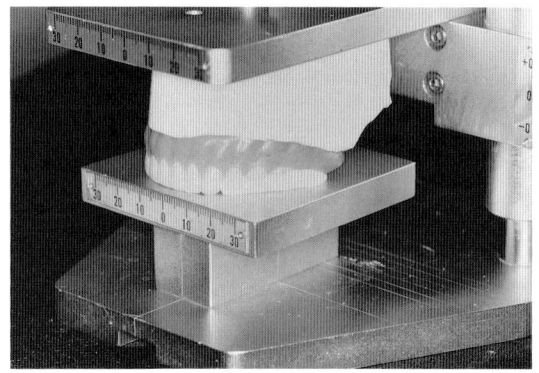

図Ⅲ-10-14、15 フリー・ウェイ・ゾーン計測により上下の高さが決定したら、咬合面を即時重合レジンにて修整していく。目的の咬合平面より突出している部はコレクト・マシンで削合し、不足している部分にレジンを築盛していく。図Ⅲ-10-14は上顎にレジンを築盛したところ。下顎も同様に行なう(図Ⅲ-10-15)。

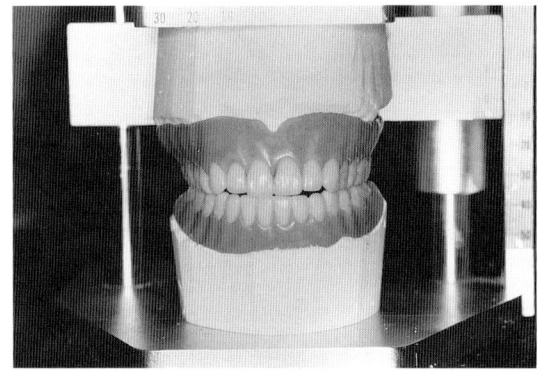

図Ⅲ-10-16 完成した旧義歯を利用したスプリント。模型は必ず保存しておく。

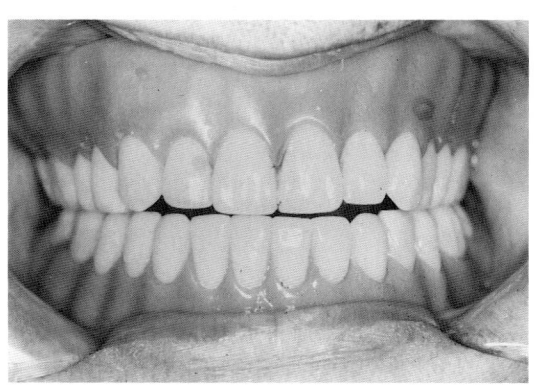

図Ⅲ-10-17 口腔内に装着されたところ。咬合高径の増加は7 mmである。

Ⅲ. 各 論

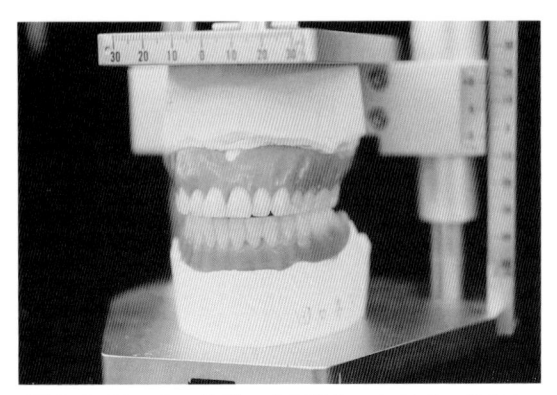

図Ⅲ-10-18　3ヵ月後、まだ低かったので、保存してあった模型を使用して下顎の量をフリー・ウェイ・ゾーンの範囲内で2mm高くし再度咬合高径の増加を図った。旧義歯からは都合9mm高くなったことになる。

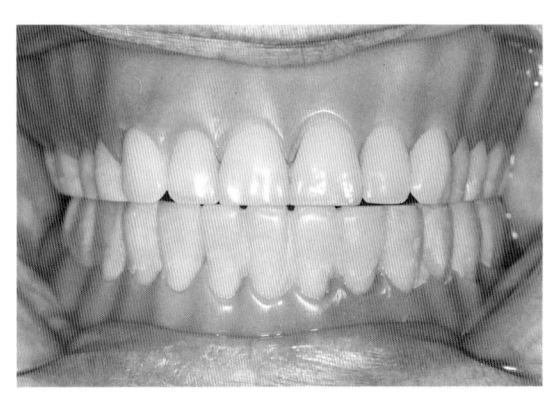

図Ⅲ-10-19　口腔内。一見すると上顎が短く下顎が長いので違和感があるが、これは旧義歯の咬合平面の設定場所(特に前歯部)が悪かったためで、適正な口腔容量を与えることによって口輪筋周囲の機能も復活され、口唇部の状態は変化していく。安易に上唇線、口角線を基準にして咬合平面の設定はできないことが分かる。

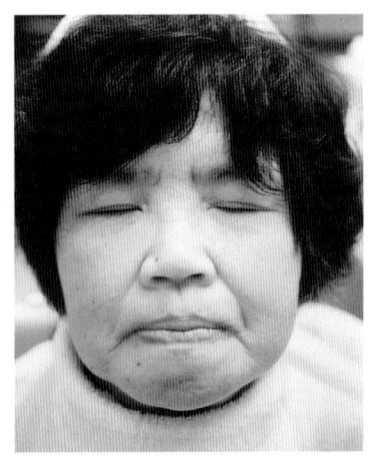

図Ⅲ-10-20　術前の顔貌写真。
　患者自身旧義歯の嚙み合わせについては満足しているが、疲れやすく、口角に炎症ができやすい。また、下顎面のしわやしみが気になり口唇周辺が黒ずんできていると訴える。

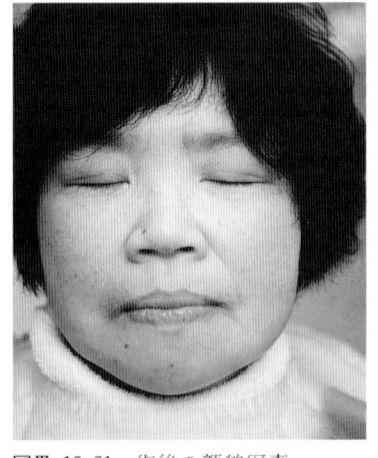

図Ⅲ-10-21　術後の顔貌写真。
　0°平面であるにもかかわらず、咀嚼の点でも非常に満足している。下顔面の状態も改良されている。つくづく咀嚼能率とか咀嚼効率というものは何なのかを考えてしまう。

　旧義歯を使用したスプリントについて述べた。このスプリントはいわゆる咬合面レジン添加とは全く違うが、チェアー・サイドで簡単にできるスプリントである。新しい義歯を作るということは患者に新しい生活空間を与えることになり、そこに慣れるのも時間のかかるものである。しかし、旧義歯によって作られたスプリントによって三次元的な下顎姿勢が決められると、新しく作られる義歯で試行錯誤をするようなこともなくなってくる。

11 マイオドンティク・デンチャー
Myodontic Dentures

総論で述べたように、スプリントには正常に戻すためのスプリントと、正常を維持していくためのスプリントがある。メタル・スプリント、マイオドンティク・デンチャー等は後者の正常を維持していくためのスプリントである。

スプリントと補綴物の違いは、補綴物が、最終的に位置を固定されて機能していくものであるのに対し、スプリントは経年的な顎口腔系の変化に対応しながら正常を維持し、機能していく点にある。

マイオドンティク・デンチャーは、崩壊の最終結果としての無歯顎口腔の中で、骨を保全し、三次元的な口腔容量を回復し、機能することにより、整合性をもって恒常性を維持していくためのスプリントである。

マイオドンティク・デンチャーは、義歯を紛失したため全く義歯を持っていない人に対する以外は、旧義歯を利用したスプリントを最初に行なうべきである。このことにより、上下顎関係は正しく修整され、咬合高径も決定され、これから述べるマイオドンティク・デンチャーでのフリー・ウェイ・ゾーンの計測を簡略化できることになる。

マイオドンティク・デンチャーはスプリントである。したがって生理的な動きを阻害するセントリック・ストップや、バランシング・ランプあるいは咬頭等は設定されず、全くの0°平面である。

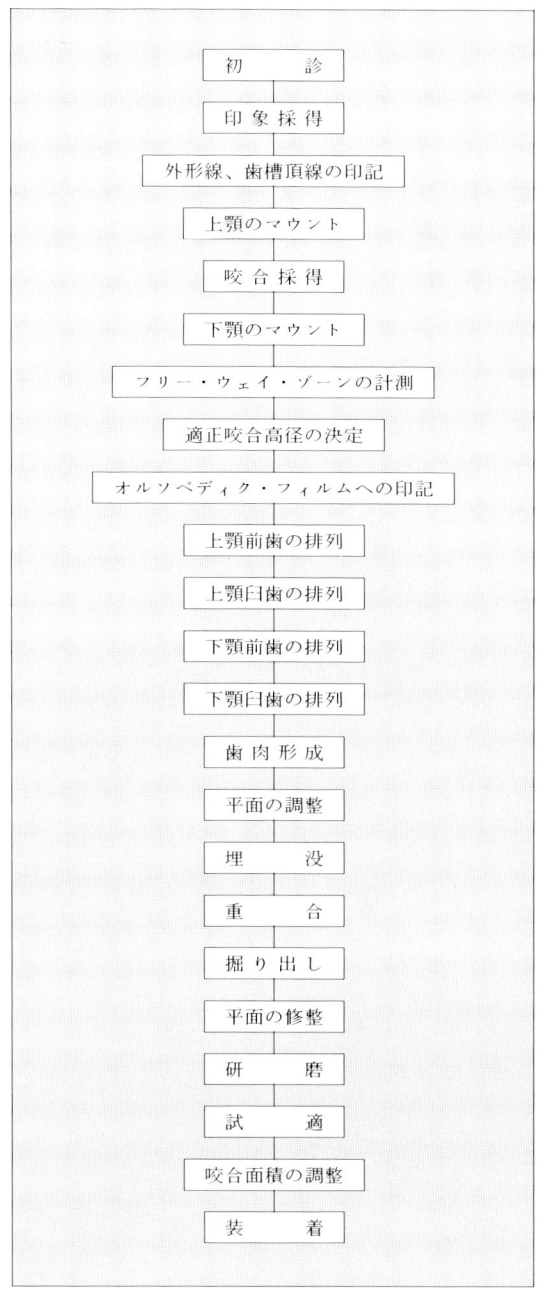

```
┌─────────────────┐
│     初  診      │
├─────────────────┤
│   印 象 採 得   │
├─────────────────┤
│外形線、歯槽頂線の印記│
├─────────────────┤
│  上顎のマウント │
├─────────────────┤
│   咬 合 採 得   │
├─────────────────┤
│  下顎のマウント │
├─────────────────┤
│フリー・ウェイ・ゾーンの計測│
├─────────────────┤
│ 適正咬合高径の決定 │
├─────────────────┤
│オルソペディク・フィルムへの印記│
├─────────────────┤
│  上顎前歯の排列 │
├─────────────────┤
│  上顎臼歯の排列 │
├─────────────────┤
│  下顎前歯の排列 │
├─────────────────┤
│  下顎臼歯の排列 │
├─────────────────┤
│   歯 肉 形 成   │
├─────────────────┤
│   平面の調整    │
├─────────────────┤
│   埋   没       │
├─────────────────┤
│   重   合       │
├─────────────────┤
│   掘 り 出 し   │
├─────────────────┤
│   平面の修整    │
├─────────────────┤
│   研   磨       │
├─────────────────┤
│   試   適       │
├─────────────────┤
│  咬合面積の調整 │
├─────────────────┤
│   装   着       │
└─────────────────┘
```

図Ⅲ-11-1

Ⅲ. 各 論

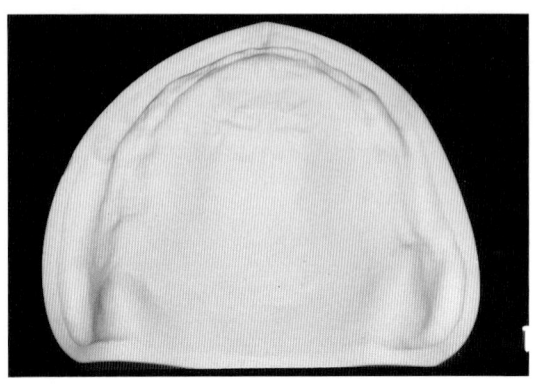

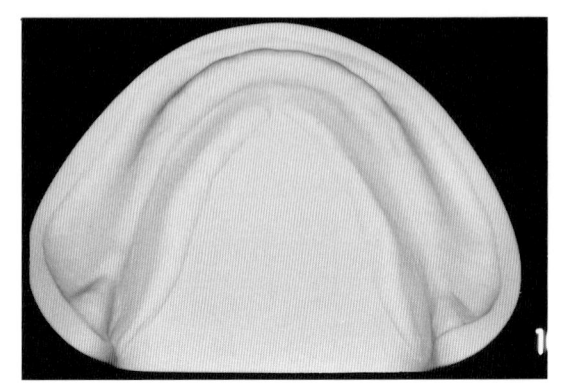

図Ⅲ-11-2、3　印象採得された模型。左は上顎、右は下顎。
　印象法は様々な方法があるので各々得意のものでよいが、いずれにしても各個トレーのための印象から確実に行なうことが必要である。マイオドンティク・デンチャーであろうと印象が最終的な結果の大半を占めることは同じである。

1. 外形線・歯槽頂線の印記

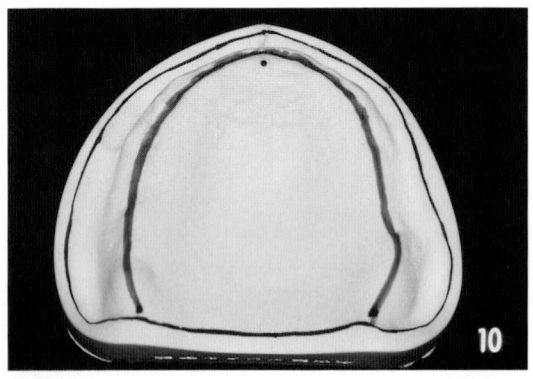

図Ⅲ-11-4　上顎の外形線と歯槽頂線。歯槽頂線は鉤切痕で終了するように描く。

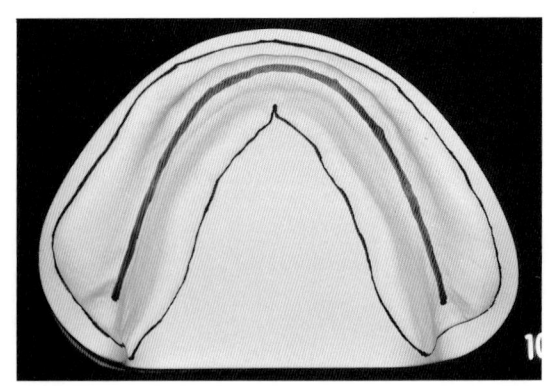

図Ⅲ-11-5　下顎の外形線と歯槽頂線。歯槽頂線は後臼歯三角1/2で終了するように描く。

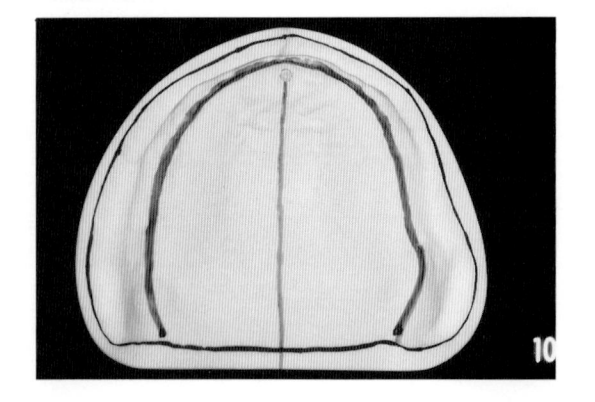

図Ⅲ-11-6　上顎模型にカナール・チューブを植立する（各個トレーで印象されるため、印象に厚みがないこと、また印象材の材料学的問題でカナール・チューブを刺すことができない場合が多い）（図Ⅲ-1-29～34参照）。
　図は、カナール・チューブが植立された模型で、正中口蓋縫合線が印記されている。

11. マイオドンティク・デンチャー

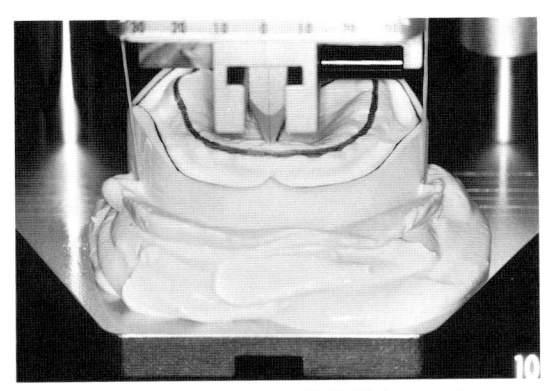

図Ⅲ-11-7 通法に従って上顎模型をクーブ・マシンにマウントし、アナトミック・キャストとする。

図Ⅲ-11-8 オクルーザル・ベースに切歯乳頭の位置をマークする。咬合紙をオクルーザル・ベースに乗せ、クリブを軽くタッピングさせる。

図Ⅲ-11-9 オクルーザル・ベースのセンター・ライン上に切歯乳頭の跡がマークされる。

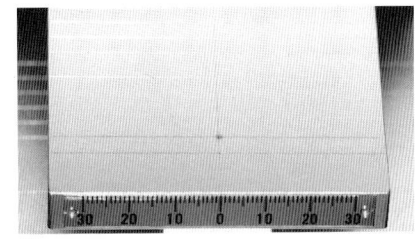

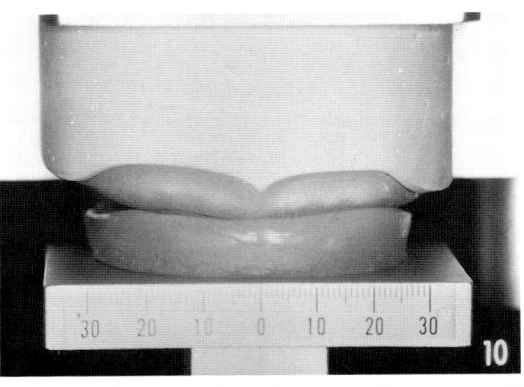

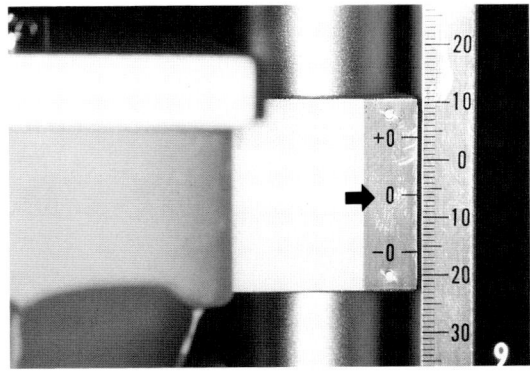

図Ⅲ-11-10 マークされた中心に、センター・ラインに直角の線を記入する。さらにその線より5mm後方に平行な線を記入する。

2. 蠟堤の製作・咬合採得

図Ⅲ-11-11 上顎の蠟堤を製作する。高さは通常 HIP-Plane より9mmの高さとして作られる。9mmの高さの蠟堤を作るにはミリメーター・スケールの目盛を－6mmに設定すればよい。

図Ⅲ-11-12 なぜ－6mmかというと、クリブとオクルーザル・ベースは同じ高さであり、クリブの上に15mmの高さのピンホルダーとノッチバーによって模型がマウントされているからである。すなわち、オクルーザル・ベースより15mm上方にHIP-Plane が設定されており、オクルーザル・ベースの面は－15mmとなる。9mmの蠟堤を作るには－15＋9＝－6となり、ミリメーター・スケールは－6mmに設定すればよい。

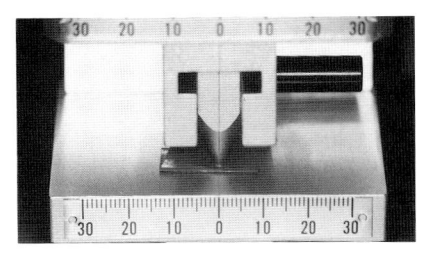

図Ⅲ-11-8

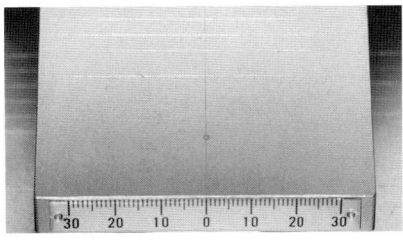

図Ⅲ-11-9

図Ⅲ-11-10

149

III. 各 論

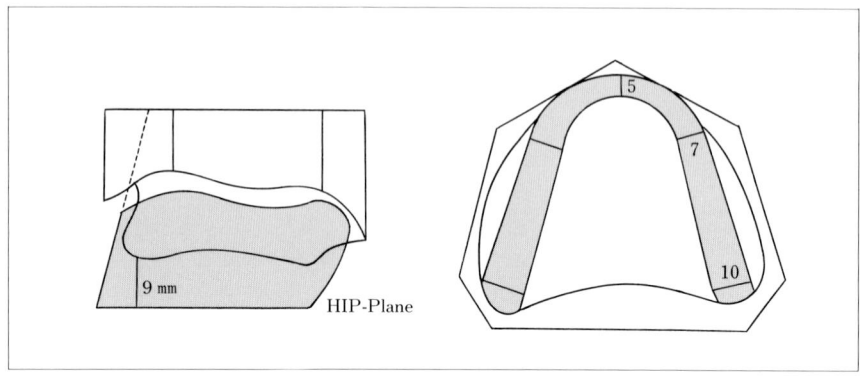

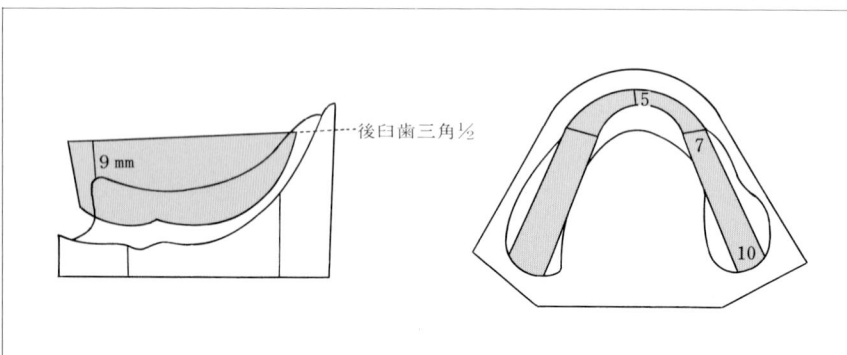

図III-11-13 蠟堤に平面が設定できたら、幅を前歯部で5mm、小臼歯部で7mm、大臼歯部で10mmとして蠟堤を修整する。前歯部の突出度は、先程オクルーザル・ベースに引いた線より前方へ7mmである。

図III-11-14 次に下顎の蠟堤を作る。下顎はアナトミック・キャストになっていないため、基準がないので通法に従って製作する。幅は上顎と同じで、高さは、前歯部で9mm、臼歯部は、後臼歯三角1/2に向かう平面である。

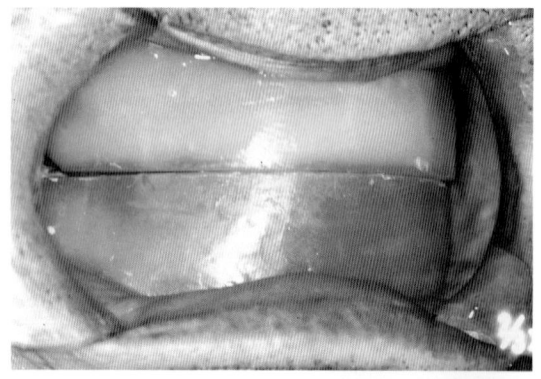

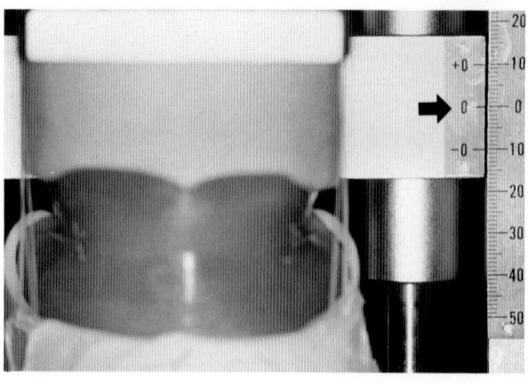

図III-11-15 通法に従って咬合採得をする。マイオドンティクスで行なうこの咬合採得は、いわゆる第一回目の咬合採得となり、フリー・ウェイ・ゾーンの計測の後、さらに正しい高さが得られれば、その高さで、マイオドンティク・デンチャーを製作していくことになる。
咬合採得をする際は、決して上顎を修整してはいけない。必ず下顎の蠟堤の修整のみで咬合採得を行なう。

図III-11-16 咬合採得された下顎模型をマウントする。この時注意することは、上顎の蠟堤製作時にミリメーター・スケールを－6mmにしてあったものを必ず0に戻すことである。

11. マイオドンティク・デンチャー

図Ⅲ-11-17 でき上がった無歯顎のアナトミック・キャスト。

3. フリー・ウェイ・ゾーンの計測

図Ⅲ-11-18 フリー・ウェイ・ゾーン計測の準備をする。まず、下顎のアナトミック・キャストを上顎のベースにセットし、咬合採得で使用した蠟堤の平面を修整する。図は最初に使用した下顎の蠟堤を、高さを変えずに平面を整え、さらに幅の確認を行なっているもの。

図Ⅲ-11-19 次に、下顎に新たに＋1mm、＋2mm、－1mmと、最初の蠟堤と高さの違うものを3つ作る。合計4種類の下顎の蠟堤ができる。すべての上下蠟堤に基準線としての正中線と側方線を記入する(フリー・ウェイ・ゾーンの項参照)。

図Ⅲ-11-20 まず、上顎の蠟堤と下顎は－1mm、＋1mmと高さの違う2種を入れ合致していることを確かめ、最初の蠟堤がフリー・ウェイ・ゾーンの範囲にあるかどうかを確認する。この時、先程記入した基準線がmm数によってズレの出る場合は、義歯装着後、下顎の移動が起きるので注意する。

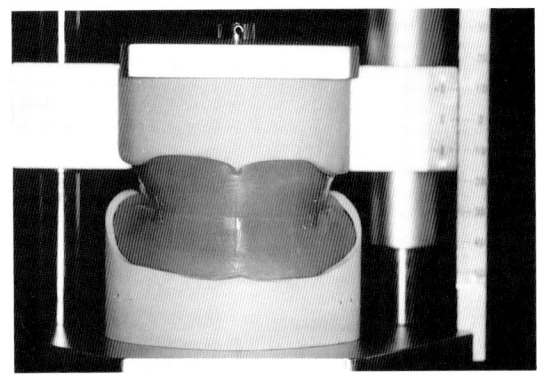

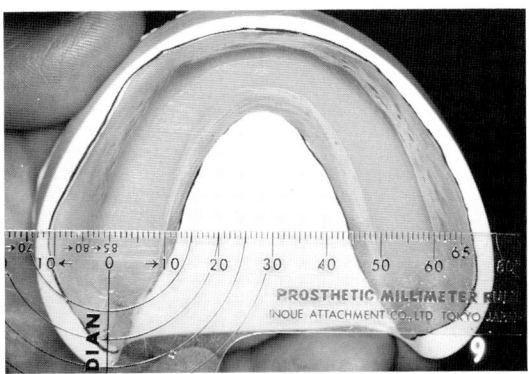

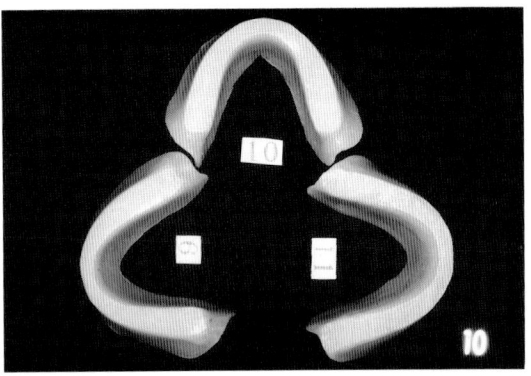

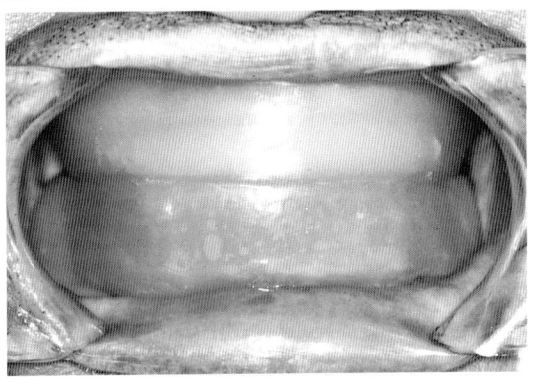

Ⅲ. 各論

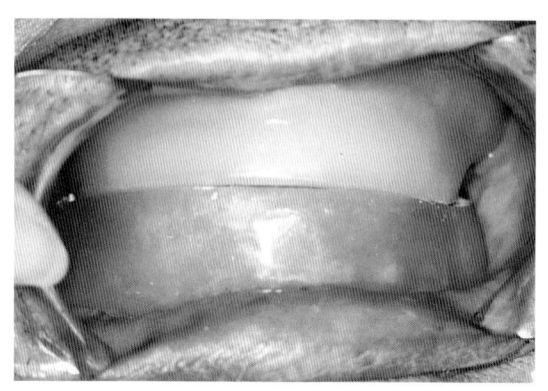

図Ⅲ-11-21　患者に高さの違うものを各々入れさせ発音、嚥下等の状態により最適の蠟堤を見つける。

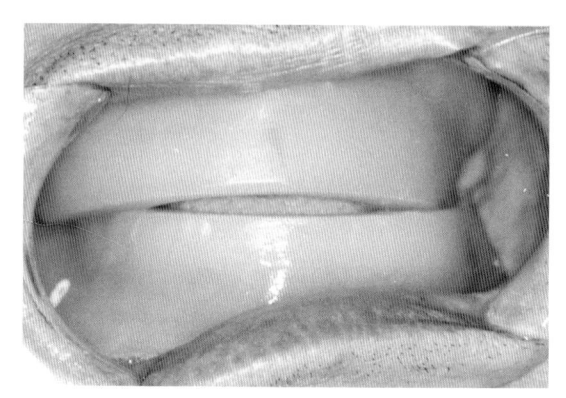

図Ⅲ-11-22　これは無歯顎におけるフリー・ウェイ・ゾーンの上限をみたものである。上限に入るとこのように前歯部で蠟堤が離開してくる。

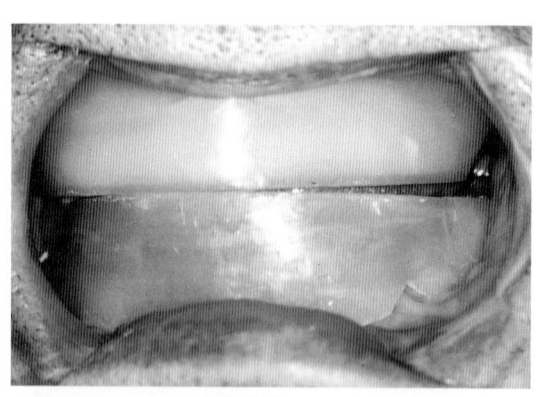

図Ⅲ-11-23　これは無歯顎におけるフリー・ウェイ・ゾーンの下限をみたものである。下限に入るとこのように前歯部が接触し、臼歯部が開いてくる。もし上限でも、下限でも、そのような状態でワックスを足し、咬合採得をすると、顎口腔系に問題を起こす義歯ができる。

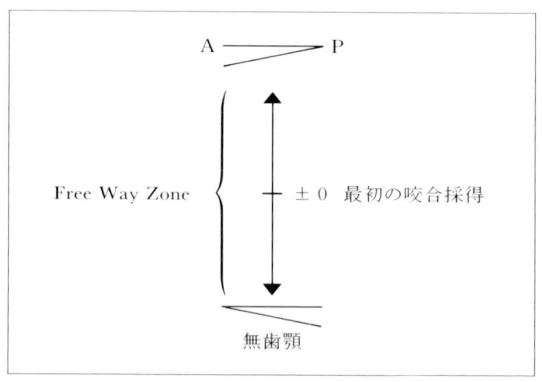

図Ⅲ-11-24　無歯顎におけるフリー・ウェイ・ゾーンの範囲を模式化した図。図中のフリー・ウェイ・ゾーンの範囲内で最適の咬合高径を探り出す。

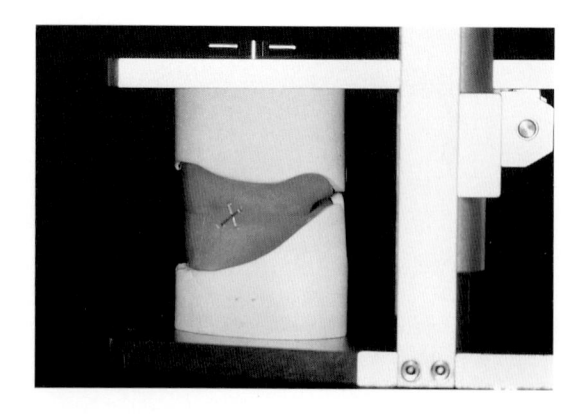

図Ⅲ-11-25　元に戻って、フリー・ウェイ・ゾーンの測定をした結果、基準線の移動もなく、最初に咬合採得をしたものが最適なら、そのまま次の操作に移る。また、違う蠟堤が最適と分かった時は、模型はそのままにして、上下合わせた時のミリメーター・スケールを適正だったブロックのmm数に合わせてそれを下顎排列時の0点(出発点)としていく。この場合、第1回目の咬合採得のものを使用していく。

4. オルソペディク・フィルムへの印記

図Ⅲ-11-26 次にオルソペディク・フィルムの製作に移る。オルソペディク・フィルムは、歯槽頂線をフィルムに記入し切ったもので、上顎では切歯乳頭と鈎切痕、正中線を基準とし、下顎では、後臼歯三角1/2と正中線と歯槽頂線の交点を基準にして引かれる。まずオルソペディク・フィルムボックスを用意する。

図Ⅲ-11-27 次にボックスの正中線とフィルムの正中線を合わせ、さらに前方の3本線をお互いに合致させる。

図Ⅲ-11-28 できたら、模型をボックス内に入れる。ボックスには、数枚のプラスチックの板があり、なるべくフィルムと模型が接近するように、その板で調整する。ここで模型の正中線ボックス、フィルムの正中線を一致させる。

図Ⅲ-11-29 セットできたら、フィルムの3本線の真中の線と正中線の交点にマチ針をさす(ボックス上には、それに一致して穴が空いている)。その針の先をカナール・チューブの穴に一致させる。

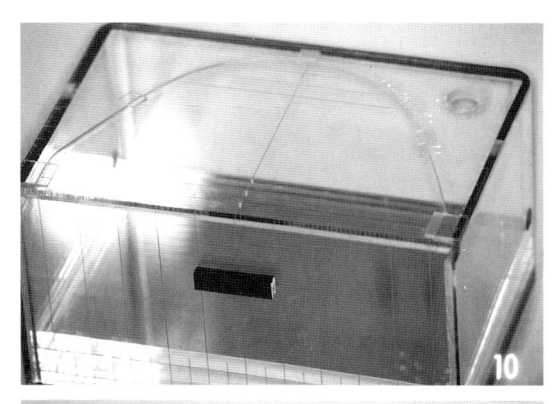

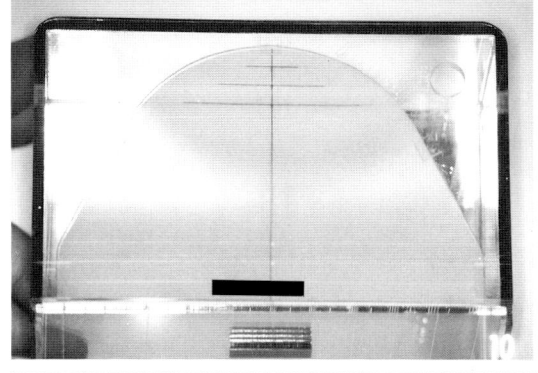

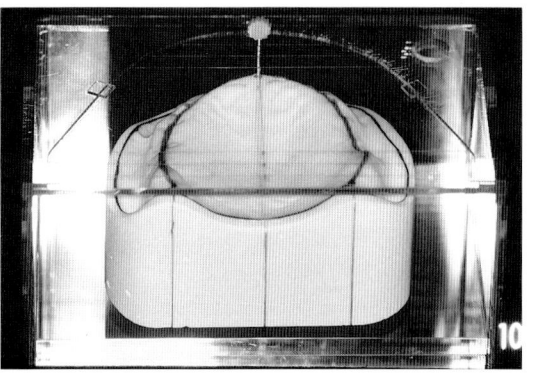

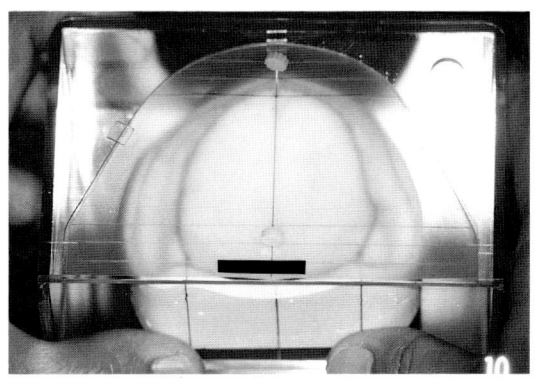

III. 各論

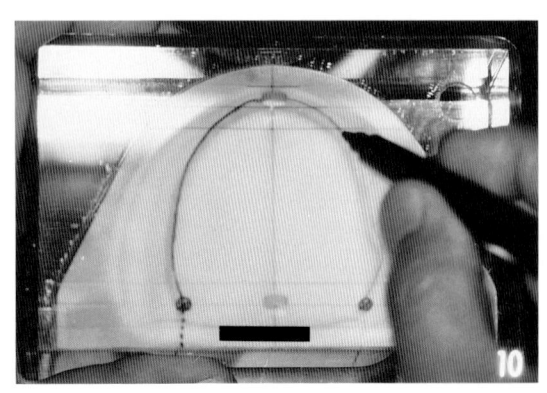

図III-11-30 次にフィルム上に鉤切痕の位置を転写する。

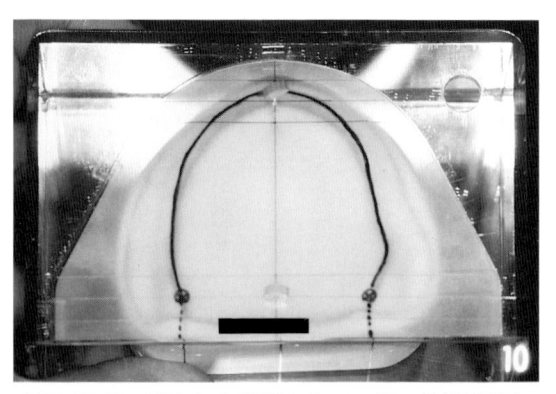

図III-11-31 真上から模型をみて一気に歯槽頂線をフィルム上に記入していく。

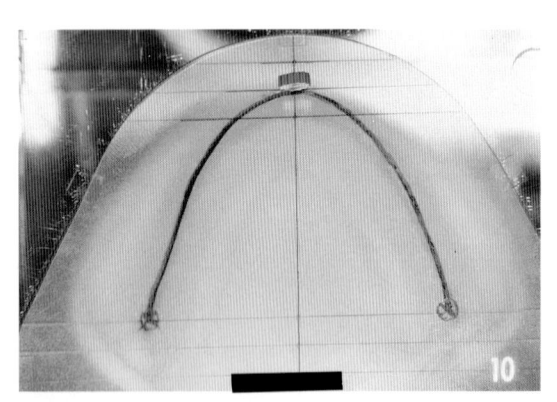

図III-11-32 下顎の場合はマチ針の先を前歯部の歯槽頂と正中線の交点に合わせ、後臼歯三角1/2中点をマークして上顎同様、一気に歯槽頂線を記入する。

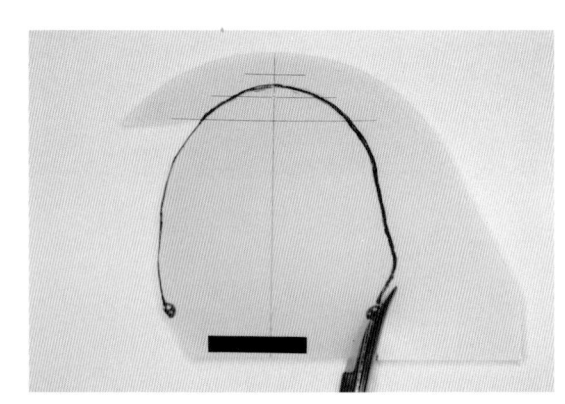

図III-11-33 でき上がったフィルムは、図のように後方を各々のランドマークで斜めにカットしフィルム上の3本線のところで横に切り落とし茸状とする。

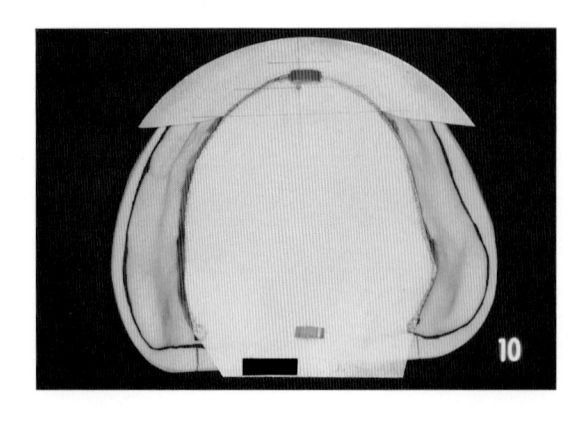

図III-11-34 カットされたフィルムは模型上の歯槽頂線と一致する。

154

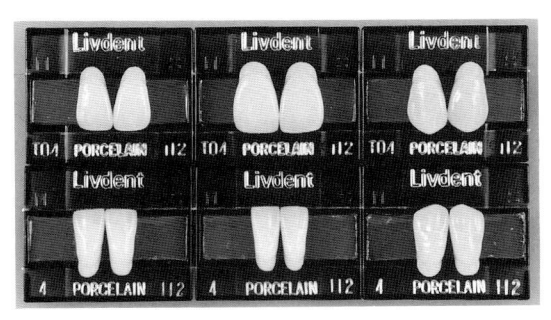

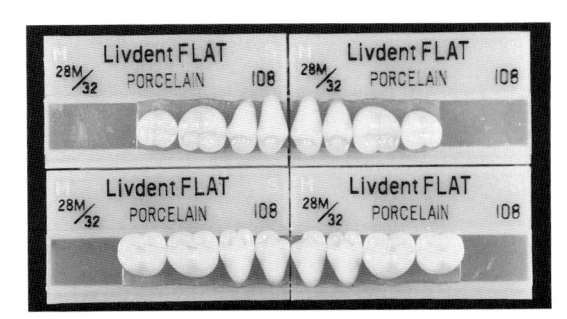

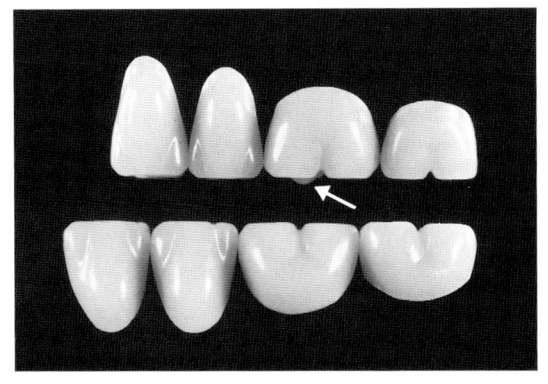

11. マイオドンティク・デンチャー

図Ⅲ-11-35｜図Ⅲ-11-36
　　　　　｜図Ⅲ-11-37

図Ⅲ-11-35　次に陶歯排列に移る。0°陶歯を使用する。0°陶歯には何種類か市販されているが、咬合面の幅等を考慮して、ここでは図にあるものを使用する。図は前歯部陶歯。

図Ⅲ-11-36　上下臼歯陶歯

図Ⅲ-11-37　この陶歯には図にあるように 6|6 にセントリック・ストップ用の突起物(オクルーザル・パール)があるので、これを削除する。

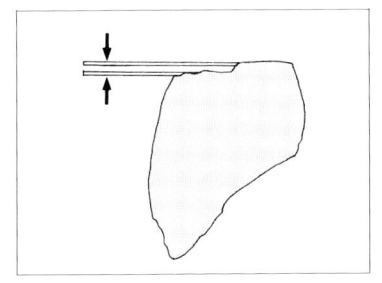

図Ⅲ-11-38　さらに 4|4 および 4|4 は、舌側と頬側の咬頭面の高さが0.5mm違って段差があるのでこれを修整する。

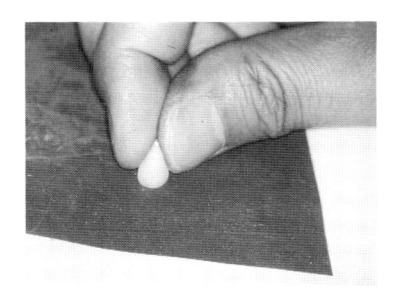

図Ⅲ-11-39　全体に咬合面は完全な平面ではないので、紙ヤスリで全人工歯部の咬合面あるいは切端部を一層修整しておく。

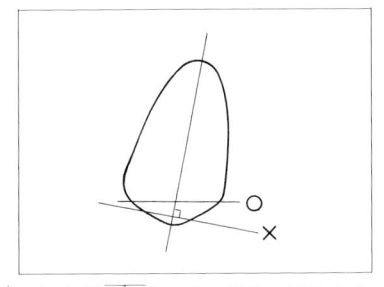

図Ⅲ-11-40　3|3 および 3|3 については、図のように修整する。歯軸に直角に修整するのではなく、咬合平面に平行に修整をする。この面は、機能する面となるので、大きく削合する必要がある。この部分が、マイオドンティク・シェルフ(後述)となる。

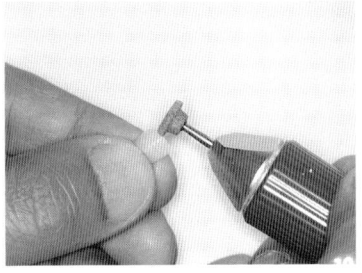

図Ⅲ-11-41　図のようにカーボランダム・ホイールで切端を修整し、その後、紙ヤスリで研磨する(人工歯の修正は、コレクト・マシンを利用するとよい)。

155

III. 各論

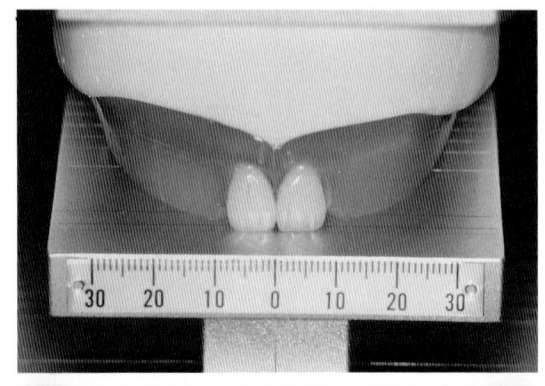

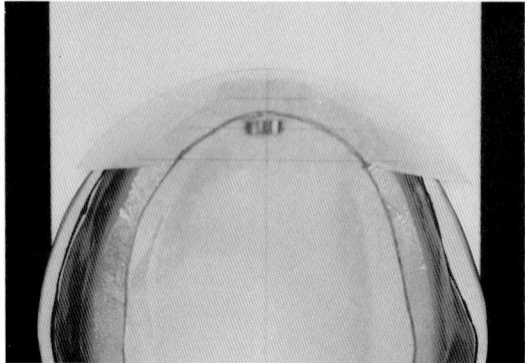

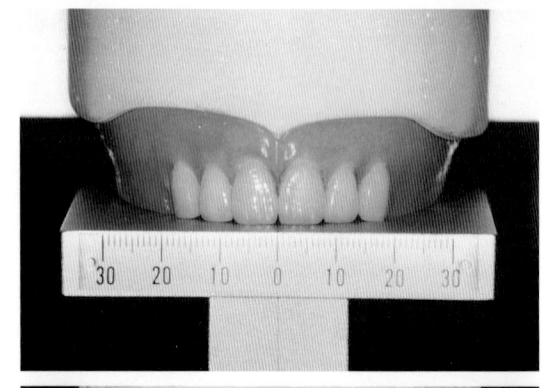

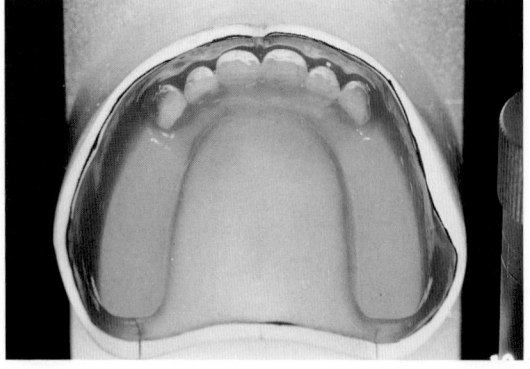

5. 上顎の排列

図III-11-42 まず上顎前歯から排列する。ミリメーター・スケールを－6mmに設定する。1|1 は、オクルーザル・ベース上に引かれた切歯乳頭の線より前方7mmに切端がくるように排列し、2|2 は各々個性をつけて排列する。

図III-11-43 3|3 は、先程作られたオルソペディク・フィルムを蠟堤上に合わせ、遠心が歯槽頂線上に向かうように排列する(フィルムのおき方は、予め模型の切歯乳頭から正中線に直角の線を蠟堤ののらない石膏上に印記しておき、その線とフィルムの3本線の真中の線、それと正中線を合わせる)。

図III-11-44 3＋3 の排列が終了(前方観)。

図III-11-45 咬合面観

11. マイオドンティク・デンチャー

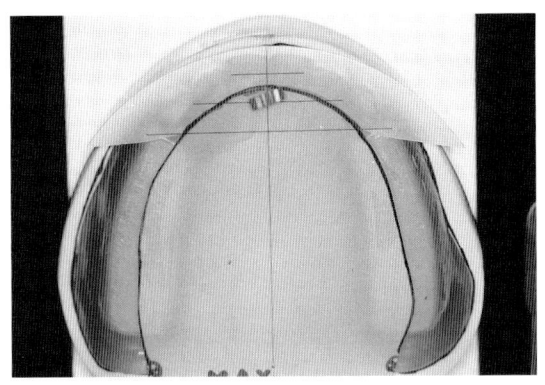

図Ⅲ-11-46 次に臼歯部の排列に移る。まずフィルムを蠟堤上に合わせる。

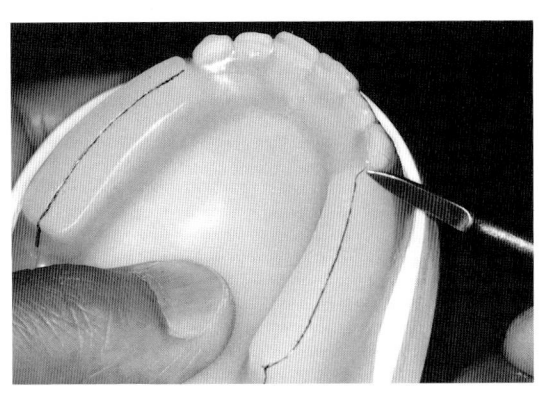

図Ⅲ-11-47 フィルムの切り込みに合わせて臼歯部歯槽頂の外側をカットする。

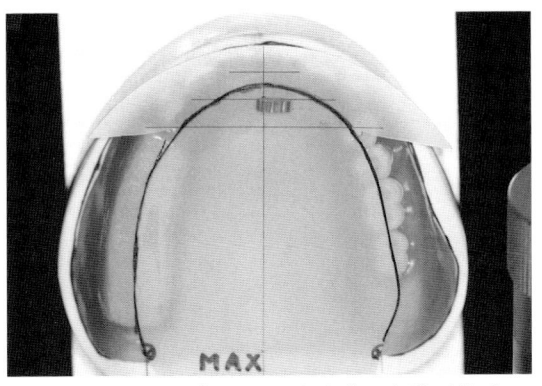

図Ⅲ-11-48 7〜5|5〜7 は中央溝と歯槽頂線が一致するように排列し、4|4 は、53|35 の間で移行的になるように排列する。ただし 7〜4|4〜7 の中央溝は一線になるようにする。

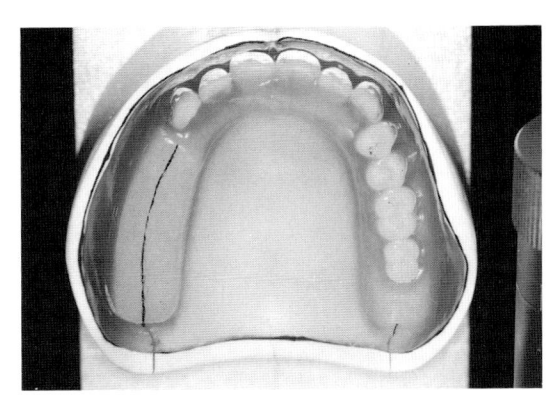

図Ⅲ-11-49 左側の排列。

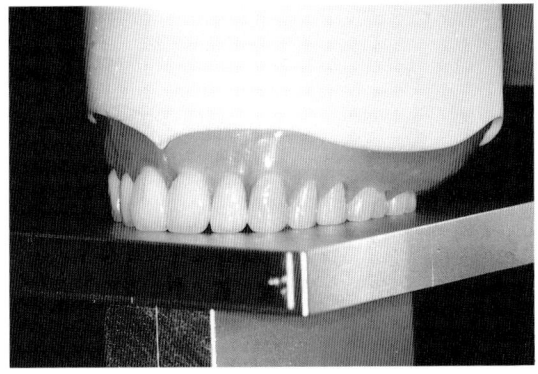

図Ⅲ-11-50 オクルーザル・ペースに合わせ、人工歯がきちっと平面に排列されているかを確認し、反対側に移る。

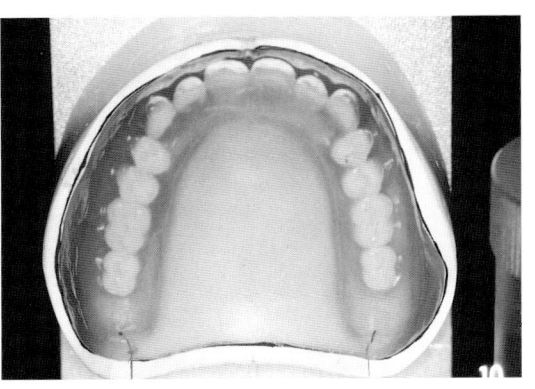

図Ⅲ-11-51 上顎排列終了。

157

Ⅲ. 各 論

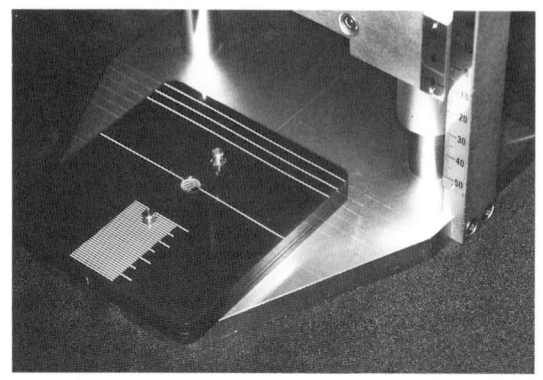

6. 下顎の排列

図Ⅲ-11-52 上顎の排列が終わったら下顎の排列に移る。下顎の排列をスムーズにするため、図のようにシフト・ベースを下顎のベースにセットし、その上に下顎の模型をセットする。
シフト・ベースは厚さが10mmあるので、ミリメーター・スケールを＋10mmに設定する。シフト・ベースをセットしないで排列する時は０で行なう（図Ⅲ-11-25で高さを変更した時はそのようにする）。

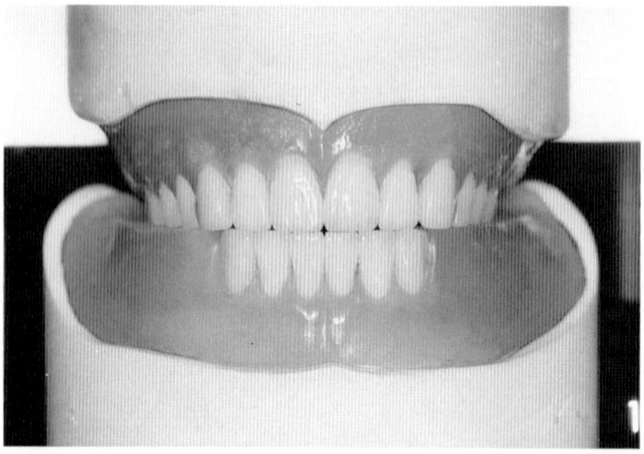

図Ⅲ-11-53 まず下顎前歯を排列する。
オーバー・バイトはなく、オーバー・ジェットは、上顎前歯の切端後縁と下顎前歯の切端前縁が触れる程度にする。それを確認するために一歯排列する毎にシフト・ベース上の模型を動かし、その高さも調節していく。

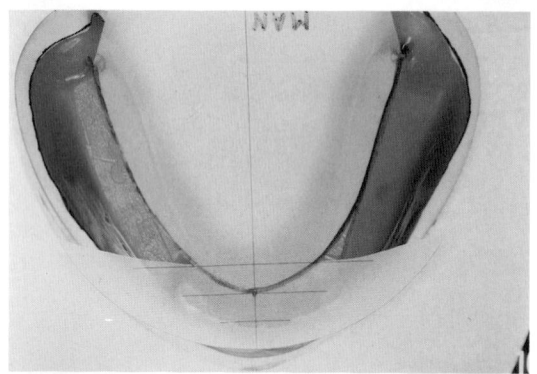

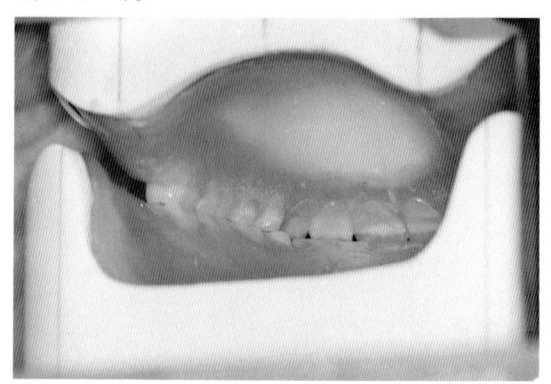

図Ⅲ-11-54｜図Ⅲ-11-55
図Ⅲ-11-56｜

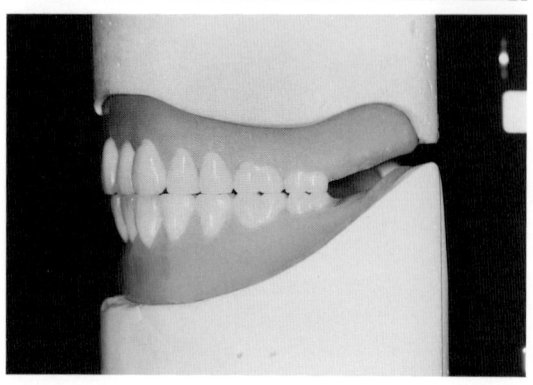

図Ⅲ-11-54 前歯の排列が終わったら下顎のオルソペディク・フィルムを下顎蠟堤に合わせ、臼歯部の歯槽頂より頬側部を斜めにカットする。

図Ⅲ-11-55 臼歯部も上顎の場合と同様排列していく。上顎では、オクルーザル・ベース上で排列をしたが、下顎では上顎の排列された平面に対して排列していく。

図Ⅲ-11-56 排列が終わったら後方よりみてキチッと接触しているかどうか確認する。

11. マイオドンティク・デンチャー

7. 歯肉形成・平面調整

図Ⅲ-11-57 下顎の排列が終わったら歯肉形成をし、その後、平面の修整を行なう。これは、歯肉形成時にワックスの膨張収縮により人工歯の位置がズレるためである。まず上顎を修整する。

図Ⅲ-11-58 上顎修整後、下顎を修整する。下顎は上顎歯列に対して排列されているため、ほとんど平面には排列できていない。そこで下顎の模型を上顎のベースにセットし、オクルーザル・ベースに合わせて予定のmm数に修整する。

図Ⅲ-11-59 最終的に人工歯排列が完了する。

8. 埋没・重合・掘り出し

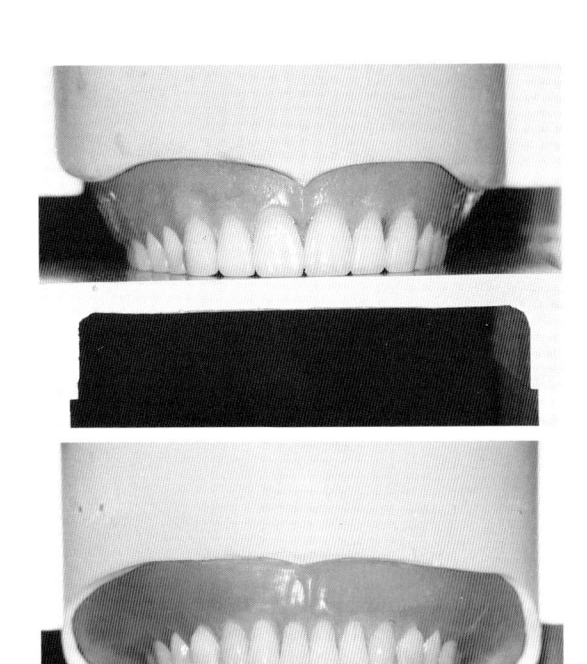

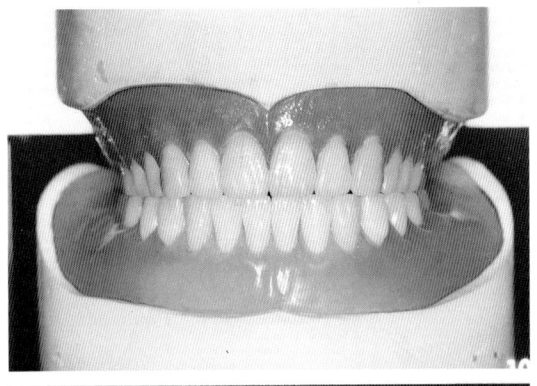

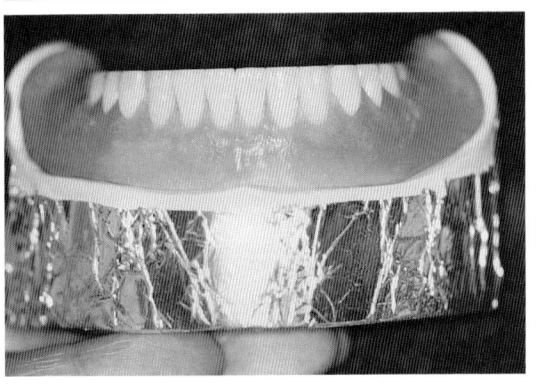

図Ⅲ-11-60 埋没操作に移る。マイオドンティク・デンチャーでは、できるだけ誤差を出さないようにするため、アナトミック・キャストごと埋没する。まず模型保護のためと、キャスト・プラグに石膏が入らないようにするため、アルミホイールを図のようにまく。これは和紙を使ってもよいが、空隙ができないように密着させる。

Ⅲ. 各論

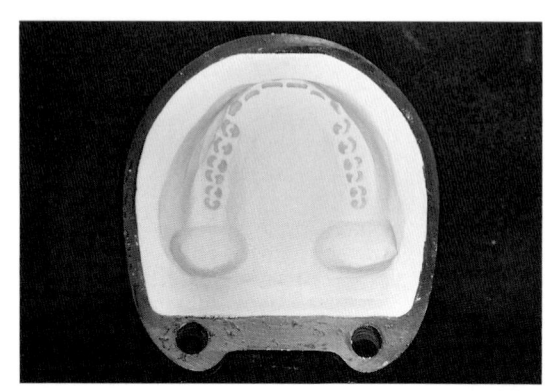

図Ⅲ-11-61　一次埋没を行ない、

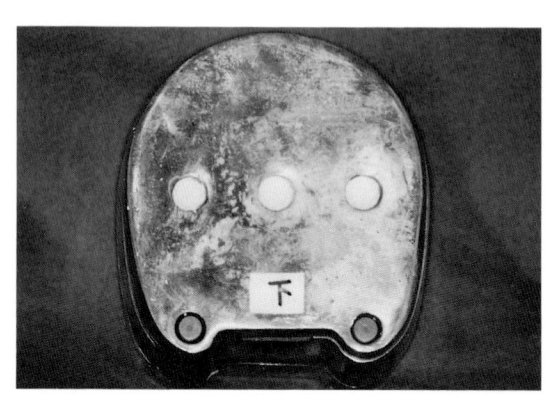

図Ⅲ-11-62　フラスコに埋没する。このフラスコは重合変形を少なくするためと、高さを十分に与えるため、マイオドンティク・フラスコが通常使用される。

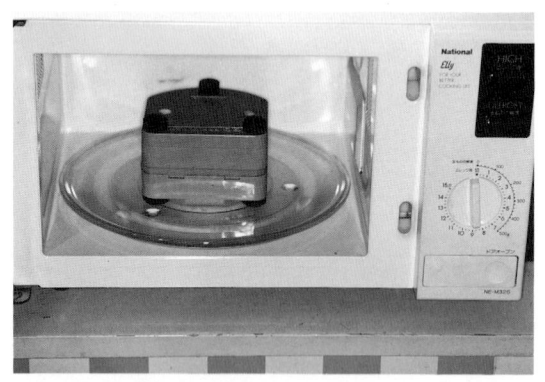

図Ⅲ-11-63　現在は図のようにマイクロ・ウェーブを利用した変形の少ない短時間重合法で製作する。ただし、フラスコ自体の高さがこのデンチャーにとっては低いので、スペーサーを作り、使用する。

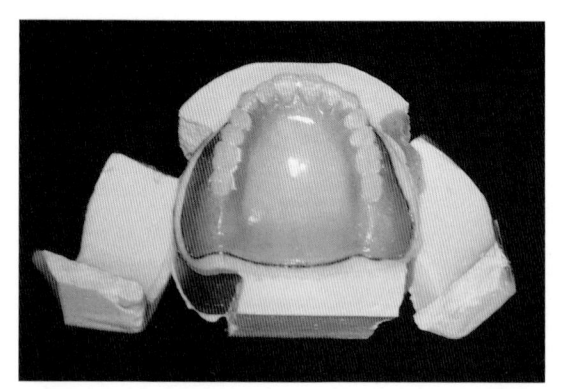

図Ⅲ-11-64　重合後掘り出しを行なう。これは慎重に行ない、特に模型を損傷しないよう注意する。

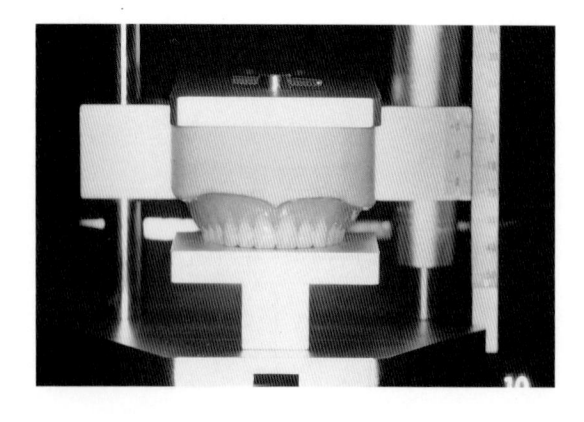

9．平面の修整・研磨

図Ⅲ-11-65　でき上がった義歯を模型からはずしてはならない。まず、上顎をクーブ・マシンに取りつけ、重合誤差の確認をする。重合誤差の分だけコレクト・マシンで調整することになる。マイオドンティク・デンチャーの場合、平面と平面の接触のため、ミクロン単位で重合誤差が分かることになる。図はほとんど平面が合致し、ミリメーター・スケールも正しい状態。

11. マイオドンティク・デンチャー

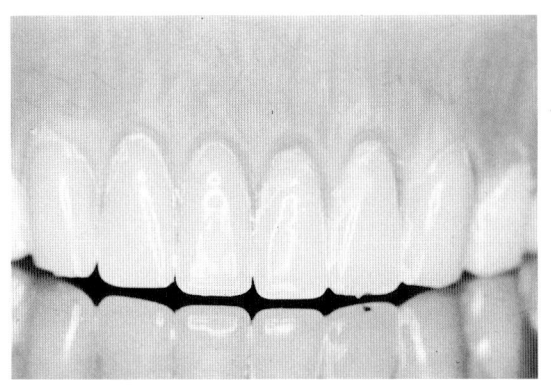

図Ⅲ-11-66 重合操作、あるいは排列で手を抜いた場合は図のように咬合平面が乱れる。乱れの大きい場合は使用できない。

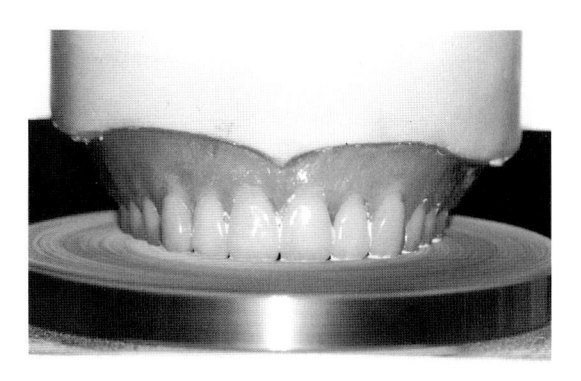

図Ⅲ-11-67 重合誤差の修整をコレクト・マシンで行なう。目的のミリメーターまでわずかに削合する。上下顎とも行なう。

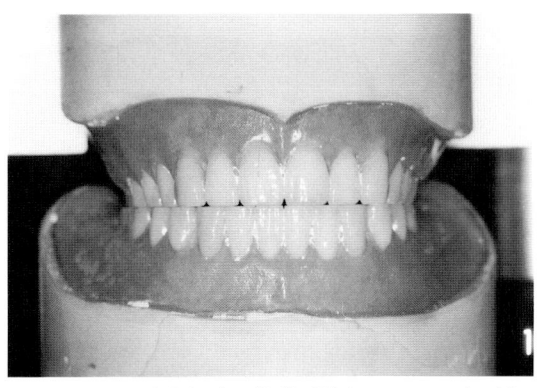

図Ⅲ-11-68 重合誤差の修整が終わったら、上下を合わせてみて、最初に設定されたmm数(この場合は0)になっているかどうかを確認する。

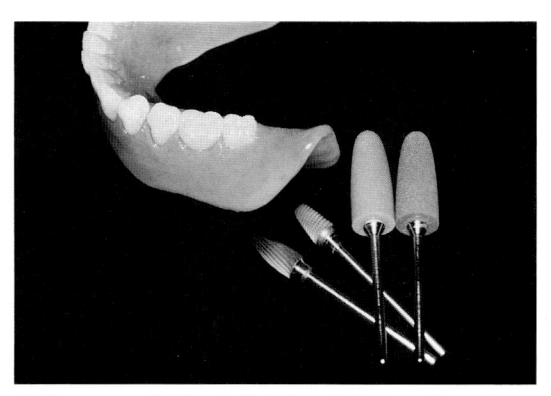

図Ⅲ-11-69 模型から義歯を注意深くはずし、研磨を行なう。

10. 咬合面積の調整

図Ⅲ-11-70 咬合面積の調整は上下顎の関係によって変わってくる。これはマイオドンティク・シェルフとして咬合面積を大きくしなければならない場合、あるいはフライング・クリーパー・テクニックとして下顎の咬合面積を縮小しなければならない場合がある。研磨終了後、口腔内に試適し、フライング・クリーパー・テクニックを付与した。

この場合フライング・クリーパー・テクニックとは、上下が接触した時の力パターンが、上顎では口蓋側、下顎では舌側に向かうようにする術式であり、骨の保全のためのものである。図のように黒い部分の下顎頬側部をカーボランダム・ポイントで削除する。

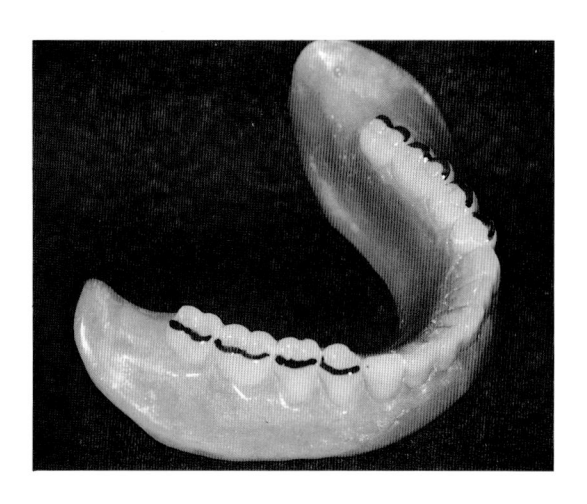

161

Ⅲ. 各 論

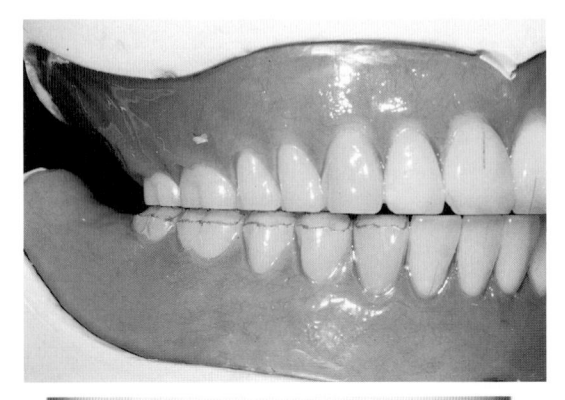

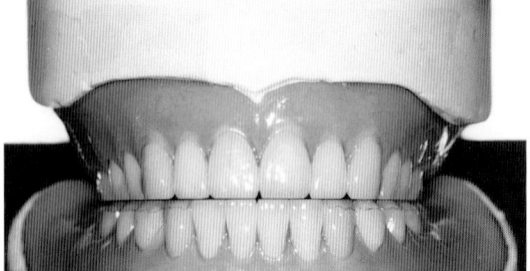

図Ⅲ-11-71 フライング・クリーパー・テクニックの付与された下顎義歯。

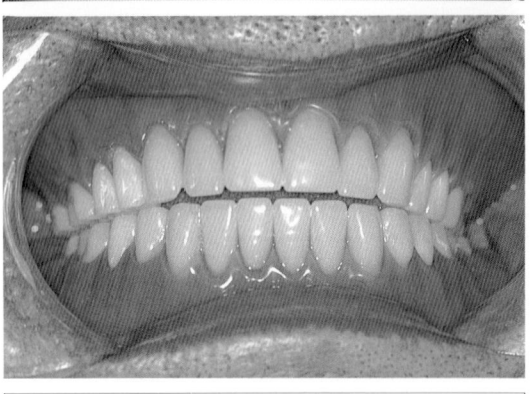

図Ⅲ-11-72 完成されたマイオドンティク・デンチャー。

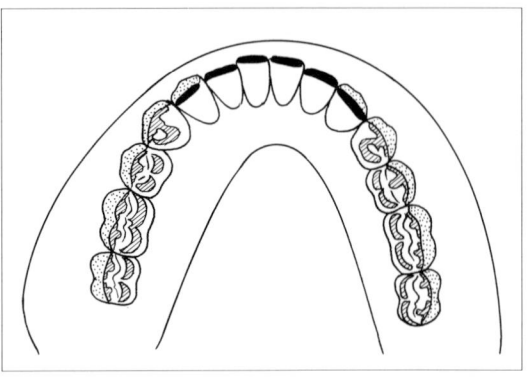

図Ⅲ-11-73 すべての調整が終わった上下顎義歯。口腔内に装着し、嚙ませる前に、各々の義歯を手指で歯槽堤に垂直に押しつけ、もし痛みがあれば、そこの内面、あるいは床縁を調整しておく。

図Ⅲ-11-74 図において斜線の部分は通常の咬合時に上下が接触するところであり、黒の部分は前方滑走時に接触する部分、そしてアミ点の部分が、フライング・クリーパー・テクニックを施した部分である。クーパーマンは、さらに上下顎とも舌側（口蓋側）へ厚みを増したマイオドンティク・シェルフの適用を推奨している。

12 マイオドンティク・シェルフ
Myodontic Shelf

マイオドンティクスにおける総義歯(マイオドンティク・デンチャー)には二つの主要目的がある。一つには、咬頭を有する歯牙のあった当時に歪められた咬合平面を、本来あるべき姿勢に戻すと同時に口腔容量の増加を図り、下顎の前方移動を促し、病態生理学的問題を解決することであり、もう一つには、義歯が咀嚼中に受ける咬合力を中立化して、義歯の安定と、口腔構造の保全を目的とするものである。しかし、現在市販されている人工歯では、とくに後者の目的を達成することが困難な場合が多く、クーパーマンは、そのためにマイオドンティク・シェルフを提唱している。

マイオドンティク・シェルフは、上下顎舌側(口蓋側)に厚みを与えることによって、咬合力をより内側へ移行させ、その結果、咀嚼時の粘膜への摩擦度を分散させることを目的としたものである。

咀嚼装置の生理的な設計で最も大切なことは、咬筋、側頭筋で作られた85％以上の咀嚼圧、咬合圧を咬合平面に対して垂直に与えるということである。歯牙支持構造は、歯根に平行な力でしか吸収されず、現代人においてはこの関係が崩れ去ってしまっている。

マイオドンティクスでは、総義歯に与えたHIP-Planeと平行な咬合平面に対し垂直的な力を与えると同時に、頬側への有害な力を最小限にするためにマイオドンティク・シェルフの設定を、生物学的許容量の範囲の中で行なうものである。

この考えの一部は図Ⅲ-11-40で示したように、犬歯の尖頭を平らにし、その面を咬合に関与できるテーブルとすることに現われているが、それでも足りない時は犬歯を小臼歯に置き換えることもなされる。

図Ⅲ-12-1、2は上下顎におけるマイオドンティク・シェルフを図示したものである。現在市販の人工歯では、その幅が狭いため、舌側にかかる力が少なく、全体として咀嚼圧を分散することが難しい場合があり、斜線の部分にレジンを足してシェルフとし、中立化に役立てようとするものである。

上顎では、犬歯～大臼歯、下顎では犬歯の中央部～大臼歯へと人工歯の舌側にシェルフが適用されている。特に犬歯に機能を与えることが重要である。

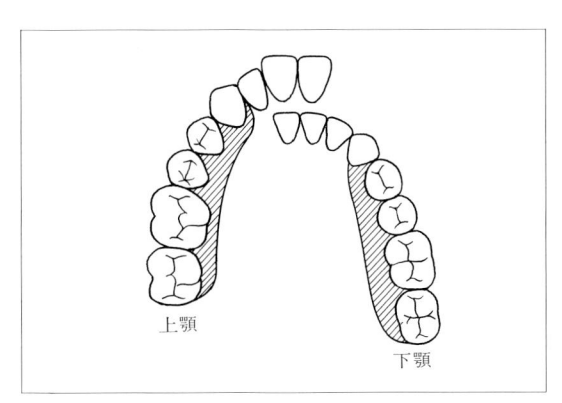

図Ⅲ-12-1

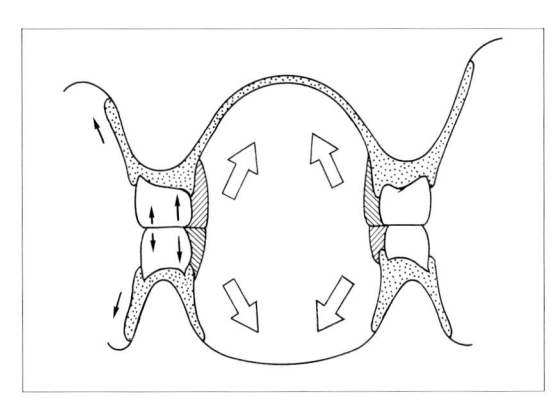

図Ⅲ-12-2

Ⅳ. 付　章

　この章では、スプリント装着と同時に患者に励行してもらう筋抵抗訓練法、を解説し、さらに診断の一部門である口腔の歪みと正常像を客観的に理解するためのイメージ・モデルの製作を説明していく。付章にひき続き、最後に参考文献、使用材料一覧、マイオドンティクス診断診査項目、マイオドンティクス技工指示書を、今後の診療に役立つ資料として掲載した。

1　筋抵抗訓練
Oral Resistive Exercises

　スプリントを装着するということは、現在までその個体が維持してきた生活環境を大きく変えることである。これは、現代人の弱体化した咀嚼筋を始めとした顔面、頭部、頸部の各筋肉の抵抗訓練を行なうことにより、ストレスに対する抵抗を強める方法である。

　スプリンティングにより今まであまり使用されていなかった筋はスプリントの効果と相まって機能することとなり、活性化し、下顎頭は関節窩内でその位置を変化させ、運動の範囲が大きくなるために一時的に痛みを生じさせることがある。そのためスプリントを装着した時点において患者に次のように指導することが大切である。

　『今日、咬み合せを変えるための装置を入れましたが、急に運動をすると、身体の節々が痛くなったり、筋肉痛が出たりするのと同じように、この装置によって今まで使ってなかった筋肉を使うようになり、その結果、顎の筋肉や関節が一時的に痛くなったり、あるいは頭が痛くなったり、肩こりがしたりすることがあります。出ない場合もありますが、出ても 2、3 日で、1 週間位すると症状が取れて楽になりますから心配はいりませんが、早く新しい環境に慣れるために、筋肉を正常な人と同じように強くする必要がありますので、今から教える運動をよく覚えて、痛みが出ない程度に毎日、正しく行なって下さい。』

　すなわち、これから述べる筋抵抗訓練と、口腔うがい治療を含めた口腔柔軟訓練である。スプリントを入れることによって、患者に話さなければならないことは、この他にも、会話が一時的にしづらくなることや、最初はなかなか思うように嚙めないことがあるが、これも一時的なもので、抵抗訓練と柔軟訓練により、より早く解消していく。もちろん、この訓練はスプリントを入れて行なうものであり、処方に従って規則正しく周期的に行なわれるものである。

IV. 付 章

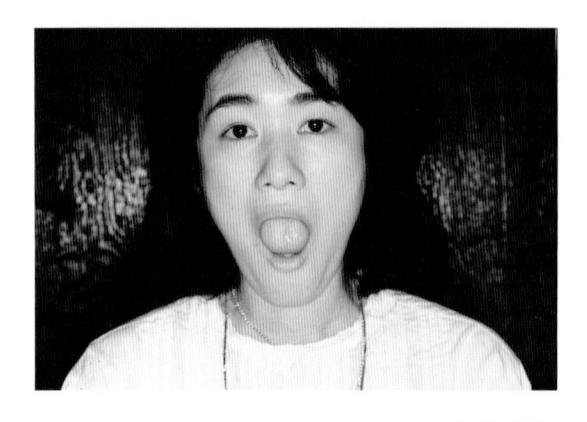

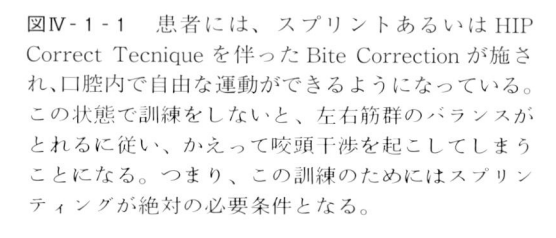

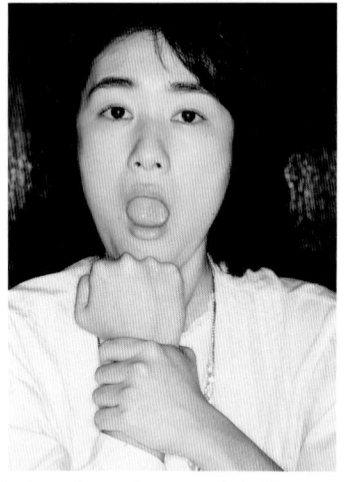

図IV-1-1 患者には、スプリントあるいは HIP Correct Tecnique を伴った Bite Correction が施され、口腔内で自由な運動ができるようになっている。この状態で訓練をしないと、左右筋群のバランスがとれるに従い、かえって咬頭干渉を起こしてしまうことになる。つまり、この訓練のためにはスプリンティングが絶対の必要条件となる。

図IV-1-2 右肘をテーブルの上にしっかり置いて固定し、支点とし、左手で右手首を摑み、右手のこぶしをオトガイの下部に当て、右手の長軸に沿って力を加えながらゆっくり開口する。

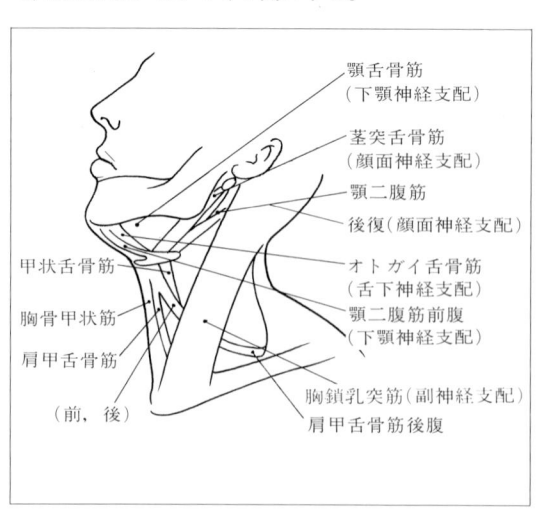

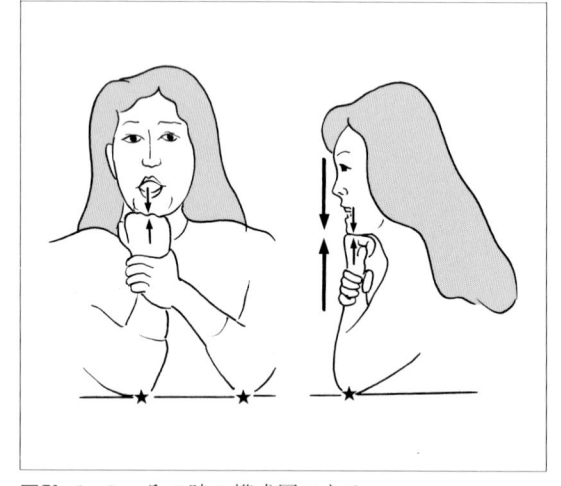

図IV-1-3 その時の模式図である。
なるべく頭部を変動させないで、開口時に右腕と、下顎が拮抗するようにする。ゆっくりと5秒位かけて行なう。★：固定部位、➡：抵抗する方向

図IV-1-4 この時に訓練される筋肉である。
特に、この筋抵抗訓練法は、舌骨上下筋群の活性化に大きく役立ち、舌骨の挙上とオトガイ舌骨筋の前方移動に大きな効果がある。更に口ゆすぎ法を併用することによって効果が促進される。

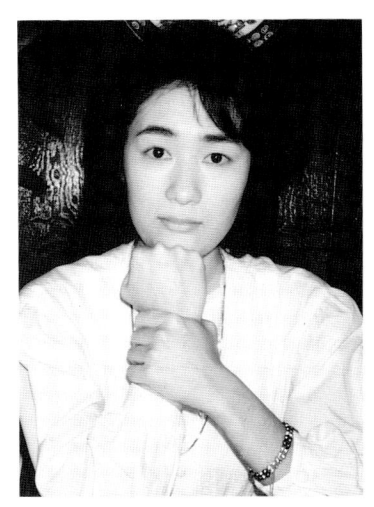

1. 筋抵抗訓練

図Ⅳ-1-5 図Ⅳ-1-2と同じ姿勢をとり、右手のこぶしをオトガイ前方部に当てる。右の肘は図Ⅳ-1-2の時より幾分前方に位置する。

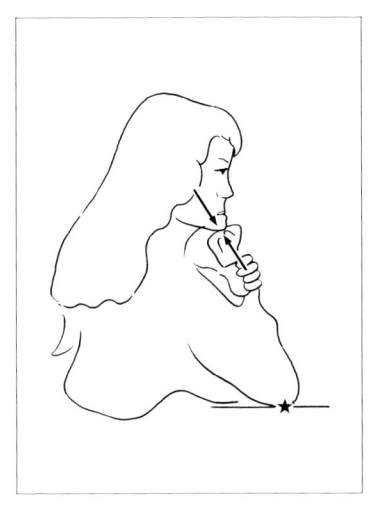

図Ⅳ-1-6 図のように右手の長軸に対して下顎を前下方へ移動するように各々の力を拮抗させる。

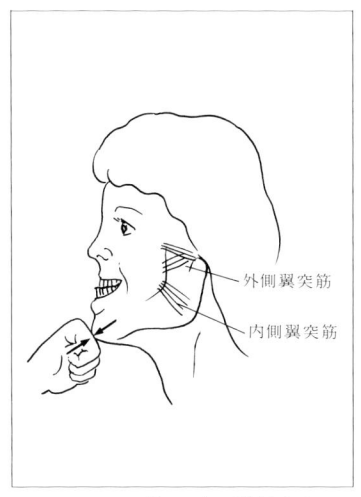

図Ⅳ-1-7 その時に訓練される筋肉である。

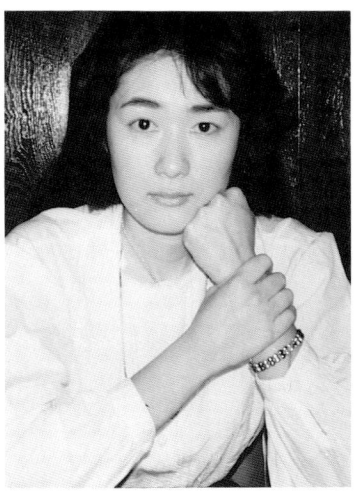

外側翼突筋
内側翼突筋

図Ⅳ-1-8 図のように左肘で支点を作り、左こぶしを下顎左側に当てる。肘の位置は、肩幅より少し広めにすると安定がよい。

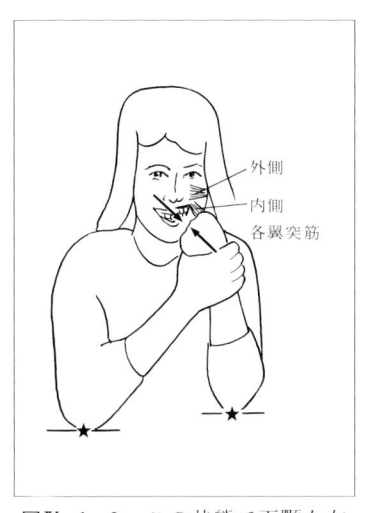

図Ⅳ-1-9 この状態で下顎を左側へ移動させる運動を行ない、右手と拮抗させるようにする。その時に訓練される筋を示す。

外側
内側
各翼突筋

Ⅳ. 付 章

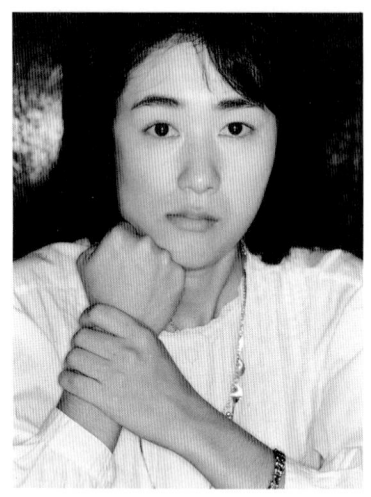

図Ⅳ-1-10　同様に右側についても行なう。

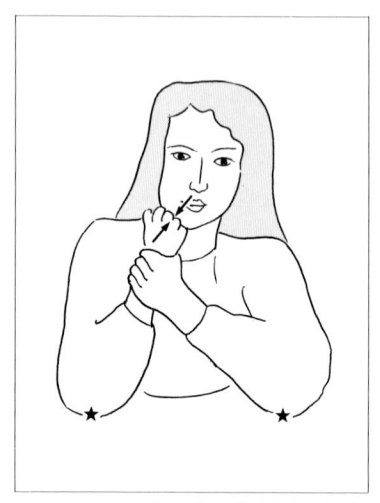

図Ⅳ-1-11　その時の模式図。左右の肘の固定と矢印の方向への抵抗を行なう。

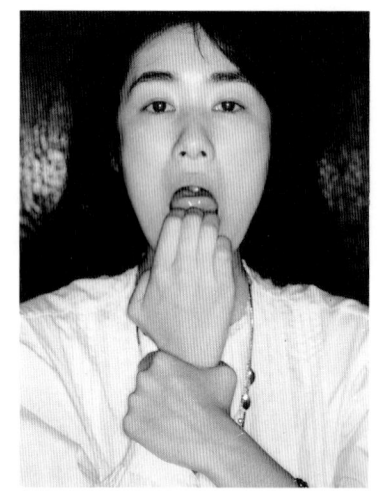

図Ⅳ-1-12　顎を下方に引く訓練、患者は、閉口運動に右手で抵抗する。
　まず、姿勢は図Ⅳ-1-2と同様であり、右手の人差指、中指、薬指を下顎前歯部にかけ、下に引っぱりながら、口をゆっくり閉じるようにする。

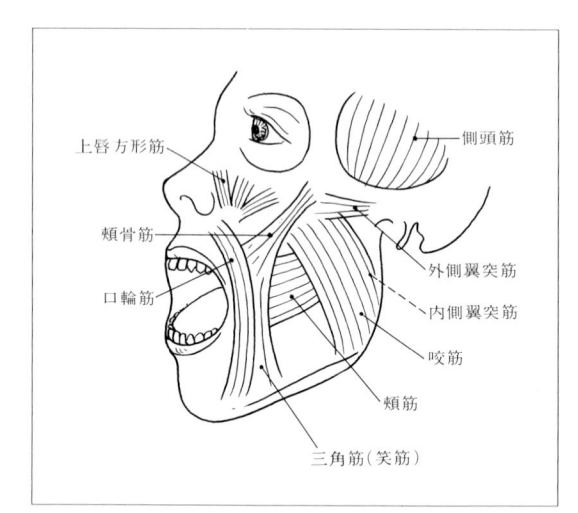

図Ⅳ-1-13　この運動により図の筋肉が訓練される。

（図中ラベル：上唇方形筋、頬骨筋、口輪筋、側頭筋、外側翼突筋、内側翼突筋、咬筋、頬筋、三角筋（笑筋））

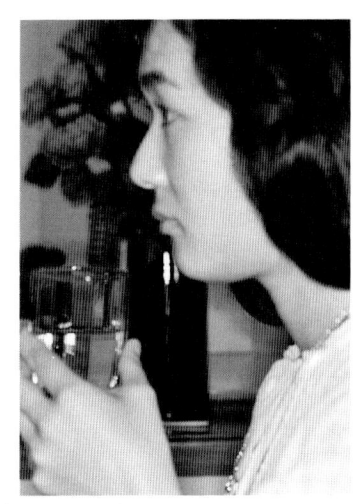

図Ⅳ-1-14　口腔うがい治療法（Oral Hydro Theraphy）

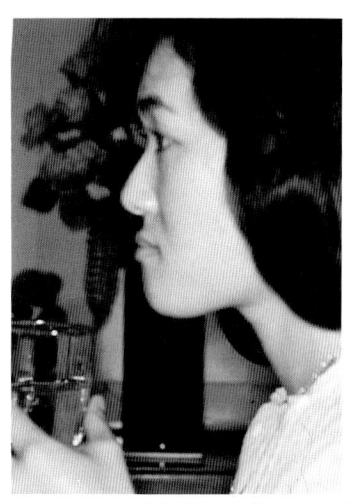

図Ⅳ-1-15　水を含んだ"口ゆすぎ"法は、特に口輪筋、頬筋、笑筋、オトガイ舌骨筋の前方移動訓練に役立つ。

口唇、頬部に力を入れて連続的に水によるうがい式の口ゆすぎを1分間行なう方法である。

下顎を自由に動かし、鏡に向って百面相となるように様々に口を動かして行なう。これは抵抗訓練に対する付帯訓練となり、上下顎の調和を図り、頭部、顔面への血液循環を促し、筋肉痛を緩和させ、さらに口腔内の清掃を行なう方法で、有効な柔軟訓練である。

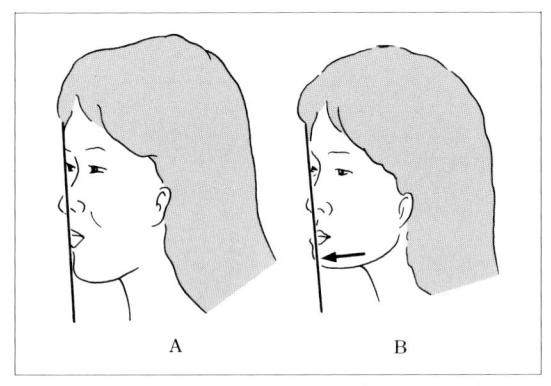

図Ⅳ-1-16　上唇および下唇は直線上にある時がスタート（A）。下唇は上唇よりさらに下顎突出によって前に出る。しかも、水が洩れないように舌で水をかき混ぜる（B）。

第1日、第2日	起床時と就寝時に軽い訓練で4秒間訓練をつづける。
第3日、第4日	休み。ただし"口ゆすぎ法"は行なう。
第5日、第6日、第7日	第1日の2倍の抵抗で訓練する。

この周期を2日間の休みをおいて繰返し、訓練は次第に強めながら実行する。"口ゆすぎ法"は訓練のあとできれば毎回実行する。

図Ⅳ-1-17　訓練の周期表

以上、筋抵抗訓練についての注意事項を述べた。訓練自体は、この他に、ゆっくり、そしてよく嚙むことや、全身的な運動をすること、よく会話をすること、正しい呼吸法あらゆる生活をしていく上での要素が訓練となる。

しかしながら生活に溶け込んだ様々な習慣を本来の機能的なものに変えていくには、周期的な訓練が必要となってくる。そのためにも、機能平面を与えられたスプリンティングと併行して行なわれるこれらの訓練は、口腔構造を建て直して、機能していくうえで必要不可欠なジョギング・ステージとなる。

2 イメージ・モデル
Image Model

イメージ・モデルとは、アナトミック・キャストによってその個体が本来持っていたであろう正常な顎姿勢を再現してみるものである。すなわち、アナトミック・キャストを削ったり、足したりして正常をイメージするもので、これを作っていく過程で、その症例の治療方針、治療計画、症例の難易度等が分かってくるし、アナトミック・キャストの評価も具体性を帯びてくる。

イメージ・モデルを作る際に重要なことは、決して、既存の歯牙、歯列に捉われることなく、徹底的に正常をイメージすることである。歯牙や歯列を意識しないことにより、外科、保存、矯正、といった療法の方針が、客観的に把握できることになる。

イメージ・モデルは、それが最終的な形になるとは限らないが、正しく診断診査され、アナトミック・キャストの評価がされ、フリー・ウェイ・ゾーンの測定がされ、さらに正しくスプリンティングされたならば、それ程違う結果とはならないものである。特に模型は口を聞かずしかも、様々な情報を与えてくれるものであり、いきなりスプリンティングをするよりもまず、イメージ・モデルを製作するべきであり、そのイメージ・モデルと、オリジナル・キャストを持って患者との対話に臨み、診療方針等を説明することが、スプリントを成功させる秘訣となってくる。

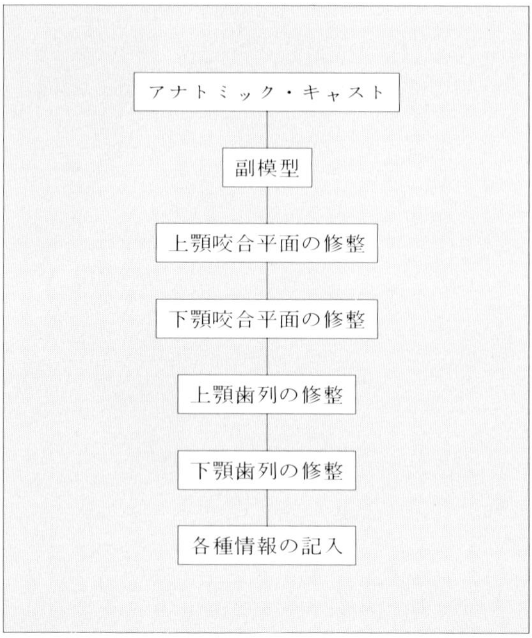

なお、イメージ・モデルの製作にあたっては、幾つかの基準を持って行なうとやりやすい（図Ⅳ-2-2）。

図Ⅳ-2-1

```
アナトミック・キャスト
    │
  副模型
    │
上顎咬合平面の修整
    │
下顎咬合平面の修整
    │
上顎歯列の修整
    │
下顎歯列の修整
    │
各種情報の記入
```

上顎咬合平面の高さ……	－6～9 mm（クープ・マシンのミリメータースケール上）
下顎咬合平面の高さ……	後臼歯三角1/2中点
上下顎前歯($\frac{2|2}{2|2}$)のHIP-Planeに対する角度	……90°～80°
上顎歯列弓……	歯槽基底中央で鉤切痕に向かう歯列弓
下顎歯列弓……	歯槽基底中央で後臼歯三角1/2中点へ向かう歯列弓

図Ⅳ-2-2 イメージ・モデル製作のための基準を列記する。この基準、特に上下顎咬合平面の高さについては、平均的なものであり、これは個体の大きさ、年齢、性別、残存歯牙の有無等によって変わってくるものである。なお、ここに挙げたものは成人に達した以後の場合であり、それ以前は、当然基準の値が変わってくることになる。

2. イメージ・モデル

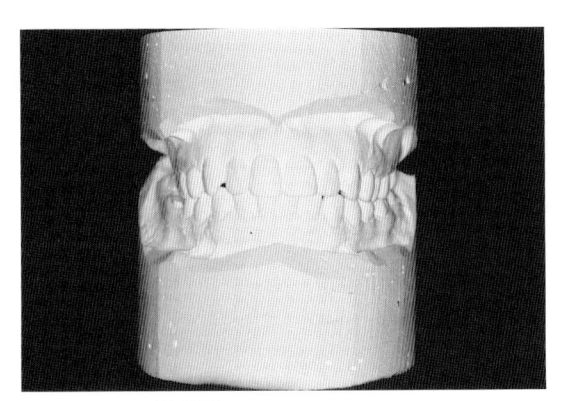

図Ⅳ-2-3　副模型

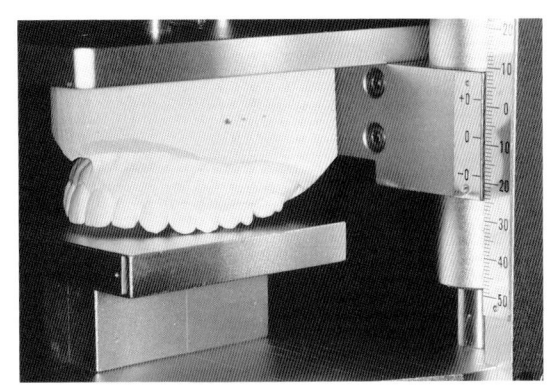

図Ⅳ-2-4　上顎をオクルーザル・ベースに合わせて、その時のミリメーター・スケールを読む。この場合−8.3mmであった。

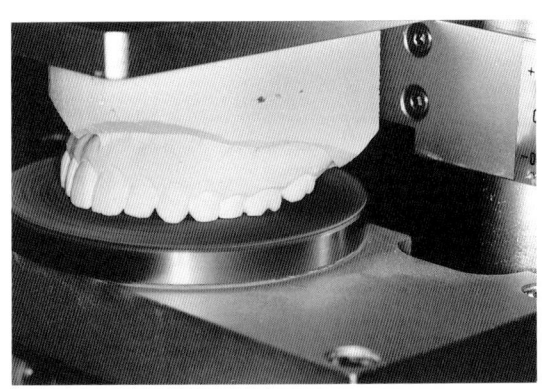

図Ⅳ-2-5　ミリメーター・スケールの−6〜−9mmの範囲で咬合平面の高さを設定する。

　顎が小さい場合は低くなり、また年齢による骨吸収がある場合は大きくなる。ちなみに、マイオドンティク・デンチャー製作の場合は、通常−6mmで上顎を設定する(決して口唇線等ではない)。

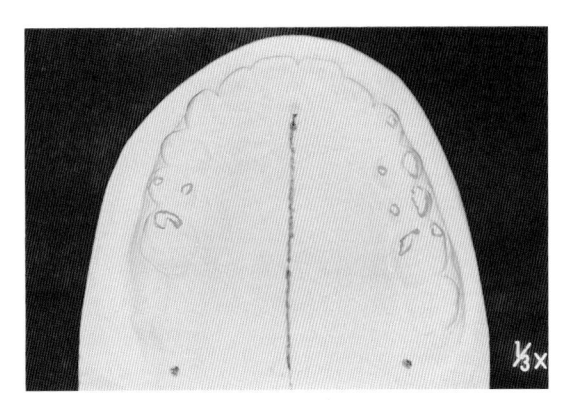

図Ⅳ-2-6　クーブ・マシンをコレクト・マシンにセットし目的のmm数までグラインディングする。この場合−9mmで上顎の咬合平面を設定した。目的としたミリ数までコレクト・マシンで削合する。図は削合の終わった咬合面観。突出して削合された部分をマークしてある。

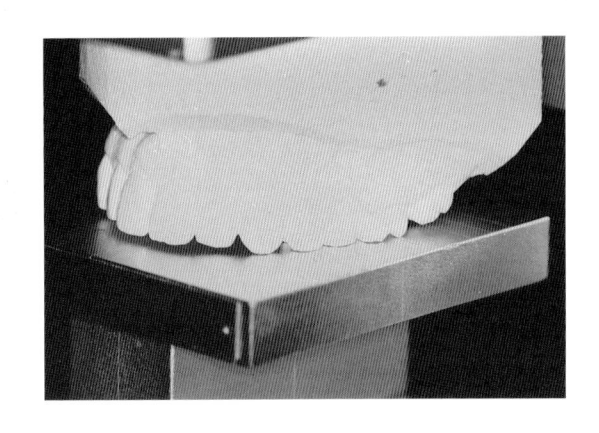

図Ⅳ-2-7　削合の終わったキャストをオクルーザル・ベースに合わせて目的のミリ数になっているかどうかを確認する(少し高めにしながら徐々に低くする方がよい)。

Ⅳ. 付 章

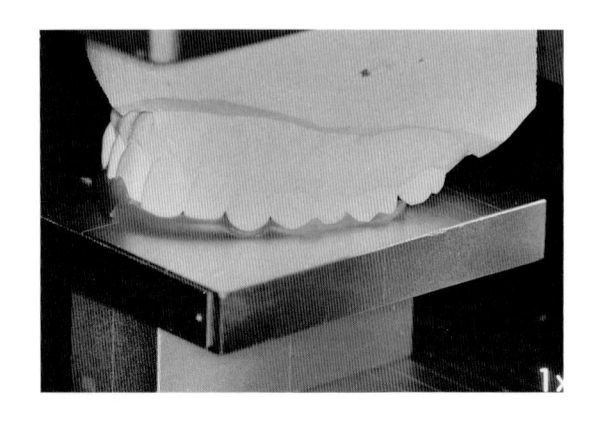

図Ⅳ-2-8 目的のミリ数と合致していたら、不足している部分にワックスを足していく。

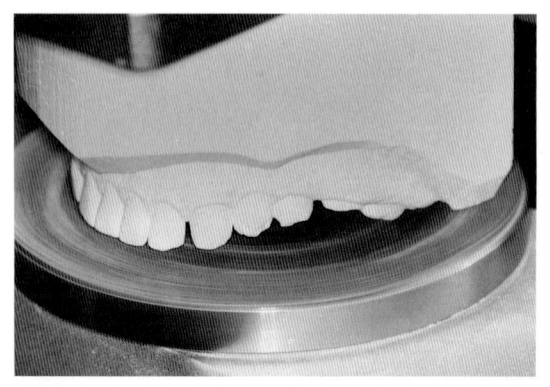

図Ⅳ-2-9 次に下顎も同様に行なう。下顎の場合の基準は後臼歯三角1/2中点である。もし左右で高さに違いのある時は、高い方を選び、左右の差を記録しておく。この差は下顎の上下的な変位として現れている場合が多い。まず、コレクト・マシンで突出部を削合し、

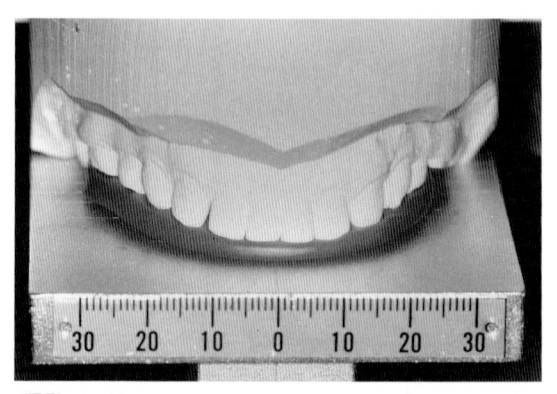

図Ⅳ-2-10 オクルーザル・ベースに合せて不足部分にワックスを盛りつける。

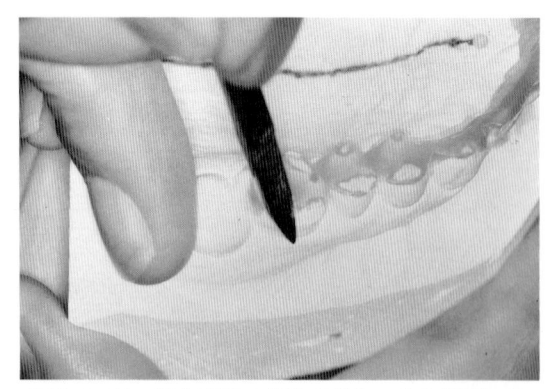

図Ⅳ-2-11 咬合平面の修整が終わったら歯列の修整に移る。この場合、あくまで歯槽基底部中央を基準として、まず歯列の拡大している部分を削除し（骨瘤等も除去する）、

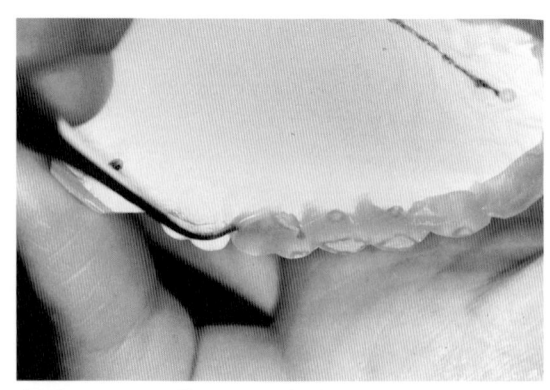

図Ⅳ-2-12 不足している部分にワックスを足していく。この操作では、決して下顎との対咬関係を考えてはならない。

2. イメージ・モデル

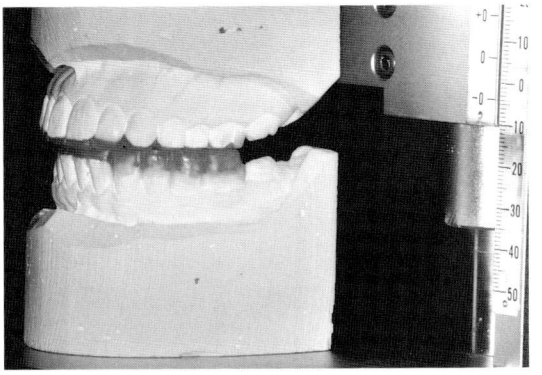

図Ⅳ-2-13 下顎も同様にして歯列の修整を行なう。図は修整の終わった上下咬合面観。

図Ⅳ-2-14 上下の咬合平面、歯列の修整ができたところで、始めて上下を合せてみる。
側方観である。この時のミリメーター・スケールは＋6mmで合計6mmの咬合高径の増大が図られたことになる。

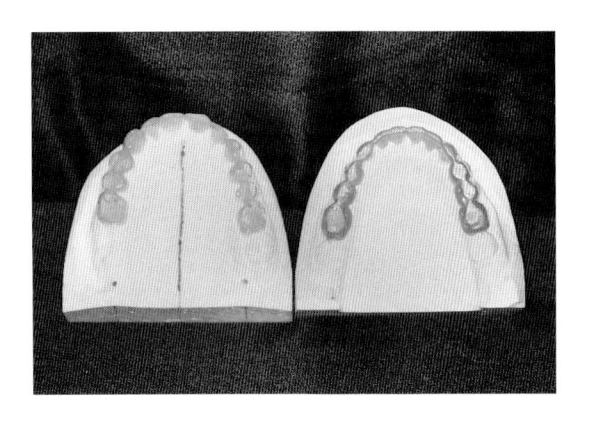

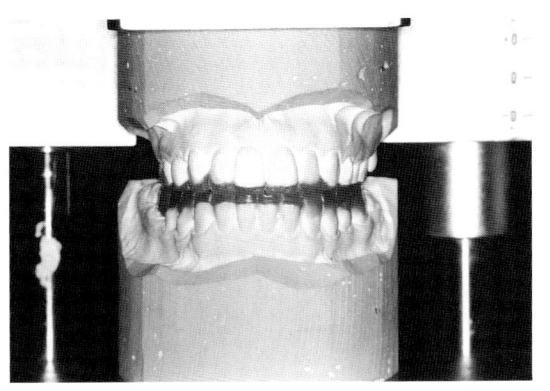

図Ⅳ-2-15 正面観。上下がズレたように合致する場合は、それだけの下顎の変位が予想される。フリー・ウェイ・ゾーンの計測における下顎の変位量と共に、上下関係の正しい姿勢が分かってくることになる。

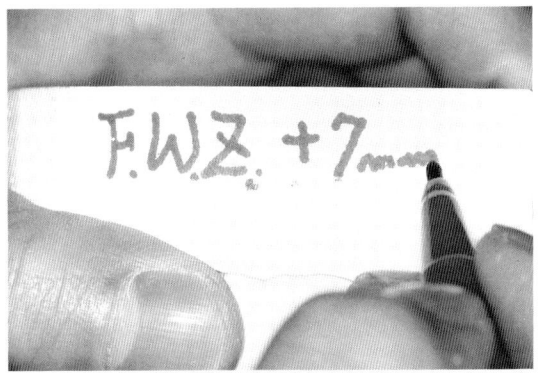

図Ⅳ-2-16 各種の情報を記入する。どんな細かいことでもよいから記入することによって、このイメージ・モデルは、大きな情報源となってくる。
特にフリー・ウェイ・ゾーンの量、変位の方向と量、決定された上顎咬合平面の高さ、咬合高径の増大の量、治療計画等である。

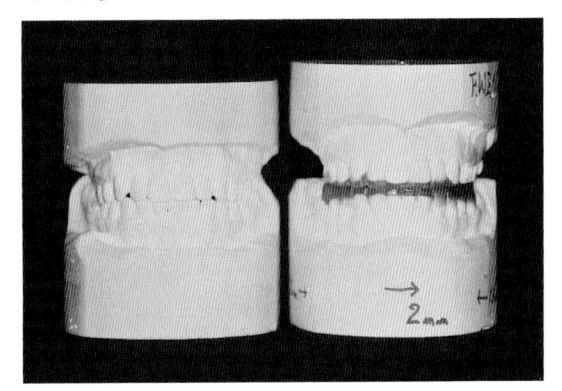

図Ⅳ-2-17 オリジナル・キャストとイメージ・モデルを対比したものである。正面観。

IV. 付章

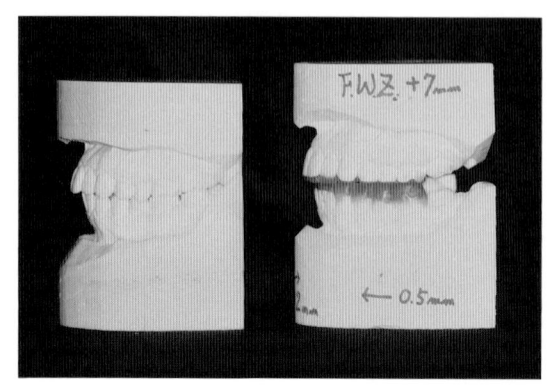

図IV-2-18 同、左側観。

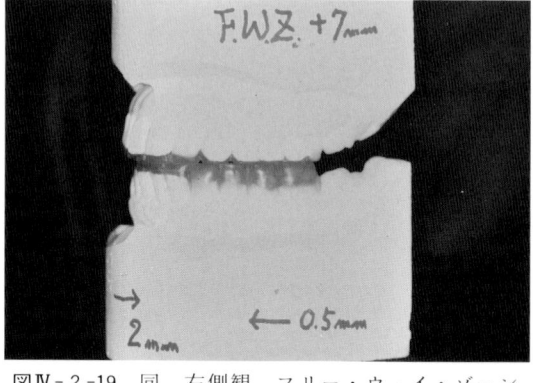

図IV-2-19 同、右側観。フリー・ウェイ・ゾーン計測で得られた変位量を参考に理想的な下顎位を再現させたイメージ・モデル。

　以上イメージ・モデルについて述べた。イメージ・モデルを製作する際、まず、咬合平面の修整では、著しく挺出している歯牙に対して外科あるいは歯内療法が必要かどうか、また設定された咬合平面に不足しているものに対して、どのようにするか、あるいは、スプリントをする場合、邪魔になる歯牙がないか等がある程度予測できるし、また、歯列の修整では、どの歯牙をどの程度矯正しなければならないか、あるいは矯正しなくとも済むか、といった問題が予測できることになる。上下歯列中の各歯牙をHIP-Planeに対して垂直的に植立をすることは今後の大きな課題でもある。

参考文献一覧

第1章

Cooperman. H.N., and Willard. S.B. : A New Approach to the Diagnosis and Treatment of Head and Neck Syndromes. Dental Digest, 62(6), 1956.

Cooperman, H.N. : Oral Conditioners —— Their role in the Treatment of Muscular Imbalances, Dental Digest, 66(11), 1960.

Cooperman, H.N. : New Approaches to Establishing the plane of Occlucion and Freeway Space in Complete Dentures, Dental Digest, 71(5), 1965.

Cooperman, H.N. : Oral Dynamics and Oral Orthopedic for the General Practitioner, Part 1, Pakistan Dental Review, 15(4), Oct., 1965.

Cooperman, H.N. : Oral Dynamics and Oral Orthopedic for the General Practitioner, Part 2 : Finding and Eliminating Causes, Pakistan Dental Review, 16(2), April, 1966.

Cooperman, H.N. : Dinamica y Orthopedia Oral Para el Practicante Cenerl-Descubrimiento Y Eliminacion De Causas La Tribuna Odontologica, 50(4)～(6), 1966.

Cooperman, H.N. : New Approaches to the Establishment of the Occlusal Plane and Freeway Space in Complete Dentures, The Dental Technician. London, 19(4), 1966.

Cooperman, H.N. : Dentaduras Totales : Superficie de Oclusion Y Espacio Libre, Oral Hygiene, Edicion Latino Americano, Part 1, July, 1966.

Cooperman, H.N. : Dentaduras Totales : Superficie de Oclusion Y Espacio Libre, Oral Hygiene, Edicion Latino Americano, Part 2, Aug., 1966.

Cooperman, H.N. : Ausgleichgyrnmastik der Kaumuskulatur, Die Quintessesz, 12(12), 1966.

Cooperman, H.N. : Exercices-destines á augmenter la tenicitedes muscles faciaux et buccaux, L' Information Dentaire., No.5, 2, Fev., 1967.

Cooperman, H.N. : Recherche du Plane D' Occlusion et de L' Espace Libre en Presthese Complete-Nouvelle Methods. L' Information Dentaire, No.44, 2 Nov., 1967.

Cooperman, H.N. : Nouvelles Approaches pour Etablir la plan D'Occlusion et L'Espace Physiollogique dans les Prestheses Complete, Journal Suisse Odontologique, 1968.

Cooperman, H.N., Wallace, J.D., Norlinger, R.E. : Orthopedic Gait of the Mandible, Dental Digest, 77(4), 1971.

Cooperman, H.N., Curley, R.F., Wallace, J.D. et al. : An evaluation of bone demineralization for dentistry, Dental Digest, 77(1), 1971.

Cooperman, H.N. : A New Approach to the Diagnosis and Treatment of Head and Neck Syndromes, Dental Digest, 62(6), 1956.

Cooperman, H.N. : HIP Plane of Occlusion in Oral Diagnosis, Dental Survey, 51(11), 1975.

Cooperman, H.N., Willard, Samuel, B. : A New Approach to the Diagnosis and Treatment of Head And Neck Syndromes, Dental Digest., 66(6), 1955.

Costen, J.B. : A Group of Symptoms Frequently Involved of Mandibular Joint Patholgy. J. Missouri M.A., 32: 184, May, 1935.

Cooperman, H.N., Willard, J.D., Nerlinger, R.E. : Orthopedic Gait of the Mandible: A Factor, Dental Digest., 77(4), 1971.

Cooperman, H.N. : Immediate Care of Temporomandibular Joint Syndrome, Dental Digest., 78(5), 1972.

Müller, A. Sulzbach-Saar: Prophylaxe der Kiefer Anomalien und prophylaktisch therapeutische Ger ate., Das Deutsche Zahnärzteblatt, Heft, 10 : 1～7, 1956.

Forde, T.H: The principles and practice of oral Dynamics: Exposition Press Inc. 1964.

Forde, T.H. : Oral Dynamics, Dental Digest, 57(1), 1951.

Begg, P. R. : Begg orthodontic theory and technique, W.B.Saunders CO., Philadephia, 150～151, 1965.

本橋康助，亀田晃，近藤悦子：頭部X線規格正貌写真の研究にあたって考慮すべき2，3の事項について，日本矯正歯科学会誌，31(1)，1972.

本橋康助，亀田晃，近藤悦子：日本人成人男女についての頭部X線規格正貌写真法による検討，近藤悦子，日本矯正歯科学会雑誌，31(1)，1972.

戸田外穂：次代を担うものたちへ——乳飲み行為の本源を探る（上）（下）——，歯界展望，49(3)(4)，1977.

須田昭義編：人類学読本，3，4，66～74，76～80，108～113，みすず書房，1963.

生物としてのヒト，講座現代の医学1，日本評論社，1978.

生体の機序，講座現代の医学2，日本評論社，1979.

病態と症候，講座現代の医学3，日本評論社，1979.

藤田恒太郎：人体解剖学，南江堂，1976.

香原志勢：人類生物学入門，中央公論社，1975.

Brace, C.L.（香原志勢，寺田和夫訳）：現代文化人類学4，鹿島出版会，1972.

香原志勢：人体に秘められた動物，日本放送出版協会，1981.

Cannon, W.B.：（舘鄰・舘澄江訳）：からだの知恵，講談社，1981.

埴原和郎：人類進化学入門，中央公論社，1972.

Portman,A.（高木正孝訳）：人間はどこまで動物か，岩波書店，1961.

佐藤方彦：人はなぜヒトか，講談社，1985.

波多野完治：子どもの心理，講談社，1976.

三宅 廉，黒丸正四郎：新生児，日本放送出版協会，1971.

藤田恒太郎：歯の話，岩波書店，1965.

新保 満：オーストラリアの原住民——ある未開社会の崩壊——，日本放送出版協会，1980.

千葉康則：一脳－行動のメカニズム，日本放送出版協会，1966.

井尻正二：こどもの発達とヒトの進化，築地書館，1980.

江原昭善：進化の中の人体，講談社，1982.

参考文献一覧

ザ・ブレイン：ダイヤグラムグループ（塚田裕三監訳，白井尚之訳），鎌倉書房，1983．
上條雍彦：口腔解剖学，1，骨学，アナトーム社，1965．
上條雍彦：口腔解剖学，2，筋学，アナトーム社，1965．
上條雍彦：口腔解剖学，3，脈管学，アナトーム社，1965．
上條雍彦：口腔解剖学，4，神経学，アナトーム社，1965．
上條雍彦：口腔解剖学，5，内臓学，アナトーム社，1965．
星野一正：生体の観察，医歯薬出版，1980．
吉田敬一他：生理人類学入門，南江堂，1981．
加藤英夫，平山宗宏，小林登編：母乳哺育，メディサイエンス社，1983．
小林　登：こどもは未来である，メディサイエンス社，1979．
小林　登：続・こどもは未来である，メディサイエンス社，1981．
J.B.S.ホールデン（八杉竜一訳）：人間とはなにか，岩波新書，1952．
荒木淑郎：神経内科学，金芳堂，1974．
落合靖一訳，山下浩校閲：小児歯科学―基礎編，医歯薬出版，1960．
小林兎司他：カラー生物百科，平凡社，1975．
三浦不二夫監訳：顎顔面の成長発育，医歯薬出版，1980．
鈴木篤郎：耳鼻咽喉科学入門，南山堂，1974．
平井俊策編集：神経診断ガイダンス，メディカルフレンド社，1982．
丸山英一監修：はじめての妊娠と出産，永岡書店，1982．
朴沢二郎：メニエール病の臨床，金原出版，1978．
鈴木　尚：日本人の骨，岩波新書，1976．
鈴木　尚：化石ザルから日本人まで，岩波新書，1978．
鈴木篤郎：難聴，金原出版，1970．
Price, W.A.（片山恒夫訳）：食生活と身体の退化，栄光出版社．
馬場一雄監修：歯科診療のための小児保健指針，東京医学社，1983．
Cooperman, H.N.：Respiratory Wedge: IAMA 特別講演会，1986．
Cooperman, H.N.：口腔診断における HIP 咬合面，デンタルダイヤモンド，1(1): 88～90, 1976．
Cooperman, H.N.，三浦　登，Dover, S.V., Rich, H.：Uvula-Tongue Malposture――Costen's Syndrome への新しいアプローチ，デンタルダイヤモンド，2(8): 127～129, 1977．
Cooperman, H.N.，三浦　登：これからの歯科医療はホリスティックメディシン，総合医療の時代，デンタルダイヤモンド，5(2), 1980．

三浦　登他：HIP プレーンとマイオドンティクスの臨床，デンタルダイヤモンド．
三浦登，植野公雄：マイオドンティクスの理論と臨床：クインテッセンス，1983．
三浦　登：Myodontic 理論に基いた臨床例（下）――下顎遊走，歯界展望，39: 423～431, 1972．
三浦　登：Myodontic Theory, The Myodontics, 1：10～31, 1979．
三浦　登：Myodontic Theory, The Myodontics, 2：6～25, 1981．
三浦　登：自然咬耗の考察，日本歯技 187, 4―15, 1984．
三浦　登：次代を担うものたちへ，城歯だより，1984．
渡辺　剛：Myodontic Splints の理論と臨床，The Myodontics 2：26～35, 1981．
渡辺　剛：顎関節症の治験例―マイオドンティクス理論に基づく，愛知学院大学歯学会，1976.7．
渡辺　剛・桂木賞二：Myodontics 理論に基づいた顎関節症の治験例，愛知学院大学歯学会，1977.6．
渡辺　剛：Free way space と Mouth Volume について，愛知県歯科医学大会，1980.2．
原喜久江：Myodontics 入門コース Part 1, 2, 3. Myodontic Theory, 実習手引書.Myodontic Splint の分類．
植野公雄他：境界領域としての顎機能異常：ザ・クインテッセンス Vol3.5 31～83, 1984．
生木道郎：Free way zone, The Myodostics 2：36～45, 1981．
財部　洋：HIP-Plane of occlusion in diagnosis の解説，The Myodontics, 1：34～39, 1979．
財部　洋：模型の標準化とフリーウェイゾーン：ザ・クインテッセンス Vol3 4(83～92) 5(99～112) 6(103～113)．
財部　洋：崩壊された咬合に対するアプローチ――マイオドンティクス理論に基づく，愛知学院大学歯学会，1978.7．
田中サチ：崩壊咬合に対し，マイオドンティクス理論に基づく咬合再構成を行った症例，ザ・クインテッセンス，Vol5 12. 48～57, 1986．
船越正也：病態口腔生理学，学建書院，1990
馬場元毅：絵で診る脳と神経，医学書院，1991
渡辺俊男：生きていることの生理学，杏林書院
dictionary of Medical Syndrromes Third Edition：J.B.Lippincott Company Philadelphia
ベッグ法　その基本術式と臨床，医師薬出版
成人の睡眠時無呼吸症候群診断と治療の為のガイドライン，メジカルレビュー社
植野公雄，犬神　牧：チェアサイドの睡眠時無呼吸症候群ガイドブック，デンタルダイヤモンド社

第2章

Cooperman, H.N.：A Programmed Dental Computer: Part 1：Use in Complete Denture Construction, Dental Digest, 74(1), 1968．
Cooperman, H.N.：A programmed Dental Computer: part 2：Use in Complete Denture Construction Dental Digest, 74(2), 1968．
阿部光子：M型移動式オクルーザルベースについて：The Myodontics 2 (46～47), 1981．

第3章

Jankelson. B., Swain. C.W. : Physiological aspects of mastidatory muscle stimulation. The myo-monitor, Quientessence International, 3(12): 57～62, 1972.

大橋康男：マイオドンティクス理論に基づいた臨床例(中)アナトミックキャスト，歯界展望，89(1)：109～115,1972.

松島良吉：Myodontic 理論に基づいた総義歯の症例，歯界展望，43: 553～561, 1974.

溝口幸二：バイオセラムインプラントとマイオドンティクスバイオセラム臨床コロキウム，1981.

杉山　鋪：マイオドンティクスの理論に基づいての総義歯の製作法，愛知県歯科医学大会，1980.

渡辺　剛：Myodontic Denture のねらい，愛知学院大学歯学会，1979.7.

財部　洋：Myodontics における模型の標準化の臨床的意義，愛知学院大学歯学会，1979.7.

唐沢次郎：マイオドンティクスの歯科技工：QDT. Vol9.8.(79～90)9(91～98)10(77～84)11(85～89)12(99～105)：1984.

H.N. Cooperman: Myodontic Shelf: IAMA 特別講演会，1986.

杉浦伸吉：マイオドンティクデンチャー実習手引書：IAMA, 1984.

第4章

Cooperman, H.N. : Oral Resistive Exercises., Dental Digest, 72(2),1966.

Dental Digest volume 72 Number, 2 February 1965.

Kraus, Hans: Therapeutic, Spring-field, Hlinosis, Chareles & Thomas, Publisher, 1963.

Case No.

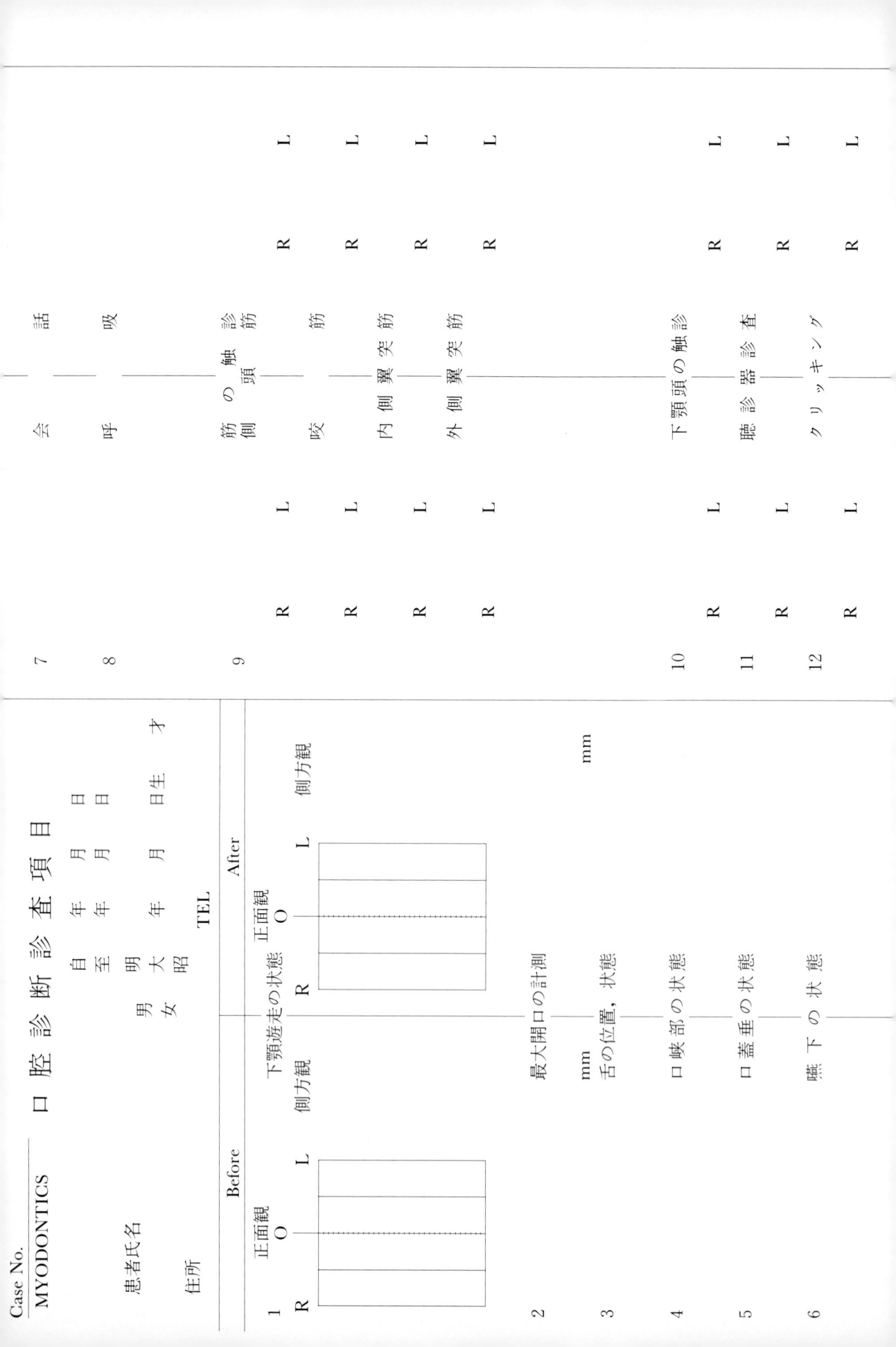

MYODONTICS　口 腔 診 断 診 査 項 目

患者氏名　　　　自　　年　月　日　明
　　　　男　　至　　年　月　日　大　　年　月　日生　　才
　　　　女　　　　　　　　　　　昭

住所　　　　　　　　　　　　　TEL

	Before			After	
	正面観	側方観		正面観	側方観
1	O			O	L
R	L				

2　下顎頭滑走の状態　R　　　L

3　最大開口の計測　　mm

4　舌の位置, 状態

5　口峡部の状態

6　口蓋垂の状態

嚥下の状態

7　会　話

8　呼　吸

9　筋の触診
　　側頭筋　　R　　L
　　咬筋　　　R　　L
　　内側翼突筋　R　　L
　　外側翼突筋　R　　L

10　下顎頭の触診　　R　　L

11　聴診器診査　　　R　　L

12　クリッキング　　R　　L

Before			After	
13 R L	聴 力		R L
14 R L	耳 鳴		R L
15 R L	め ま い		R L
16 R L	視 力		R L
17 R L	頭 痛		R L
18 R L	肩 こ り		R L
19 R L	首 の 痛 み		R L
20 R L	背 の 痛 み		R L
21 R L	甲状腺の状態		R L
22 R L	顔面左右の対称性		R L
23 R L	顔面の皮膚の状態		R L
24 R L	手足のしびれ感		R L

25 上下顎のズレ

26 鼻疾患

リレーター覚え

その他

リコール ・ ・ ・ ・ ・ ・

付・マイオドンティク・スプリント製作のための技工指示書

マイオドンティクス　技　工　指　示　書

1. 貴医院名　　　　　　　TEL
2. 患者氏名　　　　　　　性別（男・女）　年齢（　　才）
3. 発　注　日　　　年　　月　　日
4. 納　　　期　　　年　　月　　日

スプリントタイプ

A. ソフト・スプリント　（イミディエート，ソフト2スプリント）
B. レジン・2スプリント　　　　　（可撤性，固定性）
C. メタル・2スプリント　　　　　（可撤性，固定性）
D. 1スプリント　　　　　　　　　（レジン，メタル）
E. デンチャー
F. その他

注意事項

1. 可及的にオリジナル・キャスト，イメージ・モデルを添付してください。
2. 上顎は何ミリで咬合平面を設定しますか。_____ mm
3. ソフト2スプリント，可撤式レジン2スプリント，可撤式メタル2スプリントの場合は次の資料を用意してください。

    フリー・ウェイ・ゾーン _____ mm
    フリー・ウェイ・ゾーン計測時の下顎の変位の方向を矢印で量をミリ数で示してください。

    　　　右　　正中　　左
    _____|_____

4. _____ 上下トータル何mmで製作しますか。_____ mm
    固定式のスプリントの場合は上下一度に製作しますが、まず上顎からお願いします。その後、上顎を口腔に試適し、下顎のバイトをとって下さい。なお上顎は、バイトと一緒に返却して下さい。

シェード・ガイド _____
モールド・ガイド _____

人工歯　前歯
　　　　臼歯

8 7 6 5 4 3 2 1	1 2 3 4 5 6 7 8
8 7 6 5 4 3 2 1	1 2 3 4 5 6 7 8
E D C B A	A B C D E
E D C B A	A B C D E

医院よりの注意事項

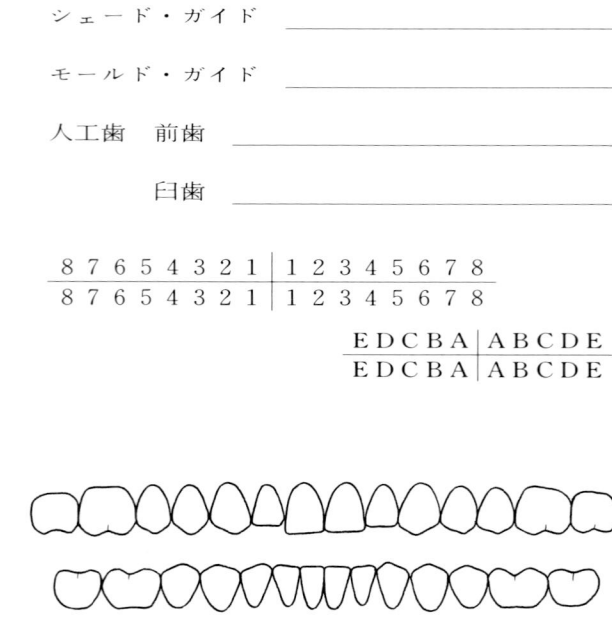

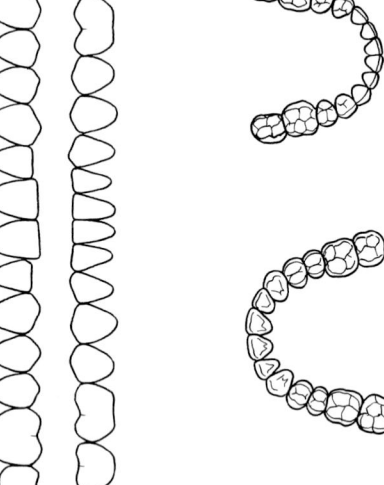

マイオドンティクス関連器機、機材については下記に問い合わせ下さい。

シー・オー・オー・ピー・コーポレーション
〒136-0072　東京都江東区大島7-6-7　TEL 03-3637-3093

改訂版 マイオドンティクスの臨床／スプリントの実際

1987年6月10日　第1版第1刷発行
2011年11月10日　第2版第1刷発行

編　　者　国際マイオドンティクス学会アジア会

発　行　人　佐々木　一高

発　行　所　クインテッセンス出版株式会社
　　　　　　東京都文京区本郷3丁目2番6号　〒113-0033
　　　　　　クイントハウスビル　電話 (03)5842-2270(代表)
　　　　　　　　　　　　　　　　　(03)5842-2272(営業部)
　　　　　　　　　　　　　　　　　(03)5842-2279(書籍編集部)
　　　　　　web page address　http://www.quint-j.co.jp/

印刷・製本　サン美術印刷株式会社

©2011　クインテッセンス出版株式会社　　　禁無断転載・複写
Printed in Japan　　　　　　　　　　落丁本・乱丁本はお取り替えします
　　　　　　　　　　　　　　　　ISBN978-4-7812-0226-6　C3047

定価は表紙に表示してあります